中医学用心得集

——伤寒温病讲稿

主编　王道瑞

编委　王银屏　王立稳　李艾君
　　　商中静　黎长利　黄春梅

中国中医药出版社
·北　京·

图书在版编目（CIP）数据

中医学用心得集：伤寒温病讲稿/王道瑞主编．—北京：中国中医药出版社，2016.5

ISBN 978－7－5132－3236－4

Ⅰ.①中…　Ⅱ.①王…　Ⅲ.①伤寒（中医）－研究 ②温病－研究　Ⅳ.①R254

中国版本图书馆 CIP 数据核字（2016）第058582号

中国中医药出版社出版
北京市朝阳区北三环东路28号易亨大厦16层
邮政编码　100013
传真　010 64405750
三河市双峰印刷装订有限公司印刷
各地新华书店经销
*
开本 880×1230 1/32　印张 9.5　字数 220 千字
2016年5月第1版　2016年5月第1次印刷
书　号　ISBN 978－7－5132－3236－4
*
定价　29.00元
网址　www.cptcm.com

如有印装质量问题请与本社出版部调换

社长热线　010 64405720
购书热线　010 64065415　010 64065413
微信服务号　zgzyycbs
书店网址　csln.net/qksd/
官方微博　http://e.weibo.com/cptcm
淘宝天猫网址　http://zgzyycbs.tmall.com

自 序

时光之逝，日月之流，弹指一挥间！余自甲申年（2004）春承蒙薛钜夫院长之邀来顺义国医院应诊，悠忽已过一甲矣。余登轩岐之门已五十余载，从医从教亦达四十八年之久。一日闲暇，翻阅来院之讲稿，幕幕往事，浮现眼前，悦然于面：师生一堂，解惑答疑，互相切磋，欢声笑语，诚可谓“教学相长，其乐融融”。

薛院长学有渊源：一则禀承家学，其父培基先生乃早年华北国医学院之高足；二则师承我国著名中西医结合专家、中医教育家、名医祝谌予先生，为北平四大名医施今墨先生之再传弟子。其尊师命办医院，以为民诊疾疗伤，解病痛之厄；办书院以育人传薪，提高医疗水平。医教结合，相辅相成，实彰显施门之遗训。

余曾致力于中西医高等教育二十多年，退休后又随薛院长从事师承授受。青年俊彦，勤奋好学，嗜医若痴，不厌吾之老，不弃吾之愚，常请余讲授些许医学知识。从经典著作到一方一药，由临床各科至医家流派，点点滴滴，无所不涉。颇感识力不及，有辜师名，鞭策老骥奋蹄哉！

时得后学之励，焕我逝年之勇，乃将几篇讲座拙文公之于众。一曰《伤寒论》讲稿；二曰谈谈清代名医叶桂与吴瑭；三曰发热论治三十法；四曰中国古代文化与中医药学；五曰《医易义》释译。不揣固陋，僭颜曰中医学用心得集——伤寒温病讲稿。

是集问世，惟愿对热爱中医和究习中医者有所裨益。恐谬言纰俚，屡见不鲜，兹谨冀同道学长不吝赐诲，恭谢不尽。

时丙申年（2016）五月
王道瑞七十四岁谨识

编写说明

本集是在金方书院举办的中医学习班之讲稿，经整理后而成，由五部分内容组成，可供中医临床工作者及中医爱好者参阅。

第一部分为《伤寒论》讲稿，分为“绪论”和“六经辨证论治”，介绍学习研究《伤寒论》的体会，在六经辨证中其以经统方，方证并举，将《伤寒论》以桂枝汤类方、麻黄汤类方等13种类方形式，介绍诸方之组成、方义、临床应用，突出了辨证论治，方证结合，重在应用。

第二部分为“谈谈清代名医叶桂与吴瑭”，通过对温病学派两大中坚人叶桂、吴瑭学术成就的介绍，重点将温病学中的卫气营血辨证与三焦辨证一一论述清楚，并将叶氏在内伤杂病论治中成就、经验介绍之，以益于中医工作者。

第三部分为“发热论治三十法”，介绍在临床工作中治疗各种发热性疾病的经验和体会，比较全面地总结了对发热病的论治。

第四部分为“中国古代文化与中医药学”，中医药学有其深厚的中国文化底蕴，从中国古代文化之哲学、儒学、道学三方面介绍了其与中医药学的密切关系，从而得出中国古代文化是中医药学产生的摇篮，是灿烂的中华民族文化结出的硕果之一。

第五部分为“《医易义》释译”，是对明代张介宾《类经附翼·医易义》译文的讲解，即以此文为例，介绍了中国古代文化之一，经典著作《易经》与中医药学的密切关系，说明了“不知《易》，不足以言太医”的道理。

以上所讲述的内容中，涉及不少中医古医籍原著内容，故不少古文字与今天所用有异，如“硬”，古为“鞕”等，往往引用时仍保留古字，特此说明。

编者
2016 年 5 月

目　录

第一部分 《伤寒论》讲稿

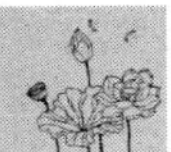

张仲景《伤寒论》是中医四大经典著作之一，为中医者必读之书。近两千年来研究者夥夥，不下千余家。本讲座对张氏《伤寒论》作了较为全面地介绍，重在六经辨证论治。绪论部分对《伤寒论》基本内容和历代著名医家研究《伤寒论》作了扼要地概括和总结。六经辨证论治部分，先介绍六经脉证并治之主要内容，继之以六经统领方证形式，即以类方而方证并举，较为详细地论述诸方组成、方义、主证及临床应用。将太阳篇列桂枝汤类方、麻黄汤类方、泻心汤（治痞）类方、黄芩汤类方、栀子豉汤类方、芍药甘草汤类方；阳明篇列白虎汤类方、承气汤类方、治黄疸类方；少阳篇列小柴胡汤类方；太阴篇列理中汤类方；少阴篇列四逆汤类方；厥阴篇列乌梅丸类方，计十三种类方。后附杂方类十二首。如是由浅至深，突出六经辨证，方证结合，重在应用，则有益于中医者和中医临床工作者学习。

绪　论

一、《伤寒论》及“伤寒”“六经”含义

《伤寒论》是一部研究外感热病发生、发展规律及其诊疗的

专著，亦是通过外感热病之发生、发展来阐述中医学如何辨证施治的专著。

目前研究《伤寒论》总括为三大方面：一是外感热病之发生、发展、诊疗原则和方法；二是对《伤寒论》著作本身之研究，如版本、著作、后世注释各著作，涉及文献学、史学、病因、病机、诊法、治疗、方剂学、药物学、护理学等方面；三是由上述两者派生出来的相关研究，即包括了研究《伤寒论》手段、方法、学术发展史、研究成果等。

“伤寒”一词，肇自《素问·热论》，曰：“今夫热病者，皆伤寒之类也。”“人之伤于寒也，则为病热。”《难经·五十八难》继之言：“伤寒有五：有中风、有伤寒、有湿温、有热病、有温病。”显然《素问》言伤寒指病因，《难经》言伤寒则为疾病，即一切外感病之总称。因此伤寒则有广义与狭义之分，广者为外感病之总称，狭者为广义中之一伤寒也，即指受风寒之邪感而发者。

“六经”一词，亦肇自《内经》，《素问·阴阳应象大论》有“六经为川，肠胃为海”之论，三阴、三阳经以及太阳、阳明、少阳、太阴、少阴、厥阴之名，在《素问》之《阴阳离合论》《热论》《太阴阳明论》《至真要大论》等多篇中出现，《灵枢》中言六经者亦为不少。六经实为三阴三阳之总称。《内经》中论六经是指人体脏腑经络之关系，说明人体脏腑经络之生理、病理以及人与自然界之联系，包含了脏腑经络学说、开阖枢理论、气化学说、运气学说等方面。张仲景在《内经》基础上，不断深化和发展这一六经概念，以六经论述人体生理结构功能，相互关系，以及人体与自然界的相互关系，即人体脏腑、经络和气化的综合，由之而产生出六经病，继而创立了六经辨证。

二、《伤寒论》作者简介

作者，张机，字仲景，东汉南阳郡涅阳（南阳）人，生活于公元150～219年。少随同郡张伯祖习岐黄术，好学多思，而胜于师。曾举孝廉，官至长沙太守，其医术精湛。晋·皇甫谧谓："伊尹以亚圣之才，撰用《神农本草经》，以为汤液。……张仲景论广伊尹汤液为十数卷，用之多验。"梁·陶弘景谓："惟张仲景一部最为群方之祖。"至宋金时医界称之为"圣"，成无己谓："惟张仲景之方，最为群方之祖……参今法古，不越毫末，乃大圣之所作也。"刘河间称："仲景亚圣也，虽仲景之书未备圣人之教，亦几于圣人焉。"

仲景之师张伯祖，宋·张杲《医说》中云："张伯祖，南阳人，性志沉简，笃好方术，诊处精审，疗皆十全，为当时所重，同郡张仲景异而师之，因有大誉。"

仲景弟子有卫风、杜度，皆以医名。

三、《伤寒论》版本沿革

据张氏自序言，《伤寒杂病论》为十六卷，含"伤寒""杂病"两部分，成书于东汉末年建安中后期（约公元178年），由于汉末战乱不已，该书于张氏卒后而散乱于世，今能得睹其貌，惟赖晋人王叔和之功。晋·皇甫谧云："近代太医令王叔和撰次仲景遗论甚精。"《隋书·经籍志》云："梁有张仲景辨伤寒十卷。"

王氏整理后，经两晋、南北朝、隋至唐，几百年间，是书又传本歧出，书名各异。唐·孙思邈《千金要方》少有征引，未窥得全貌，有"江南诸师秘仲景要方不传"之叹，于晚年所著《千金翼方》方于卷九、卷十中收录到《伤寒论》，全书三百九十二条，方剂九十四首。至唐天宝间王焘《外台秘要》载《张仲景伤寒论》十八卷，与今本《伤寒论》略同，后八卷则多为杂病，与今本《金匮要略》大异，又称唐旧本。

时至北宋，国家设校正医书局，经著名学者、医家整理，以宋·开宝年间（公元968～975年）高继冲所编录进上之版本为底本，林亿、高保衡等“按定张仲景《伤寒论》十卷，总二十二篇，证外合三百九十七法，除重复定有一百一十二方”，于治平二年（公元1065年）颁行天下（称宋本《伤寒论》，此本今不复存在）。今传世者，仅为明·赵开美之复刻本（公元1599年），习称“赵本”。

宋本全书十卷，明·洪武年间（公元1368～1398年）芗溪黄仲理著《伤寒类证辨惑》，其认为：“仲景之书，六经至劳复而已，其间具三百九十七法，一百一十二方，纤悉具备，有条不紊者也。辨脉、平脉、伤寒例、辨痉湿暍病脉证治等前四篇及辨不可发汗病脉证治等后七篇，宜删削之，庶使真伪必分，要理不繁，易于学者也。”

宋代所校之《伤寒论》实有两个版本，他本名为《金匮玉函经》，于治平三年（公元1066年）校毕。此本保留了王叔和撰次之旧貌，文献价值较宋本《伤寒论》更高。其曰：“《金匮玉函经》与《伤寒论》同体而别名，欲人相互检阅，而为表里，以防后世之亡逸，其济人之心，不已深乎？细考前后，乃王叔和撰次之书。”

北宋校刊不久，金人成无已全文注释《伤寒论》于公元1144年刊行，名《注解伤寒论》，开注释《伤寒论》之先河，全书十卷，二十二篇。

四、六经辨证基本内容

《伤寒论》之卓越贡献在于创立了六经辨证论治体系。其将外感热病发展过程各个阶段所呈现之各种症状，概括为六个基本类型，名之曰：太阳病、少阳病、阳明病、太阴病、少阴病、厥阴病，并以之作为辨证论治之纲领。但六者之间不是孤立的，而是彼此有着密切的有机联系，并能互相传变。其三阴三阳分证，客观地反映了外感热病由表入里、由浅入深、由轻到重、由实转虚的发展规律，将后世所称的“八纲辨证”体现在六经分证中，有机地将中医的理法方药结合于一起，因此其具有极高度的临床意义。

1. 太阳病

太阳统摄营卫，主一身之表，为诸经之藩篱。凡感受六淫之邪，皆自表入里，首犯太阳，故其为外感热病之最初（早期）阶段。提纲为“太阳病，脉浮，头项强痛而恶寒”。又据其临床表现分为表证、里证两类。表证又因所感邪气不同及体质差异分为中风、伤寒和温病三种；里证，亦为太阳腑证（表证又名太阳经证），分为蓄水和蓄血两种。

2. 阳明病

阳明主燥，为多气多血之证，又主津液所生病。邪入阳明，多从燥化，无论其本经受邪，还是他经传来者，其证多以里热燥实为主，故其提纲为“阳明之为病，胃家实是也”。依据其临床表现又分为热证与实证，热证亦名阳明经证，以大热、大汗、大渴、脉洪大为特征；实证又名阳明腑证，以“燥、实、痞、满”为特征。

3. 少阳病

少阳主相火、主枢机，其病为少阳相火炎炎，枢机不利，而以“口苦，咽干，目眩”为提纲。其可由他经传入或本经自病。即邪入少阳，病邪已离太阳之表，但又未入阳明之里，称为半表半里证。临证中其可或兼有表或兼有里等不同证型，如太阳少阳合病、少阳阳明合病等。

4. 太阴病

太阴为三阴之表，本湿而标阴，喜燥而恶湿。太阴为病，病从其本，无论外邪直中，还是三阳误治而内传者，皆脾阳受损，寒湿内阻。其证属里属寒，以“腹满而吐，食不下，自利益甚，时腹自痛”为提纲。临床表现亦会有兼表，或兼气血不和等多种证型。

5. 少阴病

少阴本热而标阴，手少阴心主火，足少阴肾主水，水火交泰则阴阳平衡。少阴病可外邪宜中，或他经传入，以心肾虚衰、气血不足为主，故提纲为“少阴病，脉微细，但欲寐”，为外感热病发展的后期危重阶段。据其临床表现，本病有从标从本者，故有寒化和热化两类。寒化证为心肾阳虚、阴寒内盛为主（亦有阴盛格阳之真寒假热），热化证为阴血不足、虚火上炎为主。

6. 厥阴病

厥阴风木，本阳标阴，阴尽阳生之脏，与少阳相火相表里。邪至其经，从阴从寒，从阳从热，故为病阴阳错杂，寒热混淆。病以“消渴，气上撞心，心中痛热，饥而不欲食，食则吐蛔；下之，利不止”为提纲。临床多为上热下寒、厥热胜复证，每见“厥、利、呕、哕”四大症状。临证据其表现及成因不同，分为蛔厥、脏厥、寒厥、热厥、水厥、痰厥等类型。

7. 传变规律

由表入里，由浅入深，由轻到重，由实转虚是六经传变的主体。传变，成无已注曰：“传，常也；变，无常也。传为循经而传，此太阳阳明是也；变为不常之变，如阳证变阴证是也。”其受三方面影响，正气之强弱及禀赋之阴阳，病邪性质及其强弱，护理之当否。故临床表现则有种种之差异，如循经传、直中、两感（表里两经）、合病（二经或二经以上为病）、并病（先一经病、后又一经病，二经同时存在）等。如下图所示：

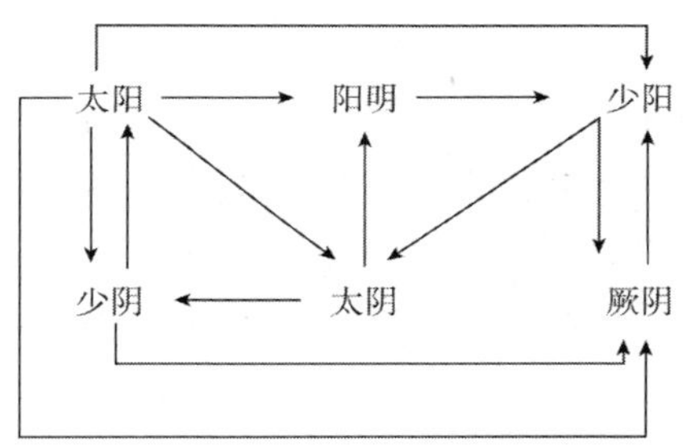

五、历代研究《伤寒论》的概况

千百年来，在中国医学体系中，研究和发挥《伤寒论》者颇多。已形成一大学术流派，称之为伤寒学派，其始于晋唐，盛于宋金至明清而形成三大分支。

宋以前研究《伤寒论》者，首推晋·王叔和，继之者为唐·孙思邈，至宋金有成无已，朱肱、庞安时、许叔微、郭雍、韩祗和等，诸家各有立说，各具特点，但未形成学术争鸣。

明以后，自方有执始，倡言错简重订，便开始形成不同纷争，衍而形成不同分支流派。以方氏为首，主张错简重订者，相继有清代喻昌、张璐、吴仪洛、程应旄、章楠、周杨俊、黄元御等诸医家，他们批驳王叔和、讥议成无已；以张遂臣为代表，倡言维持旧论，尊王赞成，与方喻诸家针锋相对，继之有张志聪、张锡驹、陈念祖等；另有一支不同意上述两家之争，倡言辨证论治为《伤寒论》之主旨，但诸家主张亦有偏颇，有主张以方类证者，若柯琴、徐灵胎等医家，有主张以法类证者，若钱潢、尤怡等人为代表，有主张分经审证者，若陈念祖、包诚等人为代表。

（一）宋以前研究《伤寒论》诸家概况

1. 王叔和

王叔和，名熙，以字行，晋·高平（今山东东平）人，约生活于公元三世纪。著名医家，曾任太医令，性沉静，通经史，博嗜经方，洞晓修养之道，尤善著述，集《内经》《难经》及华佗等医家之论述撰《脉经》十卷，编次整理仲景《伤寒杂病论》三十六卷。

东汉至西晋，虽仅数十年，仲景《伤寒杂病论》因战乱而燹遭兵火，王叔和所见已成残篇，在其深入研究基础上，对仲景《伤寒杂病论》进行整理编次，将其分为《伤寒论》和《金匮要略》二书。《伤寒论》分六经，又益以“伤寒例”“平脉法”“辨脉法”及可不可汗、吐、下等诸篇。从辨证、立法、施治的角度，把仲景《伤寒论》提高到辨治一切疾病之准绳，而不是局限于伤寒病，成为中医临床辨证论治之范本，确立了六经辨证论治体系。

王氏所益诸篇，从内容看《伤寒论·辨脉法》主要是讲外感伤寒病之脉象，共二十八章。第一章阐明阴阳篇之总纲；第二至九章论脉之吉凶；第十至第二十八章专论外感病之脉象。

《伤寒论·平脉法》是论脉学之基本原理，共二十四章。第一至第十六章，论诊脉之方法及脉象候病之原理；第十七至第二十四章，说明脉的根本在于营、卫气之变化，提出诊脉要重视寸口、趺阳、少阴三部脉。

《伤寒论·伤寒例》，凡二十四条。第一、第二条叙述节气变化，风寒暑湿伤人之概况，提出“一岁之中，长幼之病多相似者，此则时行之气也”。指出伤寒病是时行之气伤人，时气病是非时之气伤人（即非其时而有其气之病）。第三条提出地土方宜治病之不同。第五条至第十条论六经发病之主要脉证。第十一条讲两感伤寒之传变。第十二条和第十六条讲病宜早治，服药方法亦当随病之轻重而异。第十三条至第十五条言辨治伤寒病之脉法。第十七、第十八条提出治病同时应注意护理。第四、第十九、第二十一至第二十四条言伤寒病的不同预后。第二十条言温热病之灸刺方法及禁忌。此篇实为辨证伤寒之条例，正若明·闵芝庆所云：“伤寒有例，犹律法有例，罪有明证，从例治之；病有明证，从例治之，是皆所谓法也。”

可不可汗吐下诸篇，是王叔和对仲景论治学说之研究结晶，对《伤寒论》中所用汗、吐、下、温、刺、灸、水、火诸治法的分类归纳，进行了分析比较，揭示张仲景论治之规律。

王氏对《伤寒论》编次整理，并附之己见，功不可没，受到后世不少医家之赞誉。晋·皇甫谧云：“晋代太医令王叔和撰次仲景遗论甚精，指事施用。”宋·林亿等云：“其学专于仲景，是以独出于诸家之右，仲景之书及今之八百余年，不坠于地，皆其力也。”金·严器之亦赞云：“昔人以仲景方一部为众方之祖，盖能继述先圣之所作，迄今千有余年，不坠于地者，又得王氏阐明之力也。”但至明清之时受到方有执、喻昌、程应旄等一些医家之非议，他们认为王氏以己之说，混于仲景之论，而致玉石不分，主客相杂，有惑于后人，提出对《伤寒论》错简重订的主张。不过多数学者是持肯定态度的，如《伤寒阐要篇》之作者闵芝庆就提出：“须知此篇（指‘伤寒例’）乃论中纲领，仅道伤寒之学，而未尽其变，诸变不可胜数，故后有六经诸病。发明此例，前后一贯，岂容偏废哉?”

2. 孙思邈

孙思邈（公元581—682年），唐代京兆华原（今陕西耀县孙家塬）人，著名医药学家，后人尊称为“药王”。自幼好学，及长精诸子百家之学，善言老庄，亦好释典，兼通阴阳，推及医药。曾受隋、唐两代帝召而不仕，专耽嗜于医药为务，著有《千金方》等巨作行世。

孙氏对仲景之学推崇备至，在其著《千金要方》之时，由于“江南诸师秘而不传”，惜未能见到《伤寒论》之全貌。三十年后，撰《千金翼方》时方获得仲景《伤寒论》，并将其整理收录于《翼方》之中，谓：“专取仲景之论，以太阳方证，比类相附，三阴、三阳宜忌，霍乱、发汗吐下后，阴阳易、劳复为十六篇，分上下两卷。”

孙氏研究《伤寒论》特点主要是“以方类证”法，认为：“夫寻方之大意，不过三种，一则桂枝，二则麻黄，三则青龙。此之三方，凡疗伤寒不出之也。其柴胡等诸方，皆是吐下发汗不解之事，非是正对之法。”于是整理为太阳病列桂枝、麻黄、青龙、柴胡、承气、陷胸等证和杂症；其次顺序列阳明、少阳、少阴、太阴、厥阴等之病证；再次综合归纳列治疗宜忌，忌汗、宜汗，忌吐、宜吐，忌下、宜下，忌火、宜火，忌灸、宜灸，忌刺、宜刺，忌水、宜水等条以说明之，然后在叙述汗吐下后病状及其治疗。其研究方法比附归类，条理分明，对后世以方类证研究者颇有影响，亦为后世倡言“三纲鼎力”者开创了先河。

3. 韩祗和

韩祗和（公元1030—1100年），宋哲宗时名医，淇洲（今河南省内）人，著有《伤寒微旨论》一书。

韩氏《伤寒微旨论》早已失传，后人从《永乐大典》中辑录成帙，为二卷行世。凡十五篇，着重论述了辨脉、辨汗下、温中等诊治大法，旨在发挥仲景未尽之意。即以《内经》之旨释《伤寒论》，将六经以经络释之，对《伤寒论》辨证用药有所发挥，后人王好古《阴证略例》多引韩氏之说。

4. 庞安时

庞安时（公元1042—1099年），字安常，宋·蕲州蕲水（今湖北浠水县）人，生于世医之家，幼聪颖过人，及长博读《内经》《难经》《甲乙经》诸书，潜心钻研，融会贯通，尤精于伤寒，能得仲景大意，为人治病，十愈八九，医技精湛，医德高尚。淮南人称"安常能与伤寒说话"。著有《伤寒总病论》《难经解义》《本草补遗》等。

庞氏《伤寒总病论》是其治仲景学之代表作。其特点主要为两个方面：①从病因病机立论，指出伤寒病乃因冬受寒毒，阳气不足所致。这是从"伤寒例"发挥而来，"冬时严寒，万类深藏，君子固密，则不伤于寒，触冒之者，乃名伤寒耳。其伤于四时之气，皆能为病。以伤寒为毒者，以其最成杀厉之气也。中而即病者，名曰伤寒；不即病者，寒毒藏于肌肤，至春变为温病，至夏为暑病。"当然发病与否，一是邪气（寒毒），一是人体正气（阳气）强弱。勇者正气盛，不会发病；怯者，正气衰，便会发病。②其将伤寒与温病区分开来，特别提出了五大温病（春时"青筋牵"，夏时"赤脉攒"，长夏"黄肉随"，秋时"白气狸"，冬时"黑骨温"）与伤寒大异。认为五大温病有流行性，所感后其证候与六淫之邪所致不同。其治则善用石膏，无疑为后世温疫论治给予了启发，如清·余师愚之论暑燥疫颇受其影响。

5. 朱肱

朱肱（公元1050—1125年），字翼中，号隐翁、无求子，宋·吴兴（今江苏吴兴）人，宋哲宗三年（公元1088年）进士，曾仕奉议郎，故又称其"朱奉议"。后去仕就医，政和四年（公元

1114年）起为医学博士，为著名医家，著有《类证活人书》（亦名《南阳活人书》）、《内外二景图》等。

朱氏治仲景《伤寒论》学研究主要有以下几个特点：

（1）以经络释六经　如谓太阳经："足太阳膀胱之经，从目内眦上头连于风府，分为四道，下项并正别脉上下六道，以行于背，与身为经。太阳之经为诸阳主气，或中寒邪，必发热而恶寒，缘头项腰背是太阳经所过处，今头项痛，身体疼，腰脊强，其脉尺寸俱浮者，故知太阳经受病也。"

（2）重视脉学　他说："大抵问而知之以观其外，切而知之以察其内，证之与脉不可偏废。且如伤寒脉紧，伤风脉缓，热病脉盛，中暑脉虚。"

（3）突出表里阴阳辨证　他说："治伤寒须辨表里，表里不分汗下误。古人所以云：'桂枝下咽，阳盛则毙；承气入胃，阴盛则亡。'伤寒有表证，有里证，有在半表半里，有表里两证俱见，有无表里证。在表宜汗，在里宜下，半在表半在里，宜和解，表里俱见，随证渗泄。"并谓："治伤寒须识阴阳二证，手足各有三阴三阳，合为十二经。在手背者为阳属表为腑，在手掌里者为阴属里在脏。足经仿此。伤寒只传足经，不传手经。"

（4）强调立法施治　他说："古人治伤寒有法，非杂病之比；五种不同，六经各异。阴阳传受，日数浅深，药剂温凉，用有先后，差之毫厘，轻者危殆，况不识法者乎？"

（5）注重辨病与辨证相结合　他说："伤寒、伤风、热病、中暑、温病、温疟、风温、温疫、中湿、湿温、痉病、温毒之名，天下之事，名定而实辨，言顺则事成，又何况伤寒之名，种种不同，若识其名，纵有差失，功有浅深，效有迟速耳。不得其名，妄加治疗，往往中暑乃作热病治之，反用温药；湿温乃作风温治之，复加发汗，名实混淆，是非纷乱，性命之寄，危于风烛。”

朱氏之论，颇有见的，不失为研究伤寒之大家，故颇受后人赞誉。清·徐大椿称曰：“宋人之书，能发明《伤寒论》，使人有所执持而易晓，大有功于仲景者，《活人书》为第一。”《中国医籍考》云：“此书以经络、病因、传变、疑似，条分缕析，而后附以诸方治法，使人一览了然，岂非后学之津梁乎？”

然而，其以经络释六经，虽有合理之处，但未免失于偏颇而不全面，未能尽合仲景原旨，即不能全面释六经之义。其重视辨病与辨证相结合，颇有新意，“今于逐问下，详载疾状而名之曰某病，庶几因名识病，因病识证，如暗得明，胸中晓然，而处病不差矣。”此言至今仍有临床指导意义，对中西医结合所提倡之辨病与辨证相结合，虽中西医病名有异，但亦不无启迪。

6. 许叔微

许叔微（公元1079—1154年），字知可，宋代真州（今江苏仪征县）人。少孤，力学，于书无所不读，而尤邃于医学，视病与药，十活八九，其术精湛，为宋代著名医家，并曾于绍兴二年（公元1132年）举进士，仕至徽州、杭州教官，后人称为许学士。著有《伤寒发微论》《伤寒九十论》《伤寒百证歌》《类证普济本事方》等。

许氏治仲景《伤寒论》学特点主要是强调辨证，将八纲辨证与六经辨证有机地结合于一起。如云：“大浮数动滑阳脉，阴病见阳生可得；沉涩弦微弱属阴，阳病见阴终死厄。阴阳交互最难明，轻重斟量当别白。轻手脉浮为在表，表实浮而兼有力，但浮无力表中虚，自汗恶风常淅淅。重手脉沉为在里，里实脉沉来亦实；重手无力大为虚，此是里虚宜审的。”又云：“发热恶寒发于阳，无热恶寒自阴出。阳盛热多内外热，白虎相当并竹叶；阴盛寒湿脉沉弦，四逆理中为最捷。”（《伤寒百证歌·卷一》）

其次对仲景方药应用进行探讨和研究颇有建树。如对桂枝汤中芍药一药之用曰："赤白补泻，极有厉害。"治太阳中风，和小建中汤中主张用白芍。其曰："卫强则荣弱，仲景以桂枝发其邪，以芍药助其弱，故知用白芍也。……至于小建中，为尺迟血弱而设之举，此皆用白芍药，而仲景亦止称芍药，可以类推矣。"（《伤寒发微论》）

再者是强调了"伤寒以真气为主"。认为"伤寒不问阴证阳证，阴毒阳毒，要之真气完壮者易医，真气虚损者难治"。指出伤寒发病与人体质强弱的重要关系。

不难看出，许氏亦不失为一研究伤寒学之大家，颇切临床应用。

7. 郭雍

郭雍（约公元1106—1187年），字子和，宋·洛阳（今河南洛阳市）人。其父忠孝，师事程颐，著《易说》，雍传其父学，隐居游浪山谷间，号白云先生，曾被荐于朝，旌召不就，又赐号冲晦处士。其本理学，并兼嗜轩岐，采《素》《难》《千金》《外台》《活人》等方论，以补仲景之阙略，撰成《伤寒补亡论》二十卷。

《伤寒补亡论》，顾名思义，郭氏采集诸家之说，以补《伤寒》之缺。其依据《素问》《灵枢》《难经》《千金翼方》《南阳活人书》《伤寒总病论》等书和时医常器之等所论，对《伤寒论》进行了补充。如《伤寒补亡论·卷一》"伤寒名例十问"云："伤寒亦名热病何也?《素问·三十一篇》曰：热病者，皆伤寒之类也。"又"伤寒有五何也?《难经·五十八难》曰：伤寒有五，有中风、有伤寒、有湿温、有热病、有温病是也。"又曰："动气在上，不可发汗，发汗则气上冲，正在心端。庞氏云：李根汤主之。朱氏同。常氏云：可奔豚汤。"

其次本书析理精细，发挥所长。如对“太阳病有汗无汗”之分析，历代注家皆未释之，独郭氏为之分析，曰：“风邪之气，中浅则中卫，中卫则卫强，卫强不与营相属，其剽悍之气随空隙而外出，则为汗矣。故有汗者，卫气遇毛孔而出者也。寒邪中深，则涉卫中荣，二气俱受病，无一强一弱之证，寒邪营卫相结而不行，则卫气无自而出，必用药发其汗，然后邪去而荣卫复通。故虽一经，有汗无汗二证。”其对厥证之认识亦与众不同，认为凡逆皆属厥，但厥有寒热之分，伤寒之厥与阴阳正气偏胜而厥者不同。其曰：“伤寒所论，盖手足厥逆之一证也。凡阴阳正气偏胜而厥者，一寒不复可热，一热不复可寒。伤寒之厥，非本阴阳偏胜，暂为毒气所苦而然。毒气并于阴，则阴盛阳衰，阴经不能容其毒，必溢于阳，故为寒厥。毒气并于阳，则阳盛而阴衰，阳经不能容其毒，必溢于阴，故为热厥。其手足逆冷，或有温时，手足虽逆冷，而手足掌心必暖。”

8. 成无己

成无己，宋·聊摄（今山东聊城）人，生活于宋嘉祐、治平（公元1056~1067年）和金·黄统、天德（公元1141~1152年）之时。其家世儒医，性识明敏，穷经究旨，古今医书无不涉猎，尤重仲景之学，本《素》《灵》《难经》诸书，以阐释仲景《伤寒论》，撰成《注解伤寒论》十卷、《伤寒明理论》三卷等。

成氏为全面注释《伤寒论》第一家，开注释《伤寒论》之先河。其注释特点是以经解经，即以《内经》《难经》理论来阐释仲景之学，将《伤寒论》与《内》《难》融会贯通。如对“太阳病，发热汗出者，此为荣弱卫强。故使汗出，欲救邪风者，宜桂枝汤”进行分析，其注曰：“太阳中风，风并于卫。则卫实而荣虚。荣者阴也，卫者阳也。发热汗出，阴弱阳强也。《内经》曰：‘阴虚者阳必凑之。’故少气时热而汗出，与桂枝汤解散风邪，调和营卫。”其所注方药之用，亦以《内经》理论释之。如调胃承气汤方下注为：“《内经》曰：‘热淫于内，治以咸寒，佐以苦甘。’芒硝咸寒以除热，大黄苦寒荡实，甘草甘平，助二物，推陈而缓。”

其研究《伤寒论》另一特点是以症归类，分析比较。《伤寒明理论》对发热、恶寒、烦躁、心悸、下利、短气等五十症进行归类分析比较之。如发热，提出其与“潮热、寒热若同而异，与烦躁相类而非”，发热有“翕翕发热者、有蒸蒸发热者，此则轻重不同，表里之区别尔”。还指出“邪在半表半里者，亦有发热之证”“少阳病始得之，亦有反发热者”等并逐一作了说明。

再者，成氏对方剂之研究颇著，开创了方论学之先河。以《内经》理论，按照君臣佐使之组方法则阐明《伤寒论》方之组方奥义和用药配伍特点，为后世方论学之发展奠定了基础。

由上可以看出，宋以前诸家对《伤寒论》之研究，一是继承，二是发挥，进行了补充和解析。

（二）明以后研究《伤寒论》各流派

1. 错简重订

（1）方有执，字中行，自号九龙山人，明·歙县灵山（今安徽歙县内）人，生于明·嘉靖二年（公元1523年），于万历二十一年（公元1593年）71岁犹存。初未学医，因连遭两番丧偶，及儿女病惊风而历殇者五，乃笃志学医。其不畏艰辛，东抵齐鲁，西涉川陕，遍访名师，期还叔和之故，以通仲景之源。撰成《伤寒论条辨》八卷和《痉书》一卷等。

方氏研究《伤寒论》的特点：

①首创错简重订。他说：“自今观之，各篇之中，不合于辨者，历历可指也。而太阳三篇，尤溷溷然无辨于三也。似此编次，徒赖叔和之名存，岂复叔和之实在哉！必繇后至轻浮，有如

类证之辈者，不谙论义，不会辨义，骋以卑陋，计图剽窃，务以欺炫，纷更错乱，颠倒变易，法则断股离肢，方则衰多益寡”（《伤寒论条辨·后序》）。他认为仲景《伤寒论》经王叔和整理编次后，已有错简，“辨脉”“平脉”“伤寒例”及汗吐下可不可等诸篇，或为王氏伪造，或为王氏述仲景之言而附已意，并认为明以前诸家对《伤寒论》之研究，悉为“依文顺释”，毫未越叔和之藩篱，以致贻祸无穷。于是重为修辑，移整若干言，考订若干字，重订经十一篇，法三百九十七，方一百一十三，以为仲景之遗书。

②削去“伤寒例”，重新编次《伤寒论》。方氏主要采取三个步骤，一是削去“伤寒例”，认为“伤寒例”义例甚明，例属治病大法，义即取法之理，伤寒之例均已寓于六经各法之中，而叔和、无己“不省义例原属方法中，法外又独有伤寒之例，独例伤寒而置诸各属，舍义独曰例，岂仲景之言?”故谓“其为后人之伪”而削之。二是调整编次，认为“辨脉”“平脉”二篇，虽非仲景所著，但可羽翼仲景之学，故得留之，但置于书末。三是重次条文，对六经诸篇一一进行调整，条文打乱，重新排列，尤以太阳篇为最。其据“风伤卫”“寒伤营”“风寒营卫俱伤”三纲，将太阳篇上、中、下各条文，分列为“风伤卫”“寒伤营”“营卫俱中伤风寒”三部分。“风伤卫”集列原文十六条、方二十首，即桂枝汤证及其加减应用和其变证；“寒伤营”集列原文五十七条、方三十首，主要为麻黄汤证及其加减变化等；“营卫俱中伤风寒”集列原文三十八条、方十八首，主要是青龙汤证。

此外，其另立“辨温病风湿杂病脉证并治篇”，集列原文二十条，方三首，将伤寒之外的条文归纳于一起以示区别。

③提出《伤寒论》不限于治伤寒病之主张。他说：“读之者皆知其为《伤寒论》也，而不知其乃有所为于伤寒而立论，所论

不啻伤寒而已也。……所以法而世为天下则，方而世为万病祖。”（《伤寒论条辨·自序》）

方氏研究《伤寒论》达数十年，崇尚仲景之学，为“错简重订”之首倡者。对后世不少医家深有影响。清·吴仪洛赞之曰：“自叔和而后，伤寒一书，沉沦于羊肠马道中者，几千余年。有明方中行出，著《伤寒条辨》，澄儿研理，卓识超越前人。”由其拉开研究《伤寒论》学派之争的序幕。方氏所主张错简重订是符合实际的一大创举，告示后学者，学习研究古典医籍不能人云亦云或望文生义，要从实际出发，敢于提出己见，这无疑掀起了学术争鸣，推动了《伤寒论》的研究。至于其所议王叔和、成无己之误，未必如此；是否完全错简不堪，亦当一分为二地看待。

（2）喻昌，字嘉言，生于明而成于清，江西南昌人。幼能文，崇祯中以选贡入都，上书愤欲有为，卒无所就。后被鬀为僧，复蓄发游江南。顺治中寓居常熟，以医名，治疗多奇中，才辩纵横，为清初著名医学家。著有《伤寒尚论篇》《医门法律》等。

喻氏治《伤寒论》之研究，亦倡言错简重订，为其中坚者。其特点有三：

①批评王叔和、林亿、成无己等人错乱经文。他说：“尝慨仲景《伤寒论》一书，天苞地符，为众法之宗，群方之祖。杂以后人知见，反为尘饭土羹，莫适于用。”批评王叔和曰：“编述《伤寒》全书，苟篇粗率，仍非作者本意……如《序列》一篇，蔓引赘辞其后，‘可不可’诸篇独遗精髓，‘平脉’一篇妄加己见。总之碎剪美锦，缀以败絮，盲瞽后世。”批评林成二人曰：“传称成无已注《伤寒论》十卷，深得长沙公之秘旨。殊不知林、成二家，过于尊信叔和，往往先传后经。将叔和纬翼仲景之辞，且混编为仲景之书，况其他乎！如一卷之‘平脉法’，二卷之

‘序例’，其原文不雅驯，反首列之，以错乱圣言。则其所为校正，所谓诠注者，乃仲景之不幸，斯道之大厄也。”

②以“风伤卫”“营伤血”“风寒两伤营卫”为纲改订太阳篇。其云：“太阳经中，仍分三篇，以风伤卫为上篇，寒伤营为中篇，风寒两伤为下篇。一一以浅肤之语括大义于前，明奥旨于后。其温病、合病等各逐段清出，另主篇目，俾读者了无疑惑之心，庶随施而恰当矣。”

③以三百九十七法，一百一十三方为订正标准。喻氏《伤寒尚论篇》以六经为纲，于六经之每一经前叙述其证治大意，以下则以法为目，每一法下分列条文，并加以注释，共订出三百六十七法。于《伤寒尚论后篇》有春温上中下三篇，订出三十法。全书为成三百九十七法，方达一百一十三方。

喻氏极欲恢复仲景《伤寒论》原貌，对叔和、无己等人进行了激烈批评，惟赞方有执，但因其“不达立言之旨者尚多”“欲取而尚论之，如日月之光昭宇宙”，因此，书名曰：《尚论张仲景伤寒论三百九十七法》（简称《伤寒尚论篇》或《尚论》）。方、喻二家较之，方氏《条辨》认为六经辨证有纲有目，喻氏从之，并大倡纲目之说，且以冬伤于寒、春伤于温，夏秋伤于暑热为四季中主病之大纲。而四时外感，又以冬月伤寒为大纲。伤寒六经之中，以太阳经为大纲；太阳篇中，又以风伤卫、寒伤营、风寒两伤营卫为大纲，其谓“三纲鼎立”。其余《伤寒论》原文，则六经各自为篇。将合病、并病、坏病、痰病四类，附于三阳经末，将过经不解，差后劳复、阴阳易等附于三阴经末。如是全书显得提纲挈领，条理分明。其编次，较方氏更进一步。另外喻氏极重视法，认为三百九十七法，一百一十三方是订正《伤寒论》的唯一标准，以六经为纲，举三百九十七分隶于大纲之下。这样仲景之书，才属完备。

（3）张璐（公元1617—1699年?），字路玉，自号石顽老人，生于明而成于清，江苏长洲人。少颖悟，博通儒业，专心医药之事，轩岐迄各代方书，无不遍览，为清季著名医家，且勤于著述，撰有《张氏医通》十六卷、《伤寒缵论》二卷、《伤寒绪论》二卷、《本经逢源》四卷、《诊宗三昧》一卷、《千金方衍义》三十二卷等。子登、倬皆世其业。

错简重订一派，以方喻二家倡之为主，步之者甚众，张氏即为极应者。张氏悉心研究《伤寒论》三十余年，广纳众长，直抒己见。其治伤寒学特点为：①宗方喻之说，倡言错简重订和三纲鼎立之说，尤崇喻氏之论。《伤寒缵论》上卷太阳病分“三纲”三篇，阳明病分经腑二篇，少阳、太阴各一篇，少阴分本证与伤经之证二篇，厥阴一篇，几乎与《尚论》无二。《伤寒绪论》为《缵论》之补益，虽效仿喻氏《尚论》编次，但其删去了汗吐下可不可诸篇，将“辨脉”“平脉”“伤寒例”移至书末。②对喻氏寒温不分，大持异议，而于《缵论》下卷，另立“温热病篇”，《绪论》中增设了察舌、辨舌两篇，以及发热、恶风、恶寒、头痛等102个常见症状之脉证、治法和鉴别等，以抒发己见。

（4）吴仪洛，字遵程，清·海盐澉水（今浙江海盐县澉浦镇）人，生于雍正、乾隆时期。幼业儒，后弃举而习医，究心轩岐仲景之学，存良医济世之志，游学楚、粤、燕、赵等地，后留四明（今宁波），读万卷书，乃归故里业医，名噪江浙。并善笔耕，撰有《本草从新》《成方切用》《伤寒分经》《女科宜今》等书。

《伤寒分经》十卷，是其治仲景学之结晶。吴氏备崇喻昌之说，认为《尚论》“纲举目张”“独开生面”，将三百九十七法分隶于大纲之下，很得分经之妙，故承袭喻氏之说，将已撰之书名曰《伤寒分经》。是书前五卷，基本采用了《尚论》之编次和注释，对喻氏不足处略有更易；后五卷为论春温夏热、脉法，并附秋燥论。三百九十七法分隶于大纲之下，分经论注。故其属错简重订一派者，但无甚发明，惟在编注体例上采取补注、串解之法，浅显易懂，对之后陈修园《伤寒论浅注》颇具影响，是为其长。

（5）程应旄，字郊倩，清·新安（今安徽歙县）人，生于康熙年间，以儒而习医者，著有《伤寒论后条辨》十五卷等。

程氏推崇方有执《伤寒论条辨》，对《伤寒》重加编次，称已所著为《后条辨》。但其编次又不尽同方氏之《条辨》，即不按三纲分篇目，比较注重条文之间的上下联贯，而把重点放在“辨”字上，以期临床鉴别诊断。是书内容基本保留了王叔和旧编全部内容，并于书前增加“辨伤寒”五篇医论。其二极力推崇方氏主张《伤寒论》不限于治伤寒病之说，认为《伤寒论》是理法方药俱备之全书，称“《伤寒论》之有六经，非伤寒之六经也……处处是伤寒，处处非伤寒也”。

（6）周杨俊，字禹载，清·吴县（今江苏苏州）人，清·康熙时医家。幼功儒学，屡试不售，遂易志攻岐黄术，十余年后而成名。著有《伤寒三注》《金匮二注》《温热暑疫全书》等书行世。

周氏治仲景《伤寒论》学特点，一是步方、喻二家后尘，推崇二家之论，对六经编次，基本仿效方、喻二家，其注释以二家为主，并在此基础上辅补己意，故书曰《伤寒三注》。二是抒发己见，具体条文之排次与方喻二家仍有不同，如将太阳篇中“病有发热恶寒者，发于阳；无热恶寒者，发于阴”条文列为太阳篇中首条。认为有热无热乃辨阴证阳证之大纲，很有见的。再者将六经主证与变证、坏证、杂证分篇论注，条分缕析，严格区分，又颇有新意。

(7) 黄元御，字坤载，号研农，别号玉楸子，山东昌邑人。幼功儒，为诸生，因庸医所误，一目失明，乃发愤习医，以名医济世，奉诏侍从，方药神效，而御赐“妙语岐黄”匾。并勤于著述，有《素问悬解》《灵枢悬解》《难经悬解》《伤寒悬解》《金匮悬解》《伤寒说意》《长沙药解》《四圣心源》《素灵微蕴》等多种医书。

黄氏认为古医籍大多存在错简，故同意方喻错简重订观点。其治《伤寒论》特点：①倡言六经为纲，如其《伤寒悬解》首列各经病提纲，然后列本病、经病、脏病，腑病、坏病等。②以《内经》标本中气来阐释《伤寒论》六经病，即主张“六经气化”说，谓“病则太阳是寒，阳明是燥，少阳是火，太阴是湿，厥阴是风，惟少阴则不从热化而从寒化”，并主张手足两经同化。

(8) 舒绍，字驰远，号慎斋学人，清·进贤（今江西进贤县）人，生活于乾隆年间，少始攻儒后志于医，为喻昌之再传弟子。著有《伤寒集注》《伤寒问答》《女科要诀》等。

舒氏《伤寒集注》十卷，乃传喻昌之学，其篇目、条文悉本《尚论》，注释以喻氏为主，兼纳方有执、程郊倩、汪昂诸家之言，“三纲鼎立”“三百九十七法”与喻氏无二，注释中兼抒己见。其论方则多采徐彬（字忠可，喻昌弟子）《伤寒一百十三方发明》（亦名《伤寒方论》）之论，明立方之旨，命名之义，讲明药性，配用之理，并发挥己意。后世汪莲石、丁甘仁先生多以是书为教本以育门人。

(9) 章楠，字虚谷，清·浙江绍兴人，生活于道光之时。幼得羸疾，乃究心医药，从医请益，历览诸家，尤得惠于叶桂之学，发明奥旨，以温病为所长，著有《医门棒喝》一书，其中含《伤寒论本旨》九卷。

其治仲景《伤寒论》之学，倡言方有执之错简重订说，削

“伤寒例”，设“三纲鼎立”，只在具体条文上与方氏有所异。如“辨脉”“平脉”诸条，方氏仅易其篇名而另立之，章氏则选择其中有关伤寒病证及辨阴阳虚实诸内容分别植入六经各篇中。其另一特点是将“伤寒”“温病”并论，《伤寒本旨》之卷六论温、热、暑病之源流和证治，受温病学家叶桂、薛雪二人影响较著，附录了叶氏《温热论治》及薛氏《湿热条辨》，注意了伤寒与温病在病因、病机及症状之鉴别，颇有创意。此无疑对《伤寒论》之研究和后世温病学之研究产生一定影响。

2. 维持旧论

（1）张遂辰，字卿子，号相期，生于明而成于清（即明·万历至清·康熙年间），钱塘（今浙江杭州）人。祖籍江西，迁居杭州，少习举业，应试不就，且体弱多病，乃志于医。上自轩岐，下逮刘、张、李、朱诸家之学，无所不览，务穷其旨，以医自给，医名鹊起，所居有“张卿子巷”名。著有《张卿子伤寒论》《张卿子经验方》等。弟子张开之、沈亮辰、张志聪、张锡驹等颇著。

张氏为清季研究仲景《伤寒论》之一大家，为“维持旧论”派之旗手。对《伤寒论》研究主要有三大特点：

①尊王赞成，维持旧论。《张卿子伤寒论》，“悉依旧本，不敢去取”，完全按王叔和之编次，“今依辨、平脉法为第一卷，自伤寒大例及六经次第，不复妄有诠次，止以先后匀适，约为六卷”，其注释，则推崇成氏，成注不足者，而广纳诸家之长。

②不盲从成注，善抒己见。如《伤寒论》原文“风湿相搏，一身尽痛，法当汗出而解……”成注曰：“风湿相搏，则风在外，而湿在内。”张氏认为：“风湿相搏，法当汗出而解，正如前条麻黄加术，使微微蒸发，表里气和，风湿俱去，若成注以风言表，以里言湿，则不可。”

③广采众家之长。其所著《伤寒论》广纳众说，认为“诸家善发仲景之义者，无过南阳，外此如叔微，全善、洁古、东垣、安道，近代如三阳、宇泰诸君子，单词片语，虽不尽拘长沙辙迹，实深得长沙精义，急为采入，以补六经未发之旨也。”如“卷四·辨太阳病脉证并治第七”于小陷胸汤治方下即取王好古之说：“大陷胸汤治热实，大陷胸丸兼喘，小陷胸汤治痞。”“卷七·辨可下病脉证并治第二十一”于大承气汤下即取李东垣之说：“下药用大承气汤而最深，小承气汤次之，调胃承气汤又次之，大柴胡汤又次之。”

张氏据成原本，并纳后贤诸多发明，而成《张卿子伤寒论》一书对后世影响颇著，自是以后形成研究《伤寒论》之一大流派。

（2）张志聪（公元1610—1683年），字隐庵，清·钱塘（今浙江杭州）人，生于明而成于清，为清代著名医学家。其祖世南阳，仲景后裔，至其为四十三代，由十一世祖游官钱塘。因幼年失怙，而弃儒习医，拜投张卿子门下，精研轩岐之术，对《内经》《伤寒论》等研究颇著，撰有《伤寒论宗印》《伤寒论集注》《黄帝内经素问集注》《黄帝内经灵枢集注》《侣山堂类辨》《针灸秘传》等。

张氏治仲景之学，主要是秉承师训，早年有《伤寒论宗印》（公元1663年），后有《伤寒论集注》（公元1683年）。其研究特点：

①承师训尊王赞成，但不盲从。其编次上同卿子师按叔和六经编次之法。但对其师保留“伤寒例”和置“辨脉”“平脉”于篇首之编次认为不妥，认为“伤寒例”是王叔和之例序，又是论热病的，与《伤寒论》内容不相符，因此当删去。于是本“先证后脉”之则，将“辨脉”“平脉”置于篇后。

②汇节分章注释法。他认为后世所以有错简重订之论，系因“注释本论，皆散叙平铺，失其纲领旨趣”所致，欲使“理明义尽”，而采取了“汇节分章”注释之。如太阳病脉证篇中的第一至第五条，其认为是论太阳受风寒之邪，而传阴传阳之义，乃汇为一章。辨太阳病脉证篇第一，凡八十一条，其分为二十一章以阐明其义。如此，对理解《伤寒论》条文颇有裨益。后人赞之曰：“惟隐庵《集注》，体贴入微，凡经中章节句字，均释得融洽分明，不愧长沙贤裔。”

③善抒己见，持异成注。如云：“成氏谓伤寒恶寒，伤风恶风。诚如斯言，何以本论云：‘伤寒四五日，身热恶风?’何以‘太阳中风啬啬恶寒?’须知寒为太阳之本气，风乃寒中之动气，病太阳而皮毛凝敛而恶寒，病太阳而皮毛开发则恶风。恶寒、恶风遂皮毛之凝敛开发而言。如风邪始入毛窍未开，虽中风而亦恶寒；寒入于肌，邪伤腠理，虽伤寒而亦恶风，并非伤寒恶寒，中风恶风也。”所言中的，对后世研究学习仲景《伤寒论》颇有启迪。

（3）张锡驹，字令韶，清·钱塘（今浙江杭州）人，师事张卿子，与张志聪为同门，其学深受张师及同门志聪之影响，与志聪有“钱塘二张”之称。著有《伤寒论直解》及《胃气论》等。

锡驹治仲景之学既继承师门之长，又有其独特见解。其特点如下：

①尊叔和编次，而略有变易删削。他说：“《伤寒论》旧本以‘辨脉’‘平脉’为首，先脉而后证，宜矣。至以痉湿暍列于六经之前，似非作论之本意。今先脉后证，列六经于‘辨脉’‘平脉’之后，而霍乱痉湿暍并汗吐下又附于六经之后，以见因伤寒而并及之者也。若夫叔和序例引《素问·热论》而立言，于仲景伤寒，漫无发明，故去之。”注解方法多效仿张志聪，只是章节具

体划分上有所不同。

②认为《伤寒论》为治百病之全书，非仅治伤寒病。他说："人身中虽有千般疢难，何会离得阴阳？所以首节便问脉有阴阳……故凭脉决生死也，曰凡脉，曰凡病，乃概言之，非专指伤寒也。"又云："能明乎伤寒之寒热虚实反复变迁，则百病之寒热虚实了如指掌矣。"

③强调传经之要，阐发传经之理。张氏集诸家之说，对传经纪日发表了个人见解。即曰纪日之传行是"气传"，而非指病传。气传是指正气之运行。正气之运行可因感邪和不感邪而发生顺序上的不同。不感邪时，正气相运行由一而三，即一厥阴，二少阴，三太阴（由里行外，此系《素问·天元纪大论》之说法，又由张志聪加以发挥，指出："厥阴为一阴，少阴为二阴，太阴为三阴。少阳为一阳，阳明为二阳，太阳为三阳。无病之人，六气循行，亦从厥阴而少阴，少阴而太阴，太阴而少阳，少阳而阳明，阳明而太阳。"张锡驹受其影响，而汇集成理。）感受邪气后，正气运行便改变了运行次序，即由三而一，太阳传阳明，阳明传少阳，少阳传太阴，太阴传少阴，少阴传厥阴（由外至里）。并认为病传无规律可循，即无法纪日的。如由太阳或传阳明，或传少阳，甚至由太阳传入三阴，不受时间的限制，即不受次序之约束。以此释《伤寒论》中纪日之法，拘一日一经者，为正气之运行，即气传；不拘日者为疾病之传变，属病传。

（4）陈念祖（公元1752—1823年），字修园，清·长乐（今福建长乐县）人，生活于乾（隆）嘉（庆）之时。少孤，家徒四壁，笃志力学，二十补诸生，曾随泉州蔡宗玉茗庄学医，后于乾隆五十七年（公元1792年）成举人，就长乐吴航书院主讲，1801年前后任河北磁、威、枣强等县令，及同知、知州，代正定知府等官，因母丧而归故里。其为仕医并举之人，精研岐黄，服膺仲景，一生著述甚多，有《陈修园医书丛书》多种（即《神农本草经读》《伤寒论浅注》《重订柯著伤寒论》《重订活人百问》《金匮要略浅注》《金匮偶录》《医学从众录》《伤寒真方歌诀》《景岳新方砭》《伤寒论读》《金匮读》《医约》《医诀》《长沙方歌诀》《金匮方歌诀》《时方歌括》《时方妙用》《伤寒医诀串解》《医学实在易》《医学三字经》《女科要旨》《十药神书注解》等）。且其医著浅显易懂，不失为一位普及中医的著名教育家和医学家。

陈氏治仲景之学颇深，对《伤寒论》的研究主要有三大特点：

①反对错简重订，拥护维持旧论，即尊王赞成，佩服钱塘二张之说。他认为仲景《伤寒杂病论》为“万古不易之准绳”“叔和编次《伤寒论》有功千古”。因“其文义高古，往往意在文字之外，注家不得其解，疑为王叔和之变乱，而不知叔和生于晋代，与仲景相去未远，何至原书无存耶？若仲景另有原书，叔和何能尽没，以致今日之所存者，仅有叔和之编次耶？要知‘平脉’‘辨脉’‘伤寒例’，诸可与不可与等篇，为王叔和所增，增之欲补其未详，非有意变乱也。然仲景即儒门之孔子也，为叔和者，亦游夏不可赞一辞耳。故于其所增者消之”。

对成氏《注解伤寒论》，他说：“不敢稍参意见，而增删移易盖好由于信也。”认为方喻等人“而敢擅改圣经……竟归咎于叔和编次之非，遂割章分句，挪前换后”，并斥之“后辈不得仲景之旨，遂疑王叔和之误，以致增出三大刚之说，传经为热，直中为寒之论。……种种谬妄皆由不任故也”。对张志聪、张锡驹二家颇多称赞，认为“俱从原文注解，虽间有矫枉过正处，而阐发五运六气阴阳交会之理，恰与仲景自序撰用《素问》《九卷》《阴阳大论》之旨吻合，余最佩服”。

②主张分经审证。如陈氏将太阳病分为太阳经证、太阳腑证、太阳变证三大类。经证又分虚实两证，表虚用桂枝汤，表实用麻黄汤；腑证又分蓄水蓄血二证，蓄水用五苓散，蓄血用桃核承气汤；太阳变证又分从阴从阳两类，汗下失宜，虚其阳者，从阴化，可用四逆汤、桂枝加附子汤、真武汤等；虚其阴者，从阳化，可用白虎加人参汤、大、小承气汤、调胃承气汤等。如此分六经病为诸证，可谓纲举目张，易于学者掌握，便于临床应用。

③以衬注之注释法注解《伤寒论》。其在原文下注释，原文与注文可以连读，亦可分读，流利畅达，通俗易懂。如太阳病第一条为“太阳（主一身最外一层，有经之为病，有气）之为病，（主乎外者则）脉（应之而）浮，（何以谓经？《内经》云：太阳之脉连风府，上头顶，挟脊抵腰至足，循身之背，故其为病）头项强痛（何以谓气？《内经》云：太阳之上寒气主之，其病有因风而始恶寒者，有不因风而恶寒者，虽有微寒）而（总不离乎）恶寒。”陈氏《伤寒论浅注》汇集诸家之精粹，融会贯通，由博返约，深入浅出，成为后世学习《伤寒论》颇佳教本，足见其研究仲景之学尤深的造诣。

3. 辨证论治

（1）以方类证

①柯琴，字伯，号仙峰，清·慈溪（今浙江慈溪县）人。其生于明而成于清。幼致儒学，博学多闻，好古文辞，后弃举业而专习于医，研究医术，尤精伤寒之学，著《伤寒来苏集》（含《伤寒论注》四卷、《伤寒论翼》二卷、《伤寒附翼》二卷）。

柯氏潜心究习，博览精思，对仲景之学研究甚著，其成就主要为三个方面：

一是倡言证以方名，方随证附，证从经分。他说：“仲景有太阳证、桂枝证、柴胡证等辞，乃宗此义，以症名篇，而以论次第之，虽非仲景编次，或不失仲景心法耳。”“以证为主，汇集六经诸论，各以类从，其证是某经所重者，分别某经，如桂枝、麻黄等证列太阳，栀子、承气等证列阳明之类。其有变证化方，如桂枝证更变加减者，即附桂枝证后，从麻黄证更变加减者，附麻黄证后。”

二是提出六经为百病立法，应概括杂病证治，非专系伤寒一科。他认为：“按仲景自序，言作《伤寒杂病论》合十六卷，则伤寒杂病未尝分为两书也。凡书中不冠伤寒者，即与杂病同义。如太阳之头项强痛，阳明之胃实，少阳之口苦、咽干、目眩，太阴之腹满吐利，少阴之欲寐，厥阴之消渴，气上撞心等症，是六经之为病，不是六经之伤寒，乃六经分司诸病之提纲，非专为伤寒一症立法也。”于是进一步明确指出：“原夫仲景之六经，为百病立法，不专为伤寒一科。伤寒杂病，治无二理，咸归六经之节制，六经各有伤寒，非伤寒独有六经也。”

三是提出六经是“经略之经”，是“分区地面”，非经络之经。他认为仲景“于诸病之表里阴阳，分为六经，清理脉证之异同，寒热之虚实，使治病只在六经下手，行汗吐下和解温补等法而无失也。夫一身之病，俱受六经范围者，犹周礼分六官以总百职，四时分六气以纪生成也。若伤寒不过是六经中一症，叔和不知仲景之六经，是经略之经，而非经络之经，妄引《内经》热病论作序例，以冠仲景之书，而混其六经之证治，六经之理因不明，而仲景之平脉辨证能尽愈诸病之权衡废矣”。于是便明确指出“夫仲景之六经，是分区地面，所赅者广，是以脉为经，凡风寒温热内伤外感，自表及里，热寒虚实，无乎不包，而总名《伤寒杂病论》。所以六经提纲各立一局，不为经络所拘，勿为风寒划定也”。

此外，柯氏反对“三纲鼎立”之说，主张风寒相因为病，认为“中风伤寒，皆恶风恶寒，营病卫必病，中风之重者，便是伤寒，伤寒之浅者，便是中风，不必在风寒上细分”。

柯氏对《伤寒论》之研究，颇有见的，对后世影响颇大，而深受后人赞誉。如清季名医叶桂称其所注《伤寒论》“能独开生面，可为酬世之宝。他的注疏透彻详明，精而不乱”。

②徐大椿（公元1693—1771年），原名大业，字灵胎，晚号洄溪，清·吴江（今江苏吴江县）人，为清季著名医家。初学时文，薄其道，因覃思《周易》《道德》《阴符》家言，久之有契。既乃旁搜天文、地理、音律、技击之术，精心究习，得其要领，而于医尤邃，穷源达流，参稽得失，书之于辞。虽以诸生贡太学，然终弃举业，专以医活人，曾先后两次受乾隆御诏入朝诊疾，命入太医供奉，不幸卒于京师，赐金治丧，享年七十九岁。一生著述甚丰，主要有《难经经释》《神农本草经百种录》《伤寒类方》《六经病解》《伤寒约编》《医学源流论》《医贯砭》《兰台轨范》《慎疾刍言》《洄溪医案》等。

徐氏研究仲景《伤寒论》，反对错简重订、尊经持旧之法，主张探讨仲景辨证论治和制方法度，以指导临床实践。他说：“不知此书（指《伤寒论》）非仲景依经立方之书，乃救误之书也。……盖因误治之后变证错杂，必无循经现证之理，当时著作亦不过随证立方，本无一定之次序也。余始亦疑其有错乱乃探求三十年，而后悟其所以然之故，于是不类经而类方。”即提出了“使方以类从，症随方证，使人可按证以求方，而不必循经以求症”的主张。

其本“以方类证，方不分经”之法，将《伤寒论》一百一十三方，分为十二类，每类先定主方，然后以同类加减诸方附于后，将方之精思妙用一一注明，条分缕析，并将诸方之证列于方后，而发明其所以然，务使读者对病情药性一目了然。如理中汤类，以理中丸为主方，主方下列真武汤、附子汤、甘草附子汤、桂枝附子汤、桂枝附子去桂加白术汤、茯苓桂枝白术甘草汤、芍药甘草附子汤、桂枝人参汤。

如此治学，诚开学习研究《伤寒论》又一蹊径，其《类方》一书堪称简便实用之佳作。故其对后世影响颇深，日人汤本求真之《伤寒类聚方》《类聚方广义》以及《皇汉医学》等均受其影响。

（2）按法类证

①钱潢，字天来，号虚白，清·虞山（今江苏常熟）人，幼年患伤寒，几殒其躯，故誓攻医，以救苍生。其为医，出神入化，技艺精湛，颇有盛名。并究经习典，著有《重编张仲景伤寒论证治发明溯源集》十卷（简称《伤寒溯源集》）行世。

钱氏研究《伤寒论》主要成就有三方面。一是按法类证，穷源探本。他治仲景之学主张“直溯源流，深穷根底，推求《灵》《素》，辩论阴阳，授古证今，分经辨证。今读之者，知症所自起，变所由生，且明其立法之义，用药之因”。二是遵从方喻二家“三纲鼎立”之说。他说：“太阳一经，而分上中下三篇者，其源始于宋·许学士叔微，明·新安方中行先生作《伤寒条辨》，遂因其说，而分三篇，以风伤卫为上篇，寒伤营为中篇，风寒两伤营卫为下篇。江右喻嘉言先生作《尚论篇》，亦不改其法，而仍为三篇，虽不知长沙立论时作何次序，而以理推之，可称公允。今不敢变易其法，仍作三篇。”三是反对三百九十七法之说。他认为：“然三百九十七法之说，原非出之仲景氏，未可强求印合，大约六经证治中，无非是法，无一句一字非法也。其有方者未尝无法，而法中亦未尝无方。故以方推之，则方中自有法；以法论之，则法内自有方。不必拘于三百九十七也，若必支离牵合，以实其数则凿矣。”

不难看出，钱氏治仲景伤寒之学，是强调辨证施治中治法的重要性。

②尤怡（？—1740 年），字在泾（一作在京），号拙吾，又自号饲鹤山人，清·长洲（今江苏吴县）人。清季著名医家。父田千亩，至怡中落，贫甚，曾鬻字于寺。后志习医，拜投马俶门下（马乃名医李中梓之再传弟子），尽得其传。怡邃于医学，于仲景书尤能钻研至深，颇有心得，撰有《伤寒论贯珠集》《金匮心典》；于内伤杂病等亦研究至精，著有《金匮翼》以及《医学读书记》《静香楼医案》等。

尤氏治仲景《伤寒》学的特点主要为两个方面：

一是以法类证，确立了正治诸法。他说："盖太阳之经，其原出之病与正治之法，不过二十余条而已。其他则皆权变法、斡旋法、救逆法、类病法也。"即其根据伤寒六经病的主证、兼证、坏证以及其体虚实之殊、脏腑阴阳之异、经证与腑证的关系、他病与伤寒之不同等，确立了正治、权变、斡旋、救逆、类病、明辨、杂治诸法，以为《伤寒论》诸篇之大纲。如其编次将太阳篇分为太阳正治法、太阳权变法、太阳斡旋法、太阳救逆法、太阳类病法五章，阳明篇分为阳明正治法、阳明辨法、阳明杂治法三章，少阳篇分为少阳正治法、少阳权变法、少阳刺法三章……如此以体现仲景辨证立法施治特点，令人一目了然极易掌握。

二是反对方喻诸家"三纲鼎立"之说。其云："邪气之来，自皮毛而入肌肉，无论中风伤寒，未有不及于卫者。其甚者乃并伤于营耳。""寒之浅病，仅伤于卫；风而甚者，并及于营。卫之实者，风亦难泄；卫之虚者，寒犹不固。……但当分病之有汗无汗，以严麻桂之辨，不必执营卫之孰虚孰实，以证伤寒中风之殊。"其从临床实际出发，而厌恶营卫虚实之穿凿。

（3）分经审证　分经审证之主张首创于清·黄元御和陈修

园，继之者不乏其人，尤以包诚为最著，以图表之形式，钩玄提要，使证候与方药有机地结合于一起。

包诚，字兴言，清·泾县（今安徽泾县）人。为同治、光绪时医家。少游山左，随张宛鄰学医，宛鄰令其校雠黄氏（黄元御先生）诸书，而于《伤寒》一书，尤为致力，乃作《伤寒审证表》一书，并尊师嘱，以徐之才《十剂》之说，以表明之，而著《十剂表》。

其治仲景《伤寒论》之学，以表格形式对《伤寒论》进行分经审证。在审证表中，将太阳经分为：本病中风、本病伤寒，兼病。阳盛入腑、阴盛入脏、坏病、不治病六类。再把《伤寒论》有关条文各归其类。如其“太阳病中风、阳浮阴弱，阳浮者，热自发；阴弱者，汗自出。恶风恶寒，发热，鼻鸣，干呕”。认为此属太阳中风桂枝汤证，因而列入本病中风类；“太阳病三日已，发汗若吐下，若温针仍不解，此为坏病”应列入坏病之类；凡属麻黄汤证条文悉归本病伤寒类；兼病包括了麻桂各半汤证、桂枝二越婢一汤证、桂枝二麻黄一汤证等。又若阳盛入腑类，包括了大青龙汤证、白虎汤证、桃核承气汤证、抵当汤证等；阴盛入脏类，包括了真武汤证、小青龙汤证、五苓散证等。坏病类，包括了麻杏石甘汤证，白虎加人参汤证，新加汤证，葛根芩连汤证，桂枝厚朴杏子汤证，桂枝去芍药汤证，桂枝去桂加茯苓白术汤证，栀子豉汤及加减证，桂枝甘草汤证，泻心汤证，大小陷胸汤证，旋覆代赭汤证，瓜蒂散证，赤石脂禹余粮汤证等。不治病类包括了结胸死证及脏结证等。

包氏以分经审证法，列表明之。纲举目张，条理清晰，简明扼要，便于学诵。可谓独具匠心，起到由博返约之效，不失为研究《伤寒论》之一大法门。

六经辨证论治

——以经统方，方证并举

一、太阳篇脉证并治

太阳篇主要论述外感热病初期病理变化及其证治方药，同时讨论太阳病传变或误治所致各种兼证、变证及疑似证等证治原则和方药等，内容甚为丰富。

太阳统摄一身之表，为六经之藩篱，以手太阳小肠和足太阳膀胱经为其脏腑经络基础。

太阳病，其病因病机为外邪袭表，营卫失调，以发热、恶寒、脉浮为其临床特点。邪阻经络，可出现头项强痛等症。其治以发散表邪为主。依邪之性质和营卫病理（正气方面）状况不同，可分为太阳中风、太阳伤寒和太阳温病三大类（第2条：太阳病，发热，汗出，恶风，脉缓者，名为中风；第3条：太阳病，或已发热，或未发热，必恶寒，体痛，呕逆，脉阴阳俱紧者，名为伤寒；第6条：太阳病，发热而渴，不恶寒者，为温病）。

太阳温病为外感温热之邪所致的肌表营卫不和，以发热不恶寒，口渴，脉浮数为临床特点，治以辛凉解表。

太阳中风为外感风寒，卫强营弱，以发热、恶风寒、汗出，脉浮缓为临床特点。治以解肌祛风，调和营卫，方以桂枝汤（第13条：太阳病，头痛，发热，汗出，恶风，桂枝汤主之；第12条：太阳中风，阳浮而阴弱，阳浮者热自发，阴弱者汗自出，啬啬恶寒，淅淅恶风，翕翕发热，鼻鸣干呕者，桂枝汤主之）。若兼项背强几几，是太阳经气不利，主以桂枝加葛根汤（第14条：

太阳病，项背强几几，反汗出恶风者，桂枝加葛根汤主之）。兼气息喘急者，是风寒迫肺，肺气不利，主以桂枝加厚朴杏子汤（第43条：太阳病，下之微喘者，表未解故也，桂枝加厚朴杏子汤主之）。兼汗漏不止，甚则小便不利，四肢拘急者，是表阳虚为主，兼津液受损，主以桂枝加附子汤（第20条：太阳病，发汗，遂漏不止，其人恶风，小便难，四肢微急，难以屈伸者，桂枝加附子汤主之）。兼胸闷而脉促者，是外邪欲陷，胸阳不展，主以桂枝去芍药汤（第21条：太阳病，下之后，脉促胸满者，桂枝去芍药汤主之）。若再兼恶寒者，是心肾阳俱受损者，主以桂枝去芍药加附子汤（第22条：若微恶寒者，桂枝去芍药加附子汤主之）。若兼身痛不休，脉沉而迟者，是表邪未解而气营两伤，主以桂枝新加汤（第62条：发汗后，身疼痛，脉沉迟者，桂枝加芍药生姜各一两，人参三两，新加汤主之）。

桂枝汤，应用范围颇广。外证得之，解肌调和营卫；内证得之，能调和阴阳。其服法当以遍身漐然微汗为佳，不可过汗或汗出不彻。是方不得用于表实无汗，湿热和内热证。同时亦示人要灵活运用，知常达变，守规矩而成方圆。如表证误下而气上冲者，为正气抗邪有力（第15条：太阳病，下后，其气上冲者，可与桂枝汤，方用前法）。服药后反烦不解者，是邪郁太甚，病重药轻（第24条：太阳病，初服桂枝汤，反烦不解者，先刺风池、风府，却与桂枝汤则愈）。服药后，脉洪大而表证未变者，是汗后阳盛于外，而未传阳明经（第25条：服桂枝汤，大汗出，脉洪大者，与桂枝汤，如前法）。外证未解而脉浮弱者正气相对不足（第42条：太阳病，外证未解，脉浮弱者，当以汗解，宜桂枝汤）。太阳病汗下后，脉浮仍在者，均为误治后表证犹在（第45条：太阳病，先发汗，不解，而复下之；脉浮者不愈，浮为在外，而反下之，故令不愈；今脉浮，故知在外，当须解外则愈，宜桂枝汤）。伤寒汗后已解，半日许复烦者，是余邪未尽，或新瘥复感（第 57 条：伤寒发汗，已解，半日许复烦，脉浮数者，可更发汗，宜桂枝汤；第 393 条：伤寒差以后，脉浮者，以汗解之）。又有时发热自汗出者，是杂病营卫不和（第 54 条：病人脏无他病，时发热自汗出而不愈者，此卫气不和也，先其时发汗则愈，宜桂枝汤）。凡此种种，皆是桂枝汤灵活运用，以之调和营卫阴阳。

太阳伤寒证，为风寒外束，卫闭营郁，以发热、恶寒、无汗、脉浮紧为特点。与汗出脉浮缓之中风表虚证相对而言，又称伤寒表实证。治以辛温散寒，发汗解表，主治为麻黄汤。因寒性收引，经气不利，故常伴身疼、腰痛、气逆喘促等证（第 35 条：太阳病，头痛发热，身疼腰痛，骨节疼痛，恶风、无汗而喘者，麻黄汤主之）。若其经气闭阻较甚，项背强急显著者，主以葛根汤（第 31 条：太阳病，项背强几几，无汗，恶风，葛根汤主之）。若风寒闭郁于表，内迫阳明之里者，则视其受累之脏腑不同而于同中求异，灵活运用。若阳明大肠受累，传导失职而兼下利者，主以葛根汤散寒升清（第 32 条：太阳与阳明合病者，必自下利，葛根汤主之）。阳明胃腑受累，气逆不降而呕逆者，则以葛根加半夏汤散寒降逆（第 33 条：太阳与阳明合病，不下利但呕者，葛根加半夏汤主之）。若表寒闭郁而兼内热烦躁者，主治以大青龙汤（第 38 条：太阳中风，脉浮紧，发热恶寒、身疼痛，不汗出而烦躁者，大青龙汤主之）。若兼寒饮内停，而见咳逆喘息，或兼呕利等，主治以小青龙汤（第 40 条：伤寒表不解，心下有水气，干呕，发热而咳，或渴，或利，或噎，或小便不利，少腹满，或喘者，小青龙汤主之；第 41 条：伤寒，心下有水气，咳而微喘，发热不渴，服汤已渴者，此寒去欲解也，小青龙汤主之）。

麻黄汤为辛温发汗之代表方，其性颇峻，用之得当，效如桴鼓；用之不当，则有过汗伤阴损阳之弊。故凡体质虚弱之人，虽有表证，不可轻易服之。但临证又当原则性与灵活性相统一，如外寒闭遏，阳郁伤络，又当审机论治，以麻黄汤急开其郁，而断其化热入营之路，是为麻黄汤活用也。

太阳表证主要有上述三种类型。尚有一种因病日稍久，邪气已微，正气不足，而不能自行抗邪外出，于是正邪相持而不剧之表郁轻症。临床以发热恶寒，一日二三度发、无汗、面赤、身痒为特征，虽病程较长但病势不重，治宜辛温小发汗法。病邪较轻者，主以桂枝二麻黄一汤；病邪较重者，主以桂枝麻黄各半汤；若兼有里热者，主以桂枝二越婢一汤（第23条：太阳病，得之八九日，如疟状，发热恶寒，热多寒少，其人不呕，清便欲自可，一日二三度发，脉微缓者，为欲愈也；脉微而恶寒者，此阴阳俱虚，不可更发汗、更下、更吐也；面色反有热色者，未欲解也，以其不得小汗出，身必痒，宜桂枝麻黄各半汤。第25条：若形似疟，一日再发者，汗出必解，宜桂枝二麻黄一汤。第27条：太阳病，发热恶寒，热多寒少，脉微弱者，此无阳也，不可更发汗，宜桂枝二越婢一汤）。

太阳表证，若治疗得当，多于短期内向愈。若治疗失当，或正气较虚，或邪气较盛，则每能传变。传变之治，要“观其脉证，知犯何逆，随证治之”。

太阳变证因感邪之不同，人之体质禀赋有异等，而有寒热虚实之别。其虚寒证与三阴经有密切关系，实热证常与阳明少阳二经有关系。然亦有一些病证颇为复杂危重，难以六经正其名者，习称为“坏病”（第16条：太阳病三日，已发汗，若吐、若下、若温针，仍不解者，此为坏病，桂枝不中与也，观其脉证，知犯何逆，随证治之）。

汗吐下法误用或不当，在阳盛之体，每致津伤，表邪内传化热形成实热之证。视其病变所涉脏腑不同，而病机脉证又有各异。如表邪传里，热郁胸膈者，以心烦懊憹为特征，治宜栀子豉汤（第76条：发汗吐下后，虚烦不得眠，若剧者，必反复颠倒，心中懊憹，栀子豉汤主之；第77条：发汗，若下之，而烦热，胸中窒者，栀子豉汤主之；第78条：伤寒五六日，大下之后，身热不去，心中结痛者，未欲解也，栀子豉汤主之）。兼少气者，为热伤元气，治以栀子甘草豉汤（第76条：若少气者，栀子甘草豉汤主之）。若兼呕逆者，为热迫胃腑，治以栀子生姜豉汤（第76条：若呕者，栀子生姜豉汤主之）。若兼腹胀满者，为中焦气郁，治以栀子厚朴汤（第79条：伤寒下后，心烦腹满，卧起不安者，栀子厚朴汤主之）。若兼中虚寒利者，治以栀子干姜汤（第80条：伤寒，医以丸药大下之，身热不去，微烦者，栀子干姜汤主之）。表邪传里致肺热壅盛，汗出喘促者，治以麻杏石甘汤（第63条：发汗后，不可更行桂枝汤，汗出而喘，无大热者，可与麻黄杏仁甘草石膏汤；第62条：下后，不可更行桂枝汤，若汗出而喘，无大热者，可与麻黄杏子甘草石膏汤）。

若热聚中焦，燥热亢盛，以大热、大汗、大渴、脉洪大为特征者，治以白虎汤（第176条：伤寒，脉浮滑，此表有热，里有寒，白虎汤主之；第350条：伤寒，脉滑而厥者，里有热，白虎汤主之）。兼气津两伤，壮热烦渴，脉洪大，甚或时恶风或背恶寒者，治以白虎加人参汤（第26条：服桂枝汤，大汗出后，大烦渴不解，脉洪大者，白虎加人参汤主之；第168条：伤寒，若吐若下后，七八日不解，热结在里，表里俱热，时时恶风、大渴，舌上干燥而烦，欲饮水数升者，白虎加人参汤主之；第169条：伤寒，无大热，口燥渴，心烦，背微恶寒者，白虎加人参汤主之；第170条：伤寒，脉浮，发热无汗，其表不解，不可与白虎汤，渴欲饮水，无表证者，白虎加人参汤主之）；若中焦燥热成实，腑气不通，出现腹满、谵语、大便秘结等症，治宜调胃承气汤（第29条：若胃气不和，谵语者，少与调胃承气汤；第70条：发汗后恶寒者，虚故也，不恶寒者，实也，当和胃气，与调胃承气汤；第105条：伤寒十三日，过经谵语者，以有热也，当以汤下之……此为内实也，调胃承气汤主之；第248条：太阳病三日，发汗不解，蒸蒸发热者，属胃也，调胃承气汤主之；第249条：伤寒吐后，腹胀满者，与调胃承气汤）。若肠热下利，治以葛根芩连汤（第34条：太阳病，桂枝证，医反下之，利遂不止，脉促者，表未解也；喘而汗出者，葛根黄芩黄连汤主之）。胆热移肠，下利热臭者，治以黄芩汤；兼呕者，治以黄芩汤加半夏生姜汤（第172条：太阳与少阳合病，自下利者，与黄芩汤；若呕者，黄芩加半夏生姜汤主之）。

太阳表邪内传少阳，导致枢机不利，胆热内郁，证见往来寒热，胸胁胀满，心烦喜呕，默默不欲饮食，口苦，咽干，目眩，治宜小柴胡汤（第96条：伤寒五六日，中风，往来寒热，胸胁苦满，默默不欲饮食，心烦喜呕，或胸中烦而不呕，或渴，或腹中痛，或胁下痞鞕，或心下悸，小便不利，或不渴，身有微热，或咳者，小柴胡汤主之）。若兼表邪未解者，治以柴胡桂枝汤（第146条：伤寒六七日，发热，微恶寒，支节烦疼，微呕，心下支结，外证未去者，柴胡桂枝汤主之）。若兼阳明里实结者，治宜大柴胡汤或柴胡加芒硝汤（第103条：太阳病，过经十余日……呕不止，心下急，郁郁微烦者，为未解也，与大柴胡汤下之则愈；第136条：伤寒十余日，热结在里，复往来寒热者，与大柴胡汤；第165条：伤寒发热，汗出不解，心下痞鞕，呕吐而下利者，大柴胡汤主之；第104条：伤寒十三日不解，胸胁满而呕，日晡所发潮热，已而微利……潮热者，实也，先宜服小柴胡汤以解外，后以柴胡加芒硝汤主之）。若兼寒饮内聚者，治宜柴胡桂枝干姜汤（第147条：伤寒五六日，已发汗而复下之，胸胁满微结，小便不利，渴而不呕，但头汗出，往来寒热，心烦者，此为未解也，柴胡桂枝干姜汤主之）。若兼饮结正虚，邪气弥漫者，治宜柴胡加龙牡汤（第107条：伤寒八九日，下之胸满烦惊，小便不利，谵语，一身尽重，不可转侧者，柴胡加龙骨牡蛎汤主之）。

小柴胡汤为和解少阳之主方，宣畅枢机，临证应用甚广，但应用时要谨守病机（第101条：有柴胡证，但见一证便是，不必悉具）。

太阳表证，误治失治，在阴盛之体，多致虚寒变证，而与三阴经病密切相关。若心阳虚损，心悸喜按者，治宜桂枝甘草汤（第64条：发汗过多，其人叉手自冒心，心下悸，欲得按者，桂枝甘草汤主之）。若兼下焦饮动，欲发奔豚者，治宜苓桂甘枣汤（第65条：发汗后，其人其下悸者，欲作奔豚，茯苓桂枝甘草大枣汤主之）。若兼心神不宁烦躁者，治宜桂枝甘草龙骨牡蛎汤（第118条：火逆下之，因烧针烦躁者，桂枝甘草龙骨牡蛎汤主之）。若兼痰扰而惊狂者，治宜桂枝去芍药加蜀漆牡蛎龙骨救逆汤（第112条：伤寒脉浮，医以火迫劫之，亡阳，必惊狂，卧起不安者，桂枝去芍药加蜀漆牡蛎龙骨救逆汤主之）。若兼下焦阴寒上冲发奔豚者，治宜桂枝加桂汤（第117条：烧针令其汗，针处被寒，核起而赤者，必发奔豚，气从少腹上冲心者，灸其核上各一壮，与桂枝加桂汤）。

若失治误治而成中焦虚寒变证者，以临床表现不同，而施治有异。如汗后致脾胃虚而气滞腹胀者，治宜厚姜半甘参汤（第66条：发汗后，腹胀满者，厚朴生姜半夏甘草人参汤主之）。若致脾胃虚寒，气血不足而腹中急痛者，治宜小建中汤（第100条：

伤寒，阳脉涩，阴脉弦，法当腹中急痛，先与小建中汤）。若表证误下，致脾胃受损，表证不解而又伴协热下利者，治宜桂枝人参汤（第163条：太阳病，外证未除，而数下之，遂协热而利，利下不止，心下痞鞕，表里不解者，桂枝人参汤主之）。

素有痰饮之人，或误治后，而致三焦功能失常，以致饮生，形成阳虚痰停诸证。如汗下后致水气内停而太阳经气不利者，治宜桂枝去桂加苓术汤（第28条：服桂枝汤，或下之，仍头项强痛，翕翕发热，无汗，心下满，微痛，小便不利者，桂枝去桂加茯苓白术汤主之）。若汗下后脾阳虚弱，停饮于内，治宜苓桂术甘汤（第67条：伤寒，若吐若下后，心下逆满，气上冲胸，起则头眩，脉沉紧，发汗则动经，身为振振摇者，茯苓桂枝白术甘草汤主之）。若胃虚水饮内停者，治宜茯苓甘草汤（第73条：伤寒汗出……不渴者，茯苓甘草汤主之；第356条：伤寒，厥而心下悸，宜先治水，当服茯苓甘草汤）。若发汗后，肾阳虚衰而见水气泛溢者，治宜真武汤（第82条：太阳病，发汗，汗出不解，其人仍发热，心下悸，头眩身瞤动，振振欲擗地者，真武汤主之）。

体虚之人感受外邪，并汗下失序而致少阴阳气暴虚，若见昼烦夜静，脉沉微者，治宜干姜附子汤（第61条：下之后，复发汗，昼日烦躁不得眠，夜而安静，不呕不渴，无表证，脉沉微，身无大热者，干姜附子汤主之）。若汗下失宜，而致阴阳两虚而阳衰为主者，治宜茯苓四逆汤（第69条：发汗，若下之，病仍不解，烦躁者，茯苓四逆汤主之）。若阴阳两虚相对平衡，而以脚挛急，恶寒肢厥为特点者，治宜芍药甘草附子汤（第68条：发汗，病不解，反恶寒者，虚故也，芍药甘草附子汤主之）。若致心之阴阳两虚，出现脉结代，心动悸者，治宜炙甘草汤（第177条：伤寒，脉结代，心动悸，炙甘草汤主之）。至于汗后出现中阳不足，阴血亦虚之阴阳两虚者，当先温其阳，治以甘草干姜汤，后复其阴，治以芍药甘草汤（第29条：伤寒脉浮，自汗出，小便数，心烦，微恶寒，脚挛急，反与桂枝欲攻其表，此误也。得之便厥，咽中干，烦躁吐逆者，作甘草干姜汤主之，以复其阳。若厥愈足温者，更作芍药甘草汤与之，其脚即伸）。若中阳虚寒累及少阴而见厥逆者，治宜四逆汤（第29条：若重发汗，复加烧针者，四逆汤主之；第91条：伤寒，医下之，续得下利清谷不止，身疼痛者，急当救里，后身疼痛，清便自调者，急当救表，救逆宜四逆汤；第354条：大汗，若大下利而厥冷者，四逆汤主之）。

至于误治汗下后，出现寒热错杂，上热下寒之胃肠不和证，而见腹痛，呕逆者，治宜黄连汤（第173条：伤寒，胸中有热，胃中有邪气，腹中痛，欲呕吐者，黄连汤主之）。

外邪不解，循经入腑，深入下焦，影响膀胱气化，而致水蓄下焦者，是谓“蓄水证”。以口渴欲饮水，小便不利，甚或水入则吐为主症，治宜五苓散以化气行水（第71条：太阳病，发汗后，大汗出，胃中干，烦躁不得眠，欲得饮水者，少少与饮之，令胃气和则愈，若脉浮，小便不利，微热消渴者，五苓散主之；第72条：发汗已，脉浮数，烦渴者，五苓散主之；第74条：中风发热，六七日不解而烦，有表里证，渴欲饮水，水入则吐者，名曰水逆，五苓散主之）。

若外邪深入下焦血分，血热互结，是谓“蓄血证”。证见如狂、发狂，脉沉，少腹急结胀痛等。其轻者，治以桃核承气汤（第106条：太阳病不解，热结膀胱，其人如狂，血自下，下者愈；其外不解者，尚未可攻，当先解其外，外解已，但少腹急结者，乃可攻之，宜桃核承气汤）。其重而急者，治以抵当汤（第124条：太阳病六七日，表证仍在，脉微而沉，反不结胸，其人发狂者，以热在下焦，少腹当鞕满，小便自利者，下血乃愈，所以然者，以太阳随经，瘀热在里故也，抵当汤主之）。其重而缓者，治以抵当丸（第126条：伤寒有热，少腹满，应小便不利，今反利者，为有血也，当下之，不可余药，宜抵当丸）。

妇人经期受邪，经水适来适断，而致谵语错乱，发热，胸胁胀满等，此谓“热入血室”，治以针刺泻之，或治以小柴胡汤（第143条：妇人中风，发热恶寒，经水适来，得之七八日，热除而脉迟身凉，胸胁下满，如结胸状，谵语者，此为热入血室也，当刺期门，随其实而取之；第144条：妇人中风，七八日，续得寒热，发作有时，经水适断者，此为热入血室，其血必结，故使如疟状，发作有时，小柴胡汤主之）。

若外邪陷入心胸部，与痰涎水饮相搏结，而致心胸窒痛，结鞕，是谓“结胸证”。据其寒热属性之异，而分寒实结胸、热实结胸两种。寒实结胸，为外邪入里与寒痰水饮相结于心胸部位，治宜三物白散（第141条：寒实结胸，无热证者，与三物小陷胸汤，白散亦可服）。热实结胸，为外邪化热与痰饮相结于心胸部位，又据其病理程度和病变范围大小而分大、小结胸证。大结胸者，水热互结，病势重而范围广，以心下痛，按之石鞕，甚或从心下至少腹鞕满而痛不可近者为特征，治宜大陷胸汤（第135条：伤寒六七日，结胸热实，脉沉而紧，心下痛，按之石鞕者，大陷胸汤主之；第137条：太阳病，重发汗而复下之，不大便五六日，舌上燥而渴，日晡所小有潮热，从心下至少腹鞕满而痛不可近者，大陷胸汤主之）。若病位偏上，病势较缓者，治宜大陷胸丸（第131条：结胸者，项亦强，如柔痉状，下之则和，宜大陷胸丸）。小结胸证，为痰热互结于心下，以按之痛，脉浮滑为特征，治宜小陷胸汤（第138条：小结胸病，正在心下，按之则痛，脉浮滑者，小陷胸汤主之）。

此外尚有脏结证，亦类于结胸者，但性质迥异，其属阴寒凝结于脏腑，阳气极度虚衰，与结胸实热征象大相径庭，为难治之证（第129条：如结胸状，饮食如故，时时下利，寸脉浮，关脉小细沉紧，名曰脏结；第130条：脏结无阳证，不往来寒热，其人反静，舌上苔滑者，不可攻也）。

若邪气由表入里，聚于心下而无结实之象者，谓之“痞证”。其与结胸不同在于有形无形。痞证无有形实结，而为邪郁气滞，但觉心下痞闷，按之濡软而不痛。若无形邪热聚于心下，气滞而痞者，是谓热痞，治宜大黄黄连泻心汤（第154条：心下痞，按之濡，其脉关上浮者，大黄黄连泻心汤主之）。若兼阳虚者，治宜附子泻心汤（第155条：心下痞，而复恶寒，汗出者，附子泻心汤主之）。若无形寒热之邪错杂于中焦致痞者，谓之寒热错杂痞证，治宜半夏泻心汤（第149条：伤寒五六日，呕而发热者，柴胡汤证具，而以他药下之……但满而不痛者，此为痞，柴胡不中与之，宜半夏泻心汤；呕而肠鸣，心下痞者，半夏泻心汤主之）。若兼水饮食滞而伴干噫食臭者，治宜生姜泻心汤（第157条：伤寒汗出，解之后，胃中不和，心下痞鞕，干噫食臭，胁下有水气，腹中雷鸣下利者，生姜泻心汤主之）。若兼胃虚痞利较重者，治宜甘草泻心汤（第158条：伤寒中风，医反下之，其人下利日数十行，谷不化，腹中雷鸣，心下痞鞕而满，干呕，心烦不得安……此非结热，但以胃中虚，客气上逆故使鞕也，甘草泻心汤主之）。

尚有与痞证相类者，以胃虚痰饮阻滞而噫气频作为主症，治宜旋覆代赭汤（第161条：伤寒发汗，若吐、若下解后，心下痞鞕，噫气不除者，旋覆代赭汤主之）。有饮停胸胁之悬饮证，治宜十枣汤（第152条：太阳中风，下利，呕逆，表解者，乃可攻之。其人漐漐汗出，发作有时，头痛，心下痞鞕满，引胁下痛，干呕短气，汗出不恶寒者，此表解里未和也，十枣汤主之）。有痰气交阻，胸中痰浊实证者，治宜瓜蒂散（第166条：病如桂枝证，头不痛，项不强，寸脉微浮，胸中痞鞕，气上冲咽喉，不得息者，此为胸中有寒也，当吐之，宜瓜蒂散）。

太阳表证，要与风湿病（即痹证）相区别，其虽有相类处，但实尤殊。如风寒湿邪相搏于体表筋肉，而出现体痛，脉浮虚而涩者，治宜桂枝附子汤（第174条：伤寒八九日，风湿相搏，身体疼烦，不能自转侧，不呕不渴，脉浮虚而涩者，桂枝附子汤主之）。若寒湿较甚，而风邪较轻者，治宜桂枝去桂加白术汤（第174条：若其人大便鞕，小便自利者，去桂加白术汤主之）。若风寒湿邪俱甚而阳气虚者，治宜甘草附子汤（第175条：风湿相搏，骨节疼烦，掣痛不得屈伸，近之则痛剧，汗出短气，小便不利，恶风不欲去衣，或身微肿者，甘草附子汤主之）。

太阳篇在治法原则上，强调表里标本缓急，及表里先后顺序。证急者先治，缓者后治，重证先治；轻者后治；表里同病，里虚寒且重者，宜先里后表；若里证属实属热者，宜先表后里；若里证急重而表证轻浅者，宜先攻其里，再议其表。如此悉为在《内经》标本缓急理论指导下的具体运用。

太阳病属于表证，在治疗上还要注意其禁忌证。有禁下者，如表证未解（第44条：太阳病，外证未解，不可下也，下之为逆；第48条：若太阳病证不罢者，不可下，下之为逆），或太阳阳明合病，喘而胸满者（第36条：太阳与阳明合病，喘而胸满者，不可下）；有禁汗者，一般阳虚（第27条：脉微弱者，此无阳也，不可发汗）、里虚（第49条：若下之，身重心悸者，不可发汗……尺中脉微，此里虚）、血虚（第50条：假令尺中迟者，不可发汗……此荣气不足，血少故也；第87条：亡血家，不可发汗，发汗则寒栗而振；第85条：疮家，虽身疼痛，不可发汗，汗出则痉；第86条：衄家，不可发汗，汗出，必额上陷脉急紧，直视不能眴，不得眠）、阴虚（第83条：咽喉干燥者，不可发汗；第84条：淋家，不可发汗，发汗必便血；第88条：汗家，重发汗，必恍惚心乱，小便已阴疼）禁用汗法，以免造成虚虚。还要禁吐（第120条：太阳病，当恶寒发热，今自汗出，反不恶寒发热，关上脉细数者，以医吐之过也，一二日吐之者，腹中饥，口不能食，三四日吐之者，不喜糜粥，欲食冷食，朝食暮吐，以医吐之所致也，此为小逆；第121条：太阳病吐之，但太阳病当恶寒，今反不恶寒，不欲近衣，此为吐之内烦也）、禁灸（第115条：脉浮热甚，而反灸之，此为实，实以虚治，因火而动，必咽燥吐血；第116条：脉浮，宜以汗解，用火灸之，邪无从出，因火而盛，病从腰以下必重而痹，名火逆也）、禁温针（第119条：太阳伤寒者，加温针，必惊也）。

二、太阳篇主要类方

（一）桂枝汤类方

1. 桂枝汤

［组成］桂枝（去皮）三两，芍药三两，甘草（炙）二两，生姜（切）三两，大枣（擘）十二枚。

上五味，㕮咀三味，以水七升，微火煮取三升，去滓，适寒温，服一升。服已须臾，啜热稀粥一升余，以助药力，温覆令一时许，遍身漐漐，微似有汗者益佳，不可令如水流漓，病必不除。若一服汗出病差，停后服，不必尽剂；若不汗，更服，依前法；又不汗，后服小促其间，半日许，令三服尽；若病重者，一日一夜服，周时观之。服一剂尽，病证犹在者，更作服；若汗不出者，乃服至二三剂。禁生冷、黏滑、肉面、五辛、酒酪、臭恶等物。

[方义] 以桂枝为君药而得名，是解肌发表、调和营卫，协调阴阳之剂，为群方之首。桂枝辛甘温，具解肌发汗，温通经脉，助人阳气之功，为方之主药；芍药苦酸微寒，能敛阴和营，白者并能养血，入肝经，为方中臣药。桂、芍相伍，一阴一阳，一散一收，调和营卫，调和气血和阴阳，能令表邪得解，气血得和，阴阳得平秘。生姜辛温，有发表散寒，温中止呕之功，既助桂枝发散解表，又能和胃降逆止呕；大枣甘温，有益气补脾和营之效，既助芍药和营血，又可益气补脾而资化源，俾气血源泉不竭。姜、枣二者为佐药。甘草炙用甘温，一能甘温补中，与姜、枣并起扶中土资化源之效，二又调和诸药为使之用。五药相配，既奏解肌发表，调和营卫之功，又能达到调和气血、协调阴阳、温养脾胃之目的。

[主证] 太阳病，头痛，发热，汗出，恶风，桂枝汤主之（第 13 条）。

太阳中风，阳浮而阴弱，阳浮者热自发，阴弱者汗自出，啬啬恶寒，淅淅恶风，翕翕发热，鼻鸣干呕者，桂枝汤主之（第 12 条）。

[临床应用] 凡人体营卫、气血、阴阳不和，以及心、脾、肝、肾等脏腑功能失调，出现发热、自汗、恶风、腹痛、便溏、乏力、心慌、气短等病症者。

①呼吸系统：普通感冒，流行性感冒，呼吸道炎症等。

②消化系统：脾虚不运之下利（肠炎、腹泻），脾胃虚寒之腹痛（胃炎、溃疡病）等。

③循环系统：多种心血管疾病，无论功能性还是器质性者，凡出现畏寒、心悸、胸闷、气短，舌质淡暗苔白，脉缓弱结代者。

④运动系统：颈肌劳损、肩肌损伤、急性腰扭伤、慢性腰肌

劳损、腰椎病、颈椎病、骨关节炎、肢体麻木等。

⑤神经系统：失眠、多寐、健忘、癫痫、偏瘫、遗精、阳痿、脱发、癔病、面神经麻痹、末梢神经炎、交感神经紧张症等。

⑥内分泌系统：自汗、盗汗、头汗、半身汗（偏沮）。

⑦妇科：月经病（痛经、经行身痒、经行浮肿、经后期、崩漏等），妊娠病（恶阻、水肿、癃闭、低热、滑胎等），产后病（产后发热、自汗、身痛、恶露不尽、乳汁自出等），绝经期综合征及带下病等。

⑧儿科：小儿厌食症、营养不良症、遗尿、夜尿、多动症，过敏性紫癜等。

⑨皮肤科：多形性红斑、湿疹、皮肤瘙痒、风疹、荨麻疹、过敏性紫癜、冻疮、蛇皮癣、银屑病等。

⑩其他：奔豚气、痿证、虚劳综合征、过敏性鼻炎、无脉症等。

2. 桂枝加葛根汤

［组成］葛根四两，桂枝（去皮）三两，芍药三两，生姜（切）三两，甘草（炙）二两，大枣十二枚（擘）。

上六味，以水煮，温服，覆取微似汗，不须啜粥，余如桂枝法将息及禁忌。

［方义］本方系桂枝汤加葛根而成，为祛风解肌，调和营卫，生津濡筋之剂。葛根甘平，一则升阳发表，解肌祛风，助桂枝汤之解表；二能生津，濡养筋脉，以缓筋脉之拘急，尤其与桂、芍相伍，既能解肌发表，又能温通经脉和濡润筋脉而止挛急。

［主证］太阳病，项背强几几，反汗出恶风者，桂枝加葛根汤主之（第 14 条）。

［临床应用］主要用于肩凝症（肩关节周围炎）、落枕、脊背

痛、半身麻木、颈椎病、面神经麻痹、头痛、复视等。

3. 桂枝加厚朴杏子汤

［组成］桂枝（去皮）三两，甘草（炙）二两，生姜（切）三两，芍药三两，大枣（擘）十二枚，厚朴（炙去皮）二两，杏仁（去皮尖）五十枚。

上七味，以水煮，去滓温服，覆取微似汗。

［方义］本方由桂枝汤加厚朴、杏仁组成，为解肌祛风，调和营卫，下气平喘之剂。厚朴辛苦温，能化湿散满，下气消痰；杏仁苦温，有润肺止咳平喘之能，二药与桂枝汤相配，则表里同治，标本兼顾。

［主证］喘家作，桂枝加厚朴杏子佳（第18条）。

［临床应用］呼吸系统之支气管哮喘、慢性气管炎等属肺寒咳喘者。循环系统之冠心病、风心病、肺心病等属心阳不振、痰瘀阻滞者。消化系统之胃肠溃疡病以及奔豚病等。

4. 桂枝加附子汤

［组成］桂枝（去皮）三两，芍药三两，甘草（炙）二两，生姜（切）三两，大枣（擘）十二枚，附子（炮去皮，破八片）一枚。

上六味，水煮，去滓温服，将息如前法。

［方义］本方由桂枝汤加附子而成，为解肌祛风，调和营卫，复阳固表之剂。附子辛热，有温经助阳，固表止汗之功，配用桂枝汤中，共奏调和营卫，祛邪扶正，助阳固表之效。

［主证］太阳病，发汗，遂漏不止，其人恶风，小便难，四肢微急，难以屈伸者，桂枝加附子汤主之（第20条）。

［临床应用］用于感冒、流感之卫阳不固，汗出不止者；产后汗多，恶风身痛者；风湿痛痹等。

5. 桂枝去芍药汤

［组成］桂枝（去皮）三两，甘草（炙）二两，生姜（切）三两，大枣（擘）十二枚。

上四味，水煮温服，将息如前法。

［方义］本方系桂枝汤去芍药而成，为温阳解肌，通阳除痹之剂。因表证误治，邪陷而阳痹不通，故去芍药之阴寒酸敛之弊，仅以桂枝生姜之辛温通阳逐邪也。

［主证］太阳病，下之后，脉促胸满者，桂枝去芍药汤主之（第21条）。

［临床应用］用于胸闷、心悸、咳逆、胸痹等，以及心律不齐等冠心病、风心病之心阳不振者。

6. 桂枝去芍药加附子汤

［组成］桂枝（去皮）三两，甘草（炙）二两，生姜（切）三两，大枣（擘）十二枚，附子（炮去皮，破八片）一枚。

上五味，水煮，去滓，温服，将息如前法。

［方义］本方系桂枝汤去芍药加附子而成，为太阳病下后脉促胸满并表阳虚者而设。表证误下，致邪内陷，阳痹不通，且表阳不足而恶寒者，加用附子之辛热，以助阳固表，为又一温阳解肌，通阳疗痹之剂。其较上方证为重。

［主证］若微恶寒者，桂枝去芍药加附子汤主之（第22条）。

［临床应用］用于胸闷、心悸、咳逆、胸痹、心律不齐（脉结代）之心肾阳虚者。

7. 桂枝麻黄各半汤

［组成］桂枝（去皮）一两十六铢，芍药、生姜（切）、甘草（炙）、麻黄（去节）各一两，大枣四枚（擘），杏仁（汤浸去皮尖及两仁者）二十四枚。

上七味，先煮麻黄一二沸，去上沫，内诸药再煮，去滓，温服，将息如前法。

［方义］本方系桂枝汤与麻黄汤相合，为小制其剂，以解表发汗而不伤正，调和营卫而不留邪为长。麻、桂、姜之辛甘发散，量小而微力以逐邪；芍药、甘草、大枣酸收甘缓，益营气以扶正。诸药刚柔相济，成为发汗之轻剂。

［主证］太阳病，得之八九日，如疟状，发热恶寒，热多寒少，其人不呕，清便欲自可，一日二三度发。脉微缓者，为欲愈也；脉微而恶寒者，此阴阳俱虚，不可更发汗、更下、更吐也；面色反有热者，未欲解也，以其不得小汗出，身必痒，宜桂枝麻黄各半汤（第 23 条）。

［临床应用］用于疟疾（热多寒少），皮肤瘙痒症，风痒疹，荨麻疹，以及虚人风寒感冒等。

8. 桂枝二麻黄一汤

［组成］桂枝（去皮）一两十七铢，芍药一两六铢，麻黄（去节）十六铢，生姜（切）一两六铢，杏仁（去皮尖）二十六个，甘草（炙）一两二铢，大枣（擘）五枚。

上七味，先煮麻黄一二沸，去上沫，内诸药再煮，去滓，温服，将息如前法。

［方义］本方亦属桂麻合方之小制其剂者，为发汗之轻剂。

［主证］服桂枝汤，大汗出，脉洪大者，与桂枝汤如前法。若形似疟，一日再发者，汗出必解，宜桂枝二麻黄一汤（第 25 条）。

［临床应用］主要用于外感风寒表证轻者，或表证余邪未尽者，以及过敏性鼻炎等。

9. 桂枝二越婢一汤

［组成］桂枝（去皮），芍药、麻黄、甘草（炙）各十八铢，大枣（擘）四枚，生姜（切）一两三株，石膏（碎绵裹）二十

四铢。

上七味，先煮麻黄一二沸，去上沫，内诸药，去滓，温服。

［方义］本方由桂枝汤合越婢汤组成，但桂枝汤取四分之一量，越婢汤取八分之一量，故曰桂二越一。越婢汤《金匮》中治风水者，由麻黄、石膏、生姜、大枣、甘草组成，为表里双解剂，内清泄里热，外发越郁阳，以达发汗利尿退肿之目的。此与桂枝汤相伍，一在驱除表邪，且助阳气之不足；二在清泄里热之烦渴，达到解表清热之目的。

［主证］太阳病，发热恶寒，热多寒少，脉微弱者，此无阳也，不可发汗。宜桂枝二越婢一汤（第27条）。

［临床应用］外感日久，表邪未解而内有郁热者；慢性风湿性关节炎以及慢性肾炎等。

10. 桂枝去桂加茯苓白术汤

［组成］芍药三两，甘草（炙）二两，生姜（切）、白术、茯苓各三两，大枣（擘）十二枚。

上六味，水煮，去滓，温服，小便利则愈。

［方义］本方系桂枝汤去桂加茯苓白术而成，唯一以去桂仍以桂枝命名者。去桂之理一为表邪已解，二为汗下之后津液受损，但内有停饮水湿，故而加术苓以健脾渗湿除饮。是当属扶中健脾除湿之剂。

［主证］服桂枝汤，或下之，仍头项强痛，翕翕发热，无汗，心下满微痛，小便不利者，桂枝去桂加茯苓白术汤主之（第28条）。

（后世对本方证多有争议，一是“无汗”，无汗、发热、头项强痛，当属表实麻黄汤证，仲景云：“桂枝本为解肌，若其人脉浮紧，发热汗不出者，不可与之也。”二是应当将“去桂”删之，而为“桂枝加茯苓白术汤”，则与成无己注曰“桂枝汤以解外，加茯苓白术利小便行留饮”相符。三是《医宗金鉴》认为去桂应为“去芍”，因芍药酸敛，出现“服桂枝汤，或下之后心下满痛”，则当去芍药。余意当为桂枝加茯苓白术汤为妥，即以桂枝汤解除表邪，加茯苓白术以健脾蠲饮。如此，是方当属表里双解剂。）

［临床应用］多用于痰饮内停，外有表邪者，或水饮内停，而兼阳气外郁者。亦常用于胃肠型感冒及癫痫者。

11. 葛根汤

［组成］葛根四两，麻黄（去节）三两，桂枝（去皮）二两，芍药二两，生姜（切）三两，甘草（炙）二两，大枣（擘）十二枚。

上七味，先煮麻黄、葛根，去白沫，内诸药再煮，去滓，温服，覆取微似汗，不需啜粥，余如桂枝法。

［方义］本方系桂枝汤加麻黄、葛根而成，但桂、芍剂量减轻。以葛根命名者，以其为主药也。葛根甘辛微凉，入脾胃经，具解肌退热，生津濡筋，通脉升阳和止泻功能。麻黄桂枝之辛温助葛根发表退热并解肌，而为臣药。芍药和营敛阴，助葛根以养阴津以濡润筋脉；姜、枣扶中和胃能资化源，三药悉为佐药。甘草甘缓，调和诸药，而为之使。七药相伍，共奏发汗解肌，生津濡脉，升阳止泻之效。

［主证］太阳病，项背强几几，无汗恶风，葛根汤主之（第31条）；太阳与阳明合病，必自下利，葛根汤主之（第32条）。

［临床应用］主要用于表寒实证而兼津伤或下利者。

①呼吸系统：感冒、流感、急性支气管炎、肺炎、过敏性鼻炎、慢性副鼻窦炎等。

②消化系统：肠炎、痢疾、胃肠型感冒，小儿夏季腹泻等。

③神经运动系统：肩凝症、颈椎病、坐骨神经痛、梨状肌综

合征、面神经麻痹、三叉神经痛，以及软组织损伤等。

12. 葛根加半夏汤

［组成］葛根四两，麻黄（去节）三两，甘草（炙）二两，芍药二两，桂枝（去皮）二两，生姜（切）二两，半夏（洗）半斤，大枣（擘）十二枚。

上八味，先煮葛根、麻黄；去白沫，内诸药再煮，去滓，温服，覆取微似汗。

［方义］本方由葛根汤加半夏而成，为表里双解之剂。以葛根汤发汗解肌，生津益阴，加半夏以苦降逆气，和胃止呕。

［主证］太阳与阳明合病，不下利但呕者，葛根加半夏汤主之（第33条）。

［临床应用］凡风寒表邪未解而内有胃肠不和者，如胃肠型感冒，小儿暑秋腹泻等。

13. 桂枝加芍药生姜各一两人参三两新加汤

［组成］桂枝（去皮）三两，芍药四两，甘草（炙）二两，人参三两，生姜（切）四两，大枣（擘）十二枚。

上六味，水煮，去滓，温服。

［方义］本方由桂枝汤加重芍药生姜剂量和人参而成，为扶正补虚之剂。桂枝汤本为调和营卫，解肌发汗之剂，但加重芍姜用量并增人参（人参甘温，益气生津），则非只解表剂也，乃又为养阴补血，益气温阳之剂，实气阴并补也。

［主证］发汗后，身疼痛，脉沉迟者，桂枝加芍药生姜各一两人参三两新加汤主之（第62条）。

［临床应用］虚人外感，贫血症等。

14. 桂枝甘草汤

［组成］桂枝（去皮）四两，甘草（炙）二两。

上二味，水煮，去滓，温服。

［方义］桂枝辛甘，温通助阳；炙草甘温，益气补中。二药君臣为伍，攻专力宏，而奏温通心阳，益气补虚之功。

［主证］发汗过多，其人叉手自冒心，心下悸，欲得按者，桂枝甘草汤主之（第64条）。

［临床应用］心阳不振之心悸、心慌者，如神经官能症、心律不齐等。

15. 苓桂甘枣汤

［组成］茯苓半斤，桂枝（去皮）四两，甘草（炙）二两，大枣（擘）十五枚。

上四味，以甘澜水，先煮茯苓，后内诸药再煮，去滓，温服。（作甘澜水法：取水置大盆中，以勺扬之，水上有珠子五六千颗相逐，取用之。）

［方义］本方由桂枝甘草汤加茯苓、大枣而成，为温阳健脾利水之剂。茯苓甘平，健脾渗湿，利水退肿，重用之为方中主药；桂枝辛甘，温阳通脉，以振心阳，为臣药；甘草、大枣甘温，益气补脾，能资化源，而为之佐使。四药合之，而达温阳健脾，除湿化饮之效。

［主证］发汗后，其人脐下悸者，欲作奔豚，茯苓桂枝甘草大枣汤主之（第65条）。

［临床应用］阳虚之体内有停饮者，出现心悸，欲发奔豚上冲。如神经衰弱、心律不齐、慢性心功能不全等。

16. 苓桂术甘汤

［组成］茯苓四两，桂枝（去皮）三两，白术二两，甘草（炙）二两。

上四味，水煮，去滓，温服。

［方义］本方由桂枝甘草汤加茯苓、白术而成，为温阳健脾，利水化饮之剂，是仲景“病痰湿者，当以温药和之”之体现。茯

苓甘平，健脾渗湿利水，为君；桂枝辛甘，温阳化气，温振脾阳，化气利水，为臣；白术苦温，健脾燥湿，助苓桂以运脾蠲饮，而为佐；甘草甘温，扶中益气，调和诸药，而为使。四药各司其职，则奏温阳健脾，化饮利水之功。

［主证］伤寒，若吐若下后，心下逆满，气上冲胸，起则头眩，脉沉紧，发汗则动经，身为振振摇者，茯苓桂枝白术甘草汤主之（第67条）。

［临床应用］①心血管系统：凡水气上冲之冠心病、风心病、肺心病、心肌炎等。

②消化系统：慢性胃炎、胃下垂等出现上腹膨满，嗳气频作，胸闷气短，头昏目眩，背冷如掌大，脘中水声者。

③呼吸系统：急、慢性支气管炎之胸闷气短，头昏目眩，痰多色白者。

④泌尿系统：肾病综合征、肾小球肾炎、肾结石等。

⑤儿科：百日咳、急性肾小球肾炎、婴幼儿腹泻、肺炎、盗汗、疝气等。

⑥五官科：美尼尔病，病毒性角膜炎，中心性浆液性视网膜病变等。

⑦其他：孕妇羊水过多，银屑病等。

17. 茯苓甘草汤

［组成］茯苓二两，桂枝（去皮）二两，甘草（炙）一两，生姜（切）三两。

上四味，水煮，去滓，温服。

［方义］本方由桂枝甘草汤加茯苓、生姜而成，或为桂枝汤去芍药、大枣加茯苓而成，为温阳健脾，化饮除湿之剂。以茯苓桂枝二者为温阳健脾，渗湿逐饮；生姜温胃行水，助苓桂而为佐，甘草益气和中则为使。可见本方之治为饮在中焦胃中也。

［主证］伤寒（汗出而渴者，五苓散主之）；不渴者，茯苓甘草汤主之（第73条）。

伤寒，厥而心下悸，宜先治水，当服茯苓甘草汤，却治其厥。不尔，水渍于胃，必作利也（第356条）。

［临床应用］主要用于饮停胃中，出现心悸、呕逆、头眩等之慢性胃肠神经官能症、心律不齐、胃炎、冠心病等；亦可用于饮停中焦而兼有表证者。

18. 小建中汤

［组成］桂枝（去皮）三两，甘草（炙）三两，大枣（擘）十二枚，芍药六两，生姜（切）三两，胶饴一升。

上六味，水煮去滓，内饴，更上微火消解，温服。呕家不可用建中汤，以甜故也。

［方义］本方即桂枝汤倍用芍药加饴糖而成，为温建中州之剂。方中桂、姜辛温，温暖中土脾胃并逐寒；饴、草、枣味甘性温，补益脾胃，温建中州，与桂姜为伍辛甘化阳生气也。芍药用白者且倍量用之，养血柔肝止痛，与饴、草、枣并用而又酸甘化阴。如此相伍，阴阳气血双补，阴平阳秘，营卫和调。是以本方又为调和肝脾之剂。

［主证］伤寒，阳脉涩，阴脉弦，法当腹中急痛，先与小建中汤……（第100条）

伤寒二三日，心中悸而烦者，小建中汤主之（第102条）。

［临床应用］主要用于中焦虚寒之气血不足证、阴阳两虚证、脾虚血虚证。如胃肠溃疡病、急慢性胃炎、习惯性便秘、慢性肝炎、神经官能症、过敏性紫癜，以及眩晕等。

19. 桂枝去芍药加蜀漆牡蛎龙骨救逆汤

［组成］桂枝（去皮）三两，甘草（炙）二两，生姜（切）三两，大枣（擘）十二枚，牡蛎（熬）五两，蜀漆（洗去腥）

三两，龙骨四两。

上七味，先煮蜀漆，内诸药再煮，去滓，温服。

［方义］本方由桂枝汤去芍药加蜀漆、牡蛎、龙骨而成，为通阳逐痰，镇静安神之剂。桂枝辛甘，温通心阳为主药；去芍药，以除其酸敛益阴敛邪之弊；加蜀漆以辛温祛痰浊，助桂而通阳；加牡蛎龙骨之重镇怯惊以安神；姜、枣、草扶中和胃为之佐使。故是方则属标本兼治之剂。

［主证］伤寒，脉浮，医者以火迫劫之，亡阳，必惊狂，卧起不安者，桂枝去芍药加蜀漆牡蛎龙骨救逆汤主之（第112条）。

［临床应用］主要用于心阳不振，痰浊蒙窍之惊狂不宁证，如焦虑症、精神分裂症等。

20. 桂枝加桂汤

［组成］桂枝（去皮）五两，芍药三两，生姜（切）三两，甘草（炙）二两，大枣（擘）十二枚。

上五味，水煮，去滓，温服。

［方义］本方由桂枝汤加桂枝二两而成，为温阳祛寒，平冲降逆之剂。桂枝汤外为调和营卫，解肌发表；内为温养阳气，补益脾胃。此加桂之意，在于治内，温振心阳君火，镇阴寒以平冲逆。

［主证］烧针令其汗，针处被寒，核起而赤者，必发奔豚。气从少腹上冲心者，灸其核上各一壮，与桂枝加桂汤，更加桂二两也（第117条）。

［临床应用］用于心阳不振，下焦阴寒上冲者。临床除见气从少腹上冲心胸咽部外，尚兼有烦闷欲死，心悸心慌，神疲肢冷，苔白脉弱等症。

21. 桂枝甘草龙骨牡蛎汤

［组成］桂枝（去皮）一两，甘草（炙）二两，牡蛎（熬）二两，龙骨二两。

上四味，水煮，去滓，温服。

［方义］本方由桂枝甘草汤加龙骨、牡蛎而成，为温通心阳，镇惊安神之剂。桂草辛甘化阳益气，龙牡重镇怯惊安神，故又属标本兼治之剂。

［主证］火逆下之，因烧针烦躁者，桂枝甘草龙骨牡蛎汤主之（第118条）。

［临床应用］用于心阳虚弱、烦躁不安者；或心肾阳虚滑精者，以及中风后遗症等。

22. 桃核承气汤

［组成］桃仁（去皮尖）五十个，大黄四两，桂枝（去皮）二两，甘草（炙）二两，芒硝二两。

上五味，水煮，去滓，内芒硝，更上火微沸，下火先食，温服，当微利。

［方义］本方系桂枝甘草汤合调胃承气汤加桃仁而成，为逐瘀通腑泄热之剂。方中桃仁甘平，破瘀滑下，为君药；桂枝辛通脉络，助桃仁以行瘀血，而为臣；大黄苦寒，既能通腑泄热，又能凉血破瘀，俾邪有出路，芒硝咸寒软坚泻热，协大黄以开通泄之路，二者乃为佐；甘草甘缓和中护胃，又能调和诸药而为使。五药相配，务在破瘀攻下，蓄血之瘀热实结者为宜。

［主证］太阳病不解，热结膀胱，其人如狂，血自下，下者愈。其外不解者，尚未可攻，当先解其外，外解已，但少腹急结者，乃可攻之，宜桃核承气汤（第106条）。

［临床应用］①神经系统：以瘀热互结为主证之脑梗死、脑外伤、癫痫、精神分裂症、癔病、反应性精神病、三叉神经痛等。

②循环系统：以瘀热内结为特征之流行性出血热、脑血管意外、心肌梗死、动脉硬化症、高血压病等。

③泌尿生殖系统：血尿、慢性肾盂肾炎、慢性肾功衰竭、尿结石、尿毒症、子宫肌瘤、产后感染、尿潴留、胎死腹中、前列腺增生等症。

④消化系统：以饮食异常、腹痛、便血为特征之急性坏死性结肠炎、肝性血卟啉病、急性肝炎、急性胆囊炎、肝昏迷、胰腺炎、机械性肠梗阻、消化性溃疡病等。

⑤内分泌系统：糖尿病之胃瘫症等。此外亦常用于外伤、风湿病、皮肤病等。

23. 柴胡桂枝汤

[组成] 桂枝（去皮）、黄芩、人参各一两半，甘草（炙）一两，半夏（洗）二合半，芍药一两半，大枣（擘）六枚，生姜（切）一两半，柴胡四两。

上九味，水煮，去滓，温服。

[方义] 本方由小柴胡汤合桂枝汤各半量而成，为太少并治之轻剂。以桂枝汤半量调和营卫，而解散表邪；小柴胡汤半量和解少阳，以解半表半里之邪。二方相伍，乃成调和内外，舒畅气机，燮理三焦营卫之效。

[主证] 伤寒六七日，发热微恶寒，支节烦疼，微呕，心下支结，外证未去者，柴胡桂枝汤主之（第146条）。

[临床应用] ①神经系统：神经衰弱、精神分裂症、神经性耳鸣、神经官能症、癫痫等。

②消化系统：消化性溃疡、胃炎、胃下垂、慢性胰腺炎、慢性胆囊炎、慢性肝炎、肋软骨炎等。

③循环系统：心律失常、心肌炎、冠心病、风心病、肺心病等。

④呼吸系统：感冒及流感，慢性气管炎、慢性咽炎。

⑤妇科：更年期综合征。

此外还常用于过敏性紫癜、紫癜性肾病、急性肾炎、坐骨神经痛、面神经麻痹、失眠、盗汗、无名发热等。

24. 桂枝附子汤

［组成］桂枝（去皮）四两，附子（炮去皮）三枚，生姜（切）三两，甘草（炙）二两，大枣（擘）十二枚。

上五味，水煮，去滓，温服。

［方义］本方由桂枝汤去芍药加附子汤而成，为祛风除湿，散寒疗痹之方。桂枝辛温、祛风散寒、通经助阳；附子辛热，温阳散寒，逐湿止痛；二药共祛风寒湿三邪，为方中主药。生姜辛温，既助桂附以祛除风寒，并安胃温中，除内之水气；大枣甘草甘温和中，既有甘温益气扶中之能，又有调和诸药之效，三者而为方中佐使。从而共奏祛风散寒，逐湿止痛之能。

［主证］伤寒八九日，风湿相搏，身体疼烦，不能自转侧，不呕，不渴，脉浮虚而涩者，桂枝附子汤主之（第174条）。

［临床应用］①痹证，如风湿性关节炎、类风湿性关节炎、风湿性肌炎，以及痛风、神经痛等。

②循环系统：心动过缓、慢性心功能不全、心房纤颤、传导阻滞以及风心病、肺心病、心脏神经官能症等出现心悸、气短、胸闷、形寒、肢冷、神疲等心肾阳虚者。

③小儿虚寒诸证，如胃痛、呕吐、腹泻、关节痛、消化不良等。

25. 甘草附子汤

［组成］甘草（炙）二两，附子（炮去皮，破）二枚，白术二两，桂枝（去皮）四两。

上四味，水煮，去滓，温服。

［方义］本方系桂枝甘草汤加附子、白术而成，亦是桂枝附子汤去姜、枣而成，为祛风除湿，散寒固表之剂。附子辛热，扶

阳温经，散寒逐湿；桂枝辛温，祛风解肌，通阳化气；二者共用以祛风散寒逐湿止痛，祛邪扶阳。白术苦甘温，健脾燥湿，益气固表，与附子相伍，脾肾共健，强肌肉筋骨而除湿，并温阳固表。甘草甘缓，补中缓急，调和诸药。四药相配，主辅相宜，攻补兼施，刚柔并进。

［主证］风湿相搏，骨节疼烦，掣痛不得屈伸，近之则痛剧，汗出短气，小便不利，恶风不欲去衣，或身微肿者，甘草附子汤主之（第 175 条）。

［临床应用］①痹证，风湿病，如风湿性关节炎、类风湿性关节炎，坐骨神经痛以及痛风等。

②痛证：风寒湿邪等引发诸痛者，如头痛、背痛、腰痛、腿痛、胸痛等。

③消化系统：胃肠溃疡病、腹泻等。此外还用于脱疽、自汗以及妇人宫寒不孕等。

26. 炙甘草汤（复脉汤）

［组成］甘草（炙）四两，生姜（切）三两，人参二两，生地黄一斤，桂枝（去皮）三两，阿胶二两，麦门冬（去心）半斤，麻仁半斤，大枣（擘）三十枚。

上九味，以清酒先煮八味，去渣，内胶烊消尽，温服。

［方义］本方由桂枝汤去芍药加人参、麦冬、阿胶、地黄、麻仁而成，为益气通阳，滋阴养血之剂。甘草甘温益气，扶中资化源以生气血，而令脉复，故又名“复脉汤”，为方中要药。人参、桂枝合用益气生津，温通心阳，俾脉动而复；地黄、麦冬、阿胶、麻仁，滋阴养血，以充血脉；二者阴阳共调，气血两补。阳生阴长，阴无阳煦则不化生，阳无阴资而不壮茂。生姜、清酒辛通，宣阳化阴，而助心行血通脉；大枣甘温，既能资化源，以养气血，又能调和诸药而安胃。诸药合和，颇符心内阴而外阳之

理，使心脏阴阳协调，气血得充，达到脉复心安之目的。

［主证］伤寒，脉结代，心动悸，炙甘草汤主之（第177条）。

［临床应用］①心血管疾病，凡属阴阳两虚、气血不足之证出现心悸、气短、不寐、神倦、舌淡苔少、脉结代者，如病毒性心肌炎、风心病、冠心病、心律不齐、心绞痛、房室传导阻滞、室性早搏、心房纤颤以及肺心病、高血压性心脏病等。

②消化系统：胃肠溃疡病、慢性胃炎、慢性肝炎等属于气血两虚、阴阳失调者。

③内科其他方面，如肺炎、肺结核、慢性肺阻病、一氧化碳中毒症、脑栓塞、慢性肾炎、慢性肾盂肾炎、红斑性肢痛症、痹证、肾病综合征、白塞病、出血症等。

④妇科：胎漏、崩漏、月经过多、更年期综合征等。

⑤儿科：小儿病毒性心肌炎、小儿漏汗症。

⑥外科：脑外伤后遗症，肩凝症等。

⑦眼科：视网膜中央静脉血栓、青光眼、白内障等。

27. 桂枝加芍药汤

［组成］桂枝（去皮）三两，芍药六两，甘草（炙）二两，大枣（擘）十二枚，生姜（切）三两。

上五味，水煮，去滓，温服。

［方义］本方系桂枝汤加倍芍药用量而成，为益阴养血，扶土抑木之剂。其以桂枝温振脾阳，健中土；倍量用芍药以益阴和阳柔肝止痛，桂芍相伍，令脾土化源气血和调，且肝木不贼脾土也。姜枣草各为其政，故名加芍药汤。

［主证］本太阳病，医反下之，因尔腹满时痛者，属太阴也，桂枝加芍药汤主之（第279条）。

［临床应用］主要用于消化系统疾病，如胃炎、胃肠溃疡病、

肠炎、痢疾以及便秘等。

28. 桂枝加大黄汤

[组成] 桂枝（去皮）三两，大黄二两，芍药六两，生姜（切）三两，甘草（炙）二两，大枣（擘）十二枚。

上六味，以水七升，煮取三升，去滓，温服一升，日三服。

[方义] 本方即桂枝汤加大黄而成，为表里双解之剂。以桂枝汤，调和营卫，解肌发表，解散表邪，加大黄之用以涤荡胃肠内之实邪积滞。

[主证] 本太阳病……（腹）大实痛者，桂枝加大黄汤主之（第279条）。

[临床应用] 用于胃肠型感冒（内有积滞者），慢性胃炎，便秘以及顽固性荨麻疹等。

29. 半夏散及汤

[组成] 半夏（洗），桂枝（去皮），甘草（炙）。

上三味等分，分捣筛已，合治之，白饮（米汤）和，服方寸匕。或以水煮两方寸匕，温服，少少咽之。

[方义] 本方系桂枝甘草汤合半夏而成，为散寒开结祛痰之剂。半夏辛苦寒，开结涤痰，为主药；桂枝辛温，祛散风寒，温阳化气而为臣；甘草甘缓，利咽和中，缓急止痛。三者各司其职，疗寒痰闭结于咽喉之良方。

[主证] 少阴病，咽中痛，半夏散及汤主之（第313条）。

[临床应用] 咽喉病，如喉痹、急慢性咽炎、慢性扁桃体炎以及食道病之食道炎、食道癌等。

30. 当归四逆汤

[组成] 当归三两，桂枝（去皮）三两，芍药三两，细辛三两，甘草（炙）二两，大枣（擘）二十五枚，通草二两。

上七味，水煮，去滓，温服。

［方义］本方系桂枝汤去生姜加细辛、当归、通草而成，为温经散寒，养血通脉之剂。名当归者，义在以当归苦温，补血活血，为方中主药；桂枝辛甘，温经通阳，散寒解肌，与当归气血相须为用，为臣药；芍药益阴和营，助当归补血通脉，细辛辛温，直入三阴，助桂以祛散阴寒之邪，通草通利血脉，共为方中之佐药；甘草、大枣甘缓和中补虚而资化源，既佐又使也。诸药合和，而达温阳逐寒，养血通经之效。

［主证］手足厥寒，脉细欲绝者，当归四逆汤主之（第351条）。

［临床应用］主要用于寒凝脉涩或阳虚脉微诸证，如：

①循环系统：治疗多种心血管疾病，如动脉炎、窦房结综合征、心肌梗死、心力衰竭、无脉症、心动过缓、脑血栓形成、冠心病、心绞痛、高血压、血栓闭塞性脉管炎、雷诺病等。

②呼吸系统：慢性支气管炎、肺心病、肺气肿等。

③消化系统：萎缩性胃炎、霉菌性肠炎、胃肠溃疡病、慢性肠炎、胃痉挛、胃肠神经官能症等。

④神经系统：神经性头痛、坐骨神经痛、末梢神经炎、多发性周围神经炎、尺神经麻痹、运动性癫痫等。

⑤运动系统：风湿性关节炎、肩周炎、颈椎综合征、肥大性脊柱炎、腓肠肌痉挛、肌肉痛等。

⑥泌尿生殖系统：精索静脉曲张、睾丸炎、附睾炎、输精管结扎后遗症、前列腺增生、精液不化、阴缩、阳痿、腹股沟斜疝等。

⑦妇科：痛经、闭经、不孕症、附件炎、慢性盆腔炎、子宫下垂、月经周期水肿、妊娠腹痛、产后腰腿痛、产后腹痛等。

⑧皮肤科：冻疮、荨麻疹、局限性硬皮症、结节性红斑、冬季皮肤瘙痒症、黄褐斑、风寒型银屑病等。

⑨儿科：小儿麻痹后遗症、新生儿硬皮症。

上述诸方，悉以桂枝汤为基础，加减变化而成，主要呈现在太阳病篇中。仲景《伤寒杂病论》关于桂枝汤类方应用颇多，不仅于此，《金匮》杂病中还有瓜蒌桂枝汤、桂枝芍药知母汤、桂枝加龙骨牡蛎汤、黄芪建中汤、桂枝去芍药加皂荚汤、乌头桂枝汤、厚朴七物汤、黄芪桂枝五物汤、芪芍桂酒汤、桂枝去芍药加麻黄细辛附子汤等。然仅上述三十方而论，归纳之，其应用主要为六个方面。一是用于表证，如桂枝汤、桂枝加葛根汤、桂枝加厚朴杏子汤、桂枝加附子汤、桂枝去芍药汤、桂枝去芍药加附子汤、桂枝麻黄各半汤、桂枝二麻黄一汤、桂枝二越婢一汤、葛根汤、葛根加半夏汤、柴胡桂枝汤、桂枝附子汤、甘草附子汤、桂枝加大黄汤、半夏散及汤十六方。二是温阳逐饮，如桂枝去桂加苓术汤、苓桂枣甘汤、苓桂术甘汤、茯苓甘草汤四方；三是温中补虚，如小建中汤、桂枝加芍药汤、桂枝加芍药生姜各一两人参三两新加汤三方；四是温通心阳，如桂枝甘草汤、桂枝甘草龙骨牡蛎汤、桂枝去芍药加蜀漆龙骨牡蛎救逆汤、炙甘草汤四方；五是温通经脉，如当归四逆汤、桃核承气汤二方；六是温阳平冲，如桂枝加桂汤之用。正若《本经疏证》所云："和营、通阳、利水、下气、行瘀、补中为桂枝六大功效。"

（二）麻黄汤类方

1. 麻黄汤

［组成］麻黄（去节）三两，桂枝（去皮）二两，甘草（炙）一两，杏仁（去皮尖）七十个。

上四味，先水煮麻黄，去上沫，再煮，去滓温服，覆取微似汗，不须啜粥，余如桂枝法将息。

［方义］本方为发汗解表剂。其以麻黄为君而得名，麻黄辛苦温，发汗逐邪，并宣肺平喘；桂枝辛甘温，助麻黄发散表邪而

解肌，为臣药；杏仁苦温，肃肺平喘，与麻相伍，宣肃得宜，以行呼吸之常，而为佐药；甘草炙用甘温扶中，资化源，且调和诸药，则为使。四药主辅分明，共奏发汗解表，宣肺平喘之功。

［主证］太阳病，头痛发热，身疼腰痛，骨节疼痛，恶风无汗而喘者，麻黄汤主之（第 35 条）。

太阳与阳明合病，喘而胸满者，不可下，宜麻黄汤（第 36 条）。

［临床应用］①呼吸系统：以无汗、恶寒、咳喘、苔白脉浮为特点，用于感冒、流感、肺炎、气管炎、哮喘、百日咳等。

②循环系统：因寒邪阻遏肌表而出现胸痹、心绞痛，以及末梢循环障碍等症。

③消化系统：习惯性便秘、呃逆频作等。

④神经运动系统：肩周炎、风湿性关节炎、肌肉疼痛、坐骨神经痛等。

⑤泌尿系统：急性肾炎、遗尿、尿潴留等。

⑥妇产科：乳腺炎、痛经、妊娠中毒、产后发热。

⑦五官科：过敏性鼻炎、慢性鼻炎、失音、急性结膜炎。

⑧皮肤科：荨麻疹、皮肤瘙痒症、风痒疹、银屑病等。

2. 大青龙汤

［组成］麻黄（去节）六两，桂枝（去皮）二两，甘草（炙）二两，杏仁（去皮尖）四十枚，生姜（切）三两，大枣（擘）十枚，石膏（碎）如鸡子大。

上七味，先煮麻黄，去上沫后内诸药，去滓温服，取微似汗。汗出多者，温粉扑之（温粉，即外用扑粉以止汗）。

［方义］本方即麻黄汤，重用麻黄，减杏仁量，再加石膏、生姜、大枣而成，亦即麻黄桂枝汤去芍药加石膏而成，为表里双解剂，即外解表邪，内清里热。方用麻桂之辛温发汗解表，以通

阳泻热；石膏辛寒，清泄内热，使龙升雨降；膏与麻桂，寒温合用，升降同施，达到表里并治之目的。生姜辛温，既助麻桂辛散表邪，又护胃而杜石膏性寒伤胃之弊；大枣、甘草甘温补益中土，资化源，使津液得充，而汗出邪祛而津不伤也。

［主证］太阳中风，脉浮紧，发热恶寒，身疼痛，不汗出而烦躁者，大青龙汤主之（第 38 条）。

伤寒脉浮缓，身不疼，但重，乍有轻时，无少阴症者，大青龙汤发之（第 39 条）。

［临床应用］本方主要用于表（寒）里（热）同病之肺系相关疾病，如呼吸系统之感冒，支气管哮喘；还可用于表（寒）里（热）同病其他疾病，如：

①运动系统之风湿性疾病，关节炎、皮肌炎、风湿热等。

②皮肤科之荨麻疹、风疹、麻疹等。

③眼科之结膜炎、角膜炎等。

④其他方面，如慢性肾盂肾炎、鼻衄、无汗症等。

3. 小青龙汤

［组成］麻黄（去节）、芍药、细辛、干姜、甘草（炙）、桂枝（去皮）各三两，五味子半升，半夏（洗）半升。

上八味，先煮麻黄，去上沫后，再内诸药，去滓温服。

［方义］本方由麻黄汤去杏仁加细辛、干姜、五味子、半夏、芍药而成。为表里双解剂，属散寒逐饮之方。其以麻黄辛温发汗解表，宣肺平喘，且利水饮，一药三用而为君；桂枝辛甘，助麻发表散寒，且温阳化气逐饮，为其臣；芍药与桂枝相伍，既调和营卫，又防麻桂之辛散损营阴；姜、辛、夏三者辛温热性，既温里散寒，又化痰涤饮；五味酸温敛肺止咳，并能防麻、桂、姜、辛等诸辛散耗气伤津之弊，故诸药悉为之佐；甘草甘温，和中缓急，调和诸药而为使。八药相伍，有宣有降，有散有收，既表散

在外无形风寒之邪，又能逐除在里有形之寒痰水饮。

［主证］伤寒表不解，心下有水气，干呕，发热而咳，或渴，或利，或噎，或小便不利，少腹满，或喘者，小青龙汤主之（第40条）。

伤寒，心下有水气，咳而微喘，发热不渴。服汤已，渴者，此寒去欲解也，小青龙汤主之（第41条）。

［临床应用］主要用于呼吸系统之外寒内饮之疾病，如慢性肺阻病之气管炎、哮喘、肺气肿、肺炎，以及鼻炎、肺结核等。

4. 麻杏石甘汤

［组成］麻黄（去节）四两，杏仁（去皮尖）五十个，甘草（炙）二两，石膏（碎，绵裹）半斤。

上四味，先煮麻黄，去沫后内诸药再煮，去滓，温服。

［方义］本方系麻黄去桂枝加石膏而成，为辛凉解表剂。麻黄辛温，辛散透邪外出，而重在用其宣肺平喘，为方中主药；重用石膏以其大寒清泻肺热，使肺热得麻膏之辛外“发之”，内“清之”，故为臣药；杏仁苦温，肃肺之平咳喘，佐麻黄之用也；甘草甘缓和中，调和诸药，祛邪而不伤正，乃为之使。四者寒温并用，宣肺平喘，以清肺热为目的。

［主证］发汗后，不可更行桂枝汤，汗出而喘，无大热者，可与麻黄杏仁甘草石膏汤（第63条）。

下后，不可更行桂枝汤，若汗出而喘，无大热者，可与麻黄杏仁甘草石膏汤（第162条）。

［临床应用］①内科：呼吸系统，如风热外感、急性支气管炎、肺炎等；消化系统，如慢性结肠炎；泌尿系统，如膀胱炎、小便失禁等。

②儿科：小儿肺炎、急性支气管炎、哮喘、百日咳、感冒、遗尿等。

③五官科：咽炎、口疮、酒渣鼻。

④皮肤科：风疹、荨麻疹、玫瑰糠疹、皮肤瘙痒、接触性皮炎。

5. 麻黄连翘赤小豆汤

［组成］麻黄（去节）二两，连翘（连翘根）二两，杏仁（去皮尖）四十个，赤小豆一升，大枣（擘）十二枚，生梓白皮（切）一升，生姜（切）二两，甘草（炙）二两。

上八味，以潦水，先煮麻黄，去上沫，内诸药再煮，去滓，温服。

［方义］本方系麻黄汤去桂枝加连翘、赤小豆、梓白皮、生姜、大枣而成，为表里双解剂。麻黄、杏仁宣降肺金，发汗解表并散水气；连翘、梓白皮清热解毒；赤小豆利水渗湿；生姜辛散既助麻黄以表散外邪，又助赤豆除在里之水湿；大枣、甘草甘缓和中扶胃。诸药相伍，外解表邪，并开鬼门除水气，内清利湿热之毒，且洁净府，使湿热之邪从小便而出，表里双解，祛邪扶正并施也。

［主证］伤寒，瘀热在里，身必黄，麻黄连翘赤小豆汤主之（第 262 条）。

［临床应用］主要用于内科之支气管哮喘、黄疸性肝炎、急性肾炎以及荨麻疹等病。

6. 麻黄细辛附子汤

［组成］麻黄（去节）二两，细辛二两，附子（炮去皮，破八片）一枚。

上三味，先煮麻黄去上沫，内诸药再煮，去滓，温服。

［方义］本方为表里双解剂，以麻黄辛温，发汗解表之寒邪；附子辛热，温肾阳以壮命火；细辛辛温，一助麻黄辛散表邪，一佐附子温经，散少阴经之里寒。三者攻专力宏，而达扶阳解表之

目的。

［主证］少阴病，始得之，反发热，脉沉者，麻黄细辛附子汤（第301条）。

［临床应用］本方主要用于表寒阳虚诸病。

①呼吸系统：感冒、支气管哮喘、慢性气管炎、肺炎、肺气肿等。

②循环系统：病窦综合征、冠心病之传导阻滞、心律失常、病毒性心肌炎、风心病、窦性心动过缓、低血压等。

③泌尿系统：急性肾炎、慢性肾炎、肾绞痛、遗尿、癃闭。

④神经系统：坐骨神经痛、血管神经性头痛、肋间神经痛等。

⑤运动系统：肌肉疼痛、风湿病、腰肌劳损。

⑥外科：脱疽、阴疽、附骨疽等。

⑦皮肤科：荨麻疹、带状疱疹、皮肤瘙痒。

⑧妇科：乳腺增生、乳腺炎、带下。

⑨五官科：过敏性鼻炎、面神经麻痹、咽痛、失音、牙龈肿痛、暴盲等。

还用于发热无汗、脚挛急、足跟痛、阳痿等。

7. 麻黄附子甘草汤

［组成］麻黄（去节）二两，附子（炮去皮，破八片）一枚，甘草（炙）二两。

上三味，先煮麻黄，去上沫，内诸药再煮，去滓，温服。

［方义］此为表里双解剂，以麻黄辛温，发汗解表之风寒；附子辛热，温阳助火，扶少阴之阳气，除在里阴霾之气；甘草甘缓和中，保胃气。三药扶阳解表，与麻黄附子细辛较之则属轻剂也。

［主证］少阴病，得之二三日，麻黄附子甘草汤微发汗（第

302 条）。

［临床应用］本方用于表寒阳虚证之较轻者。

①心血管系统：如肺心病，心律不齐等属肺肾两虚者。

②泌尿系统：慢性肾炎。

③其他：慢性咽炎等。

8. 麻黄升麻汤

［组成］麻黄（去节）二两半，升麻一两一分，全当归一两一分，知母十八铢，黄芩十八铢，萎蕤（一作菖蒲）十八铢，芍药六铢，天门冬（去心）六铢，桂枝（去皮）六铢，茯苓六铢，甘草（炙）六铢，石膏（碎，绵裹）六铢，白术六铢，干姜六铢。

上十四味，先煮麻黄一二沸去上沫，内诸药再煮，去滓，温服，汗出愈。

［方义］本方由麻黄汤去杏仁合桂枝汤去大枣，生姜易干姜，以及白虎汤去粳米合苓桂术甘汤加升麻、当归、黄芩、萎蕤、天门冬而成，为寒温并用，表里双解之剂，具上清下温，滋阴养血，调和营卫，升阳举陷之功用。方中麻黄、升麻，辛散升也，义在发越下陷之阳气，为君药；石膏、黄芩、知母，辛苦寒者，能清泄肺热，桂枝、干姜，辛热也，能散寒温振脾阳，五药上清肺热，下温脾阳，而为之臣；天冬、萎蕤、当归、芍药，滋阴养血，润肺生津，白术、茯苓，亦能健脾补中，培土生金，六者皆为之佐；甘草甘缓，既和中，又调和诸药，乃为之使。诸药相配，辛散发越和苦寒清泄，令邪热退；温中健脾和滋阴养血，使阳升阴长，邪祛而正复。从而达到清上温下，升阳举陷，协调阴阳，肺脾并治之目的。

［主证］伤寒六七日，大下后，寸脉沉而迟，手足厥逆，下部脉不至，咽喉不利，唾脓血，泄利不止者，为难治，麻黄升麻汤主之（第 357 条）。

［临床应用］以上热下寒证为主的肠炎、肺痿、气管炎、支气管扩张、肺痈、更年期综合征、腹泻等。

上述诸方主要是以麻黄汤为主，加减变化而成。仲景《金匮要略》亦有由本方而变生者，如麻杏薏甘汤、越婢汤、越婢加术汤、甘草麻黄汤、乌头汤等。然归纳之麻黄汤类方之用，不外乎三大方面：一是发汗，祛除在表（肌肤）之邪，如麻黄汤、麻黄细辛附子汤、麻黄附子甘草汤、大青龙汤等；二是止咳平喘，如麻杏石甘汤、小青龙汤等；三是利水除湿，如麻黄连翘赤小豆汤、越婢汤等。

（三）泻心汤类方

1. 半夏泻心汤

［组成］半夏（洗）半升，黄芩、干姜、人参、甘草（炙）各三两，黄连一两，大枣（擘）十二枚。

上七味，水煮，去滓，温服。

［方义］本方为调和胃肠寒热错杂之和剂。半夏辛苦温，辛散开痰湿之结，降胃脘冲逆之气而止呕，故为君药，且得命名。干姜辛热，温中散寒，逐散中焦痞结，而为臣药；与半夏相配，则共散痞结之满，又降逆止呕，所谓“辛开苦降”也；芩、连苦寒，能清泄上中二焦之热，直折心胃经之火，亦为之臣，故名“泻心”。佐以人参、大枣、甘草之甘温补中，健脾胃以运化，而复升降之能，所谓“中州复，清浊自调”。诸药相伍，寒温并用，辛开苦降，甘温扶正，而达消痞散结，协调寒热之目的。

［主证］伤寒五六日，呕而发热者，柴胡汤证具，而以他药下之……但满而不痛者，此为痞，柴胡不中与也，宜半夏泻心汤（第149条）。

［临床应用］用于脾胃升降失调，出现寒热错杂证者。

①消化系统：如各种胃炎（急性胃炎、浅表性胃炎、萎缩性

胃炎、糜烂性胃炎、胆汁反流性胃炎、疣状胃炎等）、十二指肠炎、胃肠溃疡病、急性肠炎、痢疾、胃下垂、消化不良、便秘、胆囊炎、腹泻等。

②循环系统：病毒性心肌炎、冠心病、高血压、心律失常、慢性心力衰竭等。

③泌尿系统：肾病综合征、慢性肾功能不全等。

④妇产科：妊娠恶阻、子烦、妊娠腹泻、子嗽、经行口糜、经闭、不孕症、带下等。

⑤五官科：过敏性鼻炎、口舌生疮、美尼尔综合征。

⑥皮肤科：湿疹、带状疱疹等。

其他如慢性气管炎、梅核气、失眠、遗精、早泄、阳痿等。

2. 生姜泻心汤

［组成］生姜（切）四两，甘草（炙）三两，人参三两，干姜一两，黄芩三两，半夏（洗）半升，黄连一两，大枣（擘）十二枚。

上八味，水煮，去滓，温服。

［方义］本方系半夏泻心汤减干姜量而重加生姜而成，亦为调和胃肠寒热错杂之和剂，但突出温胃行水之作用，乃重用生姜而得名。生姜辛温，一是降逆和胃止呕，二是温胃散水，为君药；干姜、半夏辛开苦降，辅生姜以温中散结，消痞化饮，降逆止呕，而为之臣；芩、连苦寒，直折上中二焦心胃之火，参枣甘温扶中益脾胃，以复中州健运升降之职，共为之佐；甘草甘温，甘缓以调和诸药，而为使。可见本方亦寒温并用，辛开苦降，甘温扶中为主旨，惟重用生姜温胃行水为所长也。

［主证］伤寒汗出解之后，胃中不和，心下痞鞕，干噫食臭，胁下有水气，腹中雷鸣下利者，生姜泻心汤主之（第 157 条）。

［临床应用］凡胃不和，停水停食而出现寒热错杂证者。

①消化系统：如急性胃肠炎、慢性胃炎、胃肠溃疡病、幽门梗阻、胃肠功能紊乱、胃下垂者。

②其他：窦性心动过缓、急性黄疸、失眠等。

3. 甘草泻心汤

［组成］甘草（炙）四两，黄芩三两，干姜三两，半夏（洗）半升，大枣（擘）十二枚，黄连一两，人参三两。

上七味，水煮，去滓温服。

［方义］本方系半夏泻心汤加重甘草用量而成，亦为调和胃肠寒热错杂之和剂。方名甘草者，以重用甘草，益气补中，扶脾胃之虚甚者，故为君药；人参甘温，益气补脾胃之元气，而为臣；姜、夏温中散结，降逆和胃，芩、连苦寒，直折心胃之蕴热，悉为佐药；大枣甘温，扶中缓急，而调和诸药，而为使。诸药相伍，虽亦寒温并用，辛开苦降，甘温扶中为主旨，但以脾胃气虚较甚为特征也。

［主证］伤寒中风，医反下之，其人下利，日数十行，谷不化，腹中雷鸣，心下痞鞕而满，干呕，心烦不得安。医见心下痞，谓病不尽，复下之，其痞益甚，此非结热，但以胃中虚，客气上逆，故使鞕也，甘草泻心汤主之（第158条）

［临床应用］①消化系统：急慢性胃炎、消化不良、胃肠溃疡病、某些肝胆疾病、慢性胰腺炎、肠易激综合征、腹泻低钾症者等。

②白塞综合征。

③其他：口腔溃疡、尖锐湿疣、外阴溃疡、龟头炎、前列腺炎、尿道炎、不射精症、失眠、癔病等。

4. 大黄黄连泻心汤

［组成］大黄二两，黄连一两，黄芩一两。

上三味，以麻沸汤煮之，去滓温服。

［方义］此为清泻胃肠实热之剂。方中大黄苦寒，泻热涤胃肠之实；黄连苦寒，清心胃之火，黄芩苦寒清泻上焦肺火，此三者上中下三焦之火热皆能清而泻之，使热从大便出之。名泻心者，心为君主火脏，清君之火，故名耳。“实则泻其子”，泻少阴心经之火，则泻阳明经胃肠之热，故本方治心下热痞之证也。

［主证］心下痞，按之濡，其脉关上浮者，大黄黄连泻心汤主之（第154条）。

［临床应用］①消化系统：胃肠实热证者，如急性胃肠炎、细菌性痢疾、胆囊炎、化脓性胆总管炎、肠伤寒、上消化道出血、急性阑尾炎、非特异性结肠炎等。

②循环系统：高脂血症、高血压、动脉硬化、脑溢血、脑栓塞等。

③呼吸系统：肺炎、急性支气管炎、肺性脑病、支气管扩张、脑膜炎、咯血等。

④神经系统：精神分裂症、癫痫、三叉神经痛、头痛、失眠、肝豆状核变性。

⑤五官科：溃疡性口腔炎、口鼻生疮、鹅口疮、耳疖、急性结膜炎、麦粒肿、牙痛、鼻衄、唇炎、扁桃体炎等。

⑥其他：倒经、脂溢性脱发、急性湿疹、带状疱疹、生殖器疱疹、肾盂肾炎、肾功能不全、糖尿病、再生障碍性贫血、乙型脑炎等。

5. 附子泻心汤

［组成］大黄二两，黄连一两，黄芩一两，附子（炮去皮，别煮取汁）一枚。

上四味，以麻沸汤煮芩连大黄，须臾绞去滓，内附子汁，分温再服。

［方义］本方即大黄黄连泻心汤加附子而成，为寒温并用，

补泻兼施之剂。方以芩连大黄苦寒清泻阳明胃肠之热痞，附子辛热，扶阳固表以止汗，名附子泻心汤者，强调扶阳固表之重要耳。是以本方为治热痞兼表阳虚者。

［主证］心下痞，而复恶寒汗出者，附子泻心汤主之（第155条）。

［临床应用］①消化系统：凡热邪内结，而兼阳虚者，如上消化道出血、胃肠溃疡病、肠炎、慢性痢疾、复发性口腔溃疡、沙门菌感染症、习惯性便秘。

②循环系统：高血压、脑血管溢外者。

③泌尿系统：慢性肾功衰竭、慢性肾炎、慢性肾盂肾炎、肾小动脉硬化症、多囊肾、痛风性肾病、狼疮性肾炎、氮质血症等。

④其他：血管神经性头痛、慢性胃炎、口腔溃疡、牙痛、肝性血卟啉病、齿衄、多发性毛囊炎等。

6. 黄连汤

［组成］黄连、甘草（炙）、干姜、桂枝（去皮）各三两，人参二两，半夏（洗）半升，大枣（擘）十二枚。

上七味，水煮，去滓，温服。

［方义］本方系半夏泻心汤去黄芩加桂枝而成，为调理胃热肠寒之和剂。方以黄连苦寒，清泄上中焦（胸胃）之热，为君药；干姜辛热温中散寒，以暖肠胃，桂枝辛甘，温振脾阳，助姜散寒，二者为之臣；半夏辛苦温，既能辛开助姜桂以温散下寒而通阳，又能苦降和胃以止呕，人参、大枣甘温，益气补脾，资化源而复升降，三者悉为佐；甘草甘缓和中，调和诸药，则为使。七药相配，寒温并用，辛开苦降，清上温下，共奏协调寒热阴阳，而复升清降浊之功。

［主证］伤寒，胸中有热，胃中有邪气，腹中痛，欲呕吐者，黄连汤主之（第173条）。

［临床应用］①消化系统：用于以心下痞满、胁痛、腹痛、恶心呕吐、便溏为主症之上热下寒证，如急慢性胃肠炎、慢性胆囊炎、胃肠溃疡、胆结石等。

②妇产科：月经不调、胎动不安等。

③其他：失眠、便秘等。

7. 干姜黄芩黄连人参汤

［组成］干姜、黄芩、黄连、人参各三两。

上四味，水煮，去滓，温服。

［方义］本方即半夏泻心汤去半夏、大枣、甘草而成，为寒温并用，清上温下之和剂。方以芩连苦寒，清泄胸膈（上中焦）之热，干姜、人参辛热甘温，以温补太阴脾经之虚寒。四药辛开苦降且甘润，协调寒热，攻补兼施，为治寒热阴阳错杂之良方。

［主证］伤寒本自寒下，医复吐下之，寒格，更逆吐下，若食入口即吐，干姜黄芩黄连人参汤主之（第359条）。

［临床应用］主要用于消化系统之寒热错杂证，如胃肠溃疡病、慢性胃炎、急慢性肠炎、痢疾等。

8. 厚朴生姜半夏甘草人参汤

［组成］厚朴（炙、去皮）半斤，生姜（切）半斤，半夏（洗）半升，甘草（炙）二两，人参一两。

上五味，水煮，去滓，温服。

［方义］本方实由小半夏汤加厚朴、甘草、人参而成，亦可由半夏泻心汤去芩、连、大枣、干姜易生姜而成，为温中行气补虚之剂。方中以厚朴苦温，行气散满燥湿运脾，为主药；生姜辛温，宣阳行阴，温中止呕，逐水气，半夏辛苦温，辛开散结，降逆和胃，二者共为臣；人参甘温，益气补脾；甘草甘缓和中补虚，二者为之佐使，五药相配，攻补兼施，而达行气除胀，健脾扶中之效。

［主证］发汗后，腹胀满者，厚朴生姜半夏甘草人参汤主之（第66条）。

［临床应用］主要用于消化系统，脾虚气滞而致腹胀、呕利等症，如慢性胃肠炎、胃肠溃疡病等。

9. 小陷胸汤

［组成］黄连一两，半夏（洗）半升，瓜蒌实（大者）一枚。

上三味，先煮瓜蒌，去滓，内诸药再煮，去滓，温服。

［方义］本方为辛开苦降，清热化痰之剂。方中黄连苦寒，清泄胸膈（心胃）之热结；半夏辛苦温燥，开结涤饮，化痰降浊；瓜蒌甘寒，清热豁痰，开结导浊。三药相伍，辛开散结，苦降涤痰，而奏清热化痰，消痞散结之效。

［主证］小结胸病，正在心下，按之则痛，脉浮滑者，小陷胸汤主之（第138条）。

［临床应用］主要用于痰热互结于胸，脘部痞结证。

①消化系统：食道炎、急慢性胃炎、胆囊炎、慢性肝炎等。

②呼吸系统：急慢性支气管炎、肺气肿、肺炎、渗出性胸膜炎等。

③心血管系统：肺心病、冠心病、梅毒性心脏病等。

④其他：肋间神经痛、乳腺炎、流行性出血热、胸膜粘连等。

10. 旋覆代赭汤

［组成］旋覆花三两，人参二两，生姜（切）五两，代赭石一两，甘草（炙）三两，半夏（洗）半升，大枣（擘）十二枚。

上七味，水煮，去滓，温服。

［方义］本方为生姜泻心汤去芩、连、干姜加旋覆花、代赭石而成，为降逆蠲饮补虚之剂。方中以旋覆花辛开苦咸，降气而行水消痰；代赭石苦寒，重坠镇肝平冲，二者以降为主，平肝降

逆逐饮而为君药，乃得其名。半夏辛苦温，辛开散结消痞，苦降化痰止呕，生姜辛温，一能行水消痰，二可温胃止呕，姜夏既能助覆花行水化痰降气，又可杜赭石苦寒重坠伐胃之弊，则为之臣。人参、大枣甘温，补中益气，健运脾胃，以复升清降浊之职，而为之佐；甘草甘缓，调和诸药，为其使。七药相配，攻补兼施，攻逐胃中寒饮之逆，补其中土之虚。与生姜泻心汤较之，同中有异，同者在于胃气虚而水饮内停；异者在于此有肝气犯胃之噫气上冲，彼为宿食内阻，热结于上。故有芩、连、覆花、代赭之殊也。

［主证］伤寒发汗，若吐若下，解后，心下痞鞕，噫气不除者，旋覆代赭汤主之（第161条）。

［临床应用］①消化系统：凡肝胃不和，胃虚气逆，痰湿内阻者，如急慢性胃炎、胃肠溃疡病、幽门梗阻、胃肠神经官能症、食道炎、贲门痉挛、食道癌、胃癌、肝炎、便秘等。

②神经系统：美尼尔综合征、神经官能症、癔病等以眩晕、呕吐、嗳气为主证。

③呼吸系统：急慢性支气管炎、哮喘、肺气肿、肺心病等。

④循环系统：痰湿内阻之高血压症、冠心病、心律不齐等。

⑤妇科：妊娠恶阻等（张赞臣《本草概要》云：“半夏赭石为降逆止呕圣药，屡用妊娠呕吐，无纤毫不爽者。”）

⑥其他：吐血、衄血、咯血、奔豚，以及腹部胃肠病术后调理等。

痞证，《伤寒论》因太阳病误治，用下法等致心下痞，与结胸证对言，一实一虚二证。今论之，痞证可因饮食失节、情志失遂、劳倦过度等多种原因致之，其主要病变在脾胃消化系统，即胃肠功能出现异常，以胃肠不和，上下寒热错杂为主证。上述十方仅是以病证之用或组方药物之相类而归纳之。痞证虽《伤寒论》中列为虚证，但其亦有虚实寒热之别，主方半夏泻心汤，其胃中寒水甚者，用生姜泻心汤；胃气虚甚者，用甘草泻心汤；实热痞结者，用大黄黄连泻心汤；热痞内结，而兼阳虚者，用附子泻心汤；中阳不振甚者，用黄连汤；仅为上热下寒者，用干姜黄芩黄连人参汤；肝气犯胃，痰饮内停无热证者，用旋覆代赭汤；脾虚气滞无热证者，用厚朴生姜半夏甘草人参汤；痰热互结心下者，用小陷胸汤。

（四）黄芩汤类方

1. 黄芩汤

［组成］黄芩三两，甘草（炙）二两，芍药二两，大枣（擘）十二枚。

上四味，水煮，去滓，温服。

［方义］本方以黄芩为君，故得名。其苦寒，善清肺肠之热，并能苦燥湿毒，而疗湿热下利；芍药酸苦微寒，和营养血敛阴，并能缓急止痛，与芩相伍，苦酸相济，坚阴存阴而止利，则为臣；甘草、大枣甘温，和中益气，健脾运脾，而为佐使。四者清热止利，和胃扶正，清燥而不伤阴，甘酸而不敛邪。

［主证］太阳与少阳合病，自下利者，与黄芩汤（第172条）。

［临床应用］本方主要用于湿热证。

①消化系统：急性胃肠炎、细菌性痢疾、阿米巴痢疾等。

②其他：风湿热痹、黄疸、带下、崩漏、传染性单核细胞增多症等。

2. 黄芩加半夏生姜汤

［组成］黄芩三两，芍药二两，甘草（炙）二两，大枣（擘）十二枚，半夏（洗）半斤，生姜（切）两半。

上六味，水煮，去滓，温服。

［方义］本方即黄芩汤加小半夏汤而成，为清热止利，和胃

止呕之剂。黄芩汤清热燥湿止利，加姜夏降逆止呕以和胃，故用于太少合病而下利呕吐者。

［主证］太阳与少阳合病，自下利者……若呕者，黄芩加半夏生姜汤主之（第 172 条）。

［临床应用］湿热下利而兼呕吐恶心者。

3. 葛根芩连汤

［组成］葛根半斤，甘草（炙）二两，黄芩二两，黄连三两。

上四味，先煮葛根，后内诸药再煮，去滓，温服。

［方义］本方为表里双解之剂。葛根甘平，解肌发表，生津止泻，重用之，为方中君药，故得名。黄芩、黄连苦寒，清热燥湿，坚阴止利，则为之臣；炙草甘温，和胃缓急，调和诸药，而为佐使。四药不繁，外能解肌，内能止利，清热燥湿而不伤津，表里双解，攻专力宏也（与前者葛根汤较之，彼为太阳阳明合病，表邪内传大肠而下利，重在解表；此则邪入于里，协热下利，重在清里也）。

［主证］太阳病，桂枝证，医反下之，利遂不止，脉促者，表未解也；喘而汗出者，葛根黄芩黄连汤主之（第 34 条）。

［临床应用］主要用于湿热下注及湿热内蕴等病症。

①消化系统：非特异性结肠炎、出血性结肠炎、婴幼儿轮状病毒性肠炎、小儿中毒性肠炎、夏秋季婴幼儿腹泻、肠伤寒、细菌性痢疾、急性胃肠炎等。

②呼吸系统：大叶性肺炎、病毒性肺炎、肺脓肿、支气管炎等。

③其他：牙痛、麻疹、膀胱炎、小儿麻痹、脱肛、结膜炎、带下等。

4. 白头翁汤

［组成］白头翁二两，黄柏三两，黄连三两，秦皮三两。

上四味，水煮，去滓，温服。

［方义］本方以白头翁为主药，故名方。其苦寒，善清下焦湿热，为治湿热毒邪下利之要药；黄连、黄柏、秦皮三者，皆能苦寒坚阴而止利，且秦皮与白头翁又能凉肝解毒，故三者悉为之臣。四药君臣为用，攻专力宏，具清热燥湿，凉肝解毒之功，为治湿热毒痢之良方。

［主证］热利下重者，白头翁汤主之（第371条）。

下利欲饮水者，以有热故也，白头翁汤主之（第373条）。

［临床应用］本方亦以湿热下注和湿热内蕴为主证，但其毒邪较甚而已。

①消化系统：用于治疗细菌性痢疾、急性肠炎、溃疡性结肠炎以及急性胃炎、肝炎等。

②心血管系统：阵发性室性心动过速等。

③泌尿系统：肾盂肾炎、急性肾炎、前列腺炎、膀胱炎等。

④妇科：阴道炎、赤白带下、盆腔炎、盆腔脓肿、乳房肿痛。

⑤其他：血管神经性头痛、急性结膜炎、病毒性角膜炎、腮腺炎等。

5. 黄连阿胶汤

［组成］黄连四两，黄芩二两，芍药二两，鸡子黄二枚，阿胶三两。

上五味，先煮连、芩、芍药，去滓，内胶烊尽，小冷，再内鸡子黄，搅令相得，温服。

［方义］本方为育阴泻火，媾通心肾之剂。可由黄芩汤去枣、草加黄连、阿胶、鸡子黄而成。黄连苦寒，泻少阴心君之火，以苦降之；阿胶甘平，血肉有情之品，滋肾水养阴血，二者相配，泻南补北，水火既济矣。佐黄芩之苦寒，助黄连之清心热，佐白

芍之酸寒，助阿胶养血敛营阴；鸡子黄，亦血肉有情者，上能补心，下能滋肾，俾上下媾通，而为之使。五药相合，滋阴泻火，令心肾相交也。

［主证］少阴病，得之二三日以上，心中烦，不得卧，黄连阿胶汤主之（第303条）。

［临床应用］①治疗心肾不交之失眠症，神经官能症等。

②治疗阴虚火旺之咯血症、肺结核咯血、功能性子宫出血等。

③肝硬化之肝昏迷者。

④急慢性胃肠炎、细菌性痢疾等。

⑤慢性声带炎（失音）。

⑥阳痿、早泄症。

上述五方，均具清热泻火之能，且苦寒之品又坚阴燥湿，故悉能治疗胃肠湿热下利之证。因其兼证有别而有加减损益之变化。如热利兼呕吐，用黄芩（汤）加半夏生姜汤；热利兼有表证者用葛根芩连汤；若湿热毒盛下利者，用白头翁汤；若兼心肾不交者，用黄连阿胶汤（当然，阴虚火旺、心肾不交无下利者亦可用之）。

（五）栀子豉汤类方

1. 栀子豉汤

［组成］栀子（擘）十四枚，香豉（绵裹）四合。

上二味，先煮栀子，后内豉再煮，温服，得吐者，止后服。

［方义］此为清热除烦之剂。栀子苦寒，善清三焦之热，尤以清心胸热烦为佳；配豆豉，使其气上浮，宣透之，所谓“火郁发之”。二者一清泄，一透散，俾胸膈之热，上可清透发之，内可清泄从小便出之。

［主证］发汗吐下后，虚烦不得眠，若剧者，必反复颠倒，

心中懊侬，栀子豉汤主之（第76条）。

发汗，若下之而烦热，胸中窒者，栀子豉汤主之（第77条）。

伤寒五六日，大下之后，身热不去，心中结痛者，未欲解也，栀子豉汤主之（第78条）。

阳明病，脉浮而紧，咽燥口苦，腹满而喘，发热汗出，不恶寒反恶热，身重……若下之，则胃中空虚，客气动膈，心中懊侬，舌上胎者，栀子豉汤主之（第221条）。

阳明病，下之，其外有热，手足温，不结胸，心中懊侬，饥不能食，但头汗出者，栀子豉汤主之（第228条）。

［临床应用］主要用于胸膈热证而心神不宁者，如神经官能症、植物神经功能紊乱以及慢性胃炎、食道炎、心肌炎、肺炎、慢性肾炎、膀胱炎、子宫出血等。

2. 栀子甘草豉汤

［组成］栀子（擘）十四枚，甘草（炙）二两，香豉（绵裹）四合。

上三味，先煮栀子、甘草，后内豉，再煮，去滓，温服。

［方义］本方由栀子豉汤加甘草而成，为清热除烦补虚之剂。方中栀子豉汤以清胸膈之烦热，甘草甘温，补中益气，以扶正虚。

［主证］发汗吐下后，虚烦不得眠……心中懊侬……若少气者，栀子甘草豉汤主之（第76条）。

［临床应用］用于胸膈烦热而兼乏力气虚者。

3. 栀子生姜豉汤

［组成］栀子（擘）十四枚，生姜（切）五两，香豉（绵裹）四合。

上三味，先煮栀子、生姜，后内豉再煮，去滓，温服。

［方义］本方即栀子豉汤加生姜而成。方中以栀子豉汤除胸膈之烦热，用生姜降逆止呕，为清热除烦止呕之剂。

［主证］发汗吐下后，虚烦不得眠……心中懊侬……若吐者，栀子生姜豉汤主之（第76条）。

［临床应用］用于胸膈烦热而兼呕恶者。

4. 栀子厚朴汤

［组成］栀子（擘）十四枚，厚朴（姜炙，去皮）四两，枳实（水浸炒黄）四枚。

上三味，水煮，去滓，温服。

［方义］本方系栀子豉汤去豆豉加厚朴、枳实而成，为清热除烦，行气消痞之剂。方以栀子苦寒，上清泻胸膈之烦热，用厚朴、枳实行气散满，导滞消痞。三药寒温并用，上清下消，用于热结气滞之实证。

［主证］伤寒下后，心烦腹满，卧起不安者，栀子厚朴汤主之（第79条）。

［临床应用］主要用于热邪壅遏，胸腹胀满心烦者。

5. 栀子干姜汤

［组成］栀子（擘）十四枚，干姜二两。

上二味，水煮，去滓，温服

［方义］本方即栀子豉汤去豆豉加干姜而成，为寒温并用，上清下温之剂。栀子苦寒，清胸膈之烦热，干姜辛热温中焦脾胃，以除寒。用于寒热错杂之证。

［主证］伤寒，医以丸药大下之，身热不去，微烦者，栀子干姜汤主之（第80条）。

［临床应用］用于上热下寒之胸膈烦热，大便溏软，腹痛者。

6. 枳实栀子豉汤

［组成］枳实（炙黄）三枚，栀子（擘）十四枚，香豉（绵

裹）一升。

上三味，以清浆水先煮枳实、栀子，后内豉，去滓，温服。

［方义］本方即栀子豉汤加枳实而成，为清热除烦，消痞导滞之剂。栀子豉汤除胸膈之烦热，枳实行气消痞，导滞化积。三者相合，亦为上清下消，用于热结气滞痞满者。

［主证］大病瘥后，劳复者，枳实栀子豉汤主之（第393条）。

［临床应用］用于胸膈烦热，气滞胸腹痞满之证，以及病后虚烦胸脘痞满，食欲不振者。

上述六方以栀子豉汤为基础，加减损益而成。用药简而不繁，均以胸膈烦热为主证，兼有中焦虚实寒热之不同。若兼气虚者，用栀子甘草豉汤；若呕吐者，用栀子生姜豉汤；兼胸腹胀满者，用栀子厚朴汤；兼腹中寒者，用栀子干姜汤；兼气滞痞满者，用枳实栀子豉汤；若兼黄疸而大便不通者，《金匮》又有栀子大黄汤（即栀子豉汤加大黄）之用。

（六）芍药甘草汤类方

1. 芍药甘草汤

［组成］芍药、甘草（炙）各四两。

上二味，水煮，去滓，温服。

［方义］本方为酸甘化阴之剂。芍药为白者，酸苦微寒，养血和营，柔肝止痛；炙甘草甘温，补中益气，缓急止痛。二者相配，酸甘化阴，养血柔筋，缓急止痛。用于血虚阴伤，筋脉拘急者颇佳。

［主证］伤寒脉浮，自汗出，小便数，心烦，微恶寒，脚挛急，反与桂枝汤，欲攻其表，此误也……若厥愈足温者，更作芍药甘草汤与之，其脚即伸（第29条）。

［临床应用］主要用于阴血虚之筋脉拘急诸病，如：

①消化系统：胃痉挛，肠痉挛症以及胆石症等。

②呼吸系统：支气管哮喘以及喘息性支气管炎等。

③泌尿系统：尿路结石症等。

④妇科：阴道痉挛症、乳腺炎等。

⑤外科：腓肠肌痉挛症、腰肌劳损症等。

2. 芍药甘草附子汤

［组成］芍药、甘草（炙）各三两，附子（炮，去皮，破八片）一枚。

上三味，以水煮，去滓，温服。

［方义］本方系芍药甘草汤加附子而成，为益阴扶阳之剂。芍药用白者，与炙甘草为酸甘化阴之用，养阴和营，甘缓培土；附子辛热，温经扶阳，与炙甘草为伍，辛甘化阳，温阳以护卫气。三相和合，阴阳两补，成为扶阳益阴之良方也。

［主证］发汗，病不解，反恶寒者，虚故也，芍药甘草附子汤主之（第68条）。

［临床应用］多用于阴血不足兼阳虚者，如病后虚人以及老年人四肢筋脉拘挛，或骨节疼痛恶寒者。

三、阳明篇脉证并治

阳明篇主要论述了外感热病内传阳明之里热阶段的证治。其特点以胃家实为主（第180条：阳明之为病，胃家实是也），是里热实证阶段（表现）。病邪主要是实热，实热炽盛且正气抗邪力强，属全身病，但以胃肠证候为主。其成因多种，或由太阳、少阳病不解而传入之，燥化成实入阳明，或邪直犯入阳明，而成实热证（第179条：太阳阳明者，脾约是也；正阳阳明者，胃家实是也；少阳阳明者，发汗利小便已，胃中燥烦实，大便难是也。第181条：太阳病，若发汗、若下、若利小便，此亡津液，胃中干燥，因转属阳明；不更衣内实，大便难者，此名阳明也。

第185条：本太阳初得病时，发其汗，汗先出不彻，因转属阳明也。伤寒发热无汗，呕不能食，而反汗出濈濈然者，是转属阳明也），或三阴病，由阴转阳而来（第321条：少阴病，自利清水，色纯青，心下必痛，口干燥者，可下之，宜大承气汤；第322条：少阴病，六七日腹胀不大便者，急下之，宜大承气汤）。

阳明病，临床表现主要为“身热、汗自出、不恶寒、反恶热、脉大”（第182条：身热、汗自出、不恶寒、反恶热也；第186条：伤寒三日，阳明脉大）。其有有形与无形之分，无形实热用清法，有形实热用下法，方以白虎汤和承气汤为代表。

无形实热为阳明经证，临床表现为身热、汗出、不恶寒、反恶热、口渴、心烦、谵语，脉洪大或滑数，施以辛凉重剂，清泄里热，白虎汤为主方（第176条：伤寒，脉浮滑，此以表有热、里有寒，白虎汤主之。第350条：伤寒，脉滑而厥者，里有热，白虎汤主之。第219条：三阳合病，腹满身重，难以转侧，口不仁面垢，谵语遗尿。发汗则谵语；下之则额上生汗，手足逆冷；若自汗出者，白虎汤主之）。若无形实热兼背微恶寒，时时恶风，且大汗出，口舌干燥，烦渴不解者，系大热伤于气津，又宜白虎汤加人参施治（即白虎加人参汤。第26条：服桂枝汤，大汗出后，大烦渴不解，脉洪大者，白虎加人参汤主之；第168条：伤寒，若吐若下后，七八日不解，热结在里，表里俱热，时时恶风，大渴，舌上干燥而烦，欲饮水数升者，白虎加人参汤主之；第169条：伤寒，无大热，口燥渴，心烦，背微恶寒者，白虎加人参汤主之；第170条：伤寒，脉浮，发热无汗，其表不解，不可与白虎汤；渴欲饮水，无表证者，白虎加人参汤主之）。

有形实热为阳明腑证，是无形之热邪与胃肠道中实物相结合为病。临床表现为汗出不恶寒，或潮热、心烦、谵语、腹胀满痛、不大便、脉沉实，治宜攻下实热。具体施治，依据热结之轻重，证候之缓急，而又分峻下，轻下、急下、缓攻、泻热等不同情况。若邪热与实邪结于肠胃较轻，证见蒸蒸发热，或心烦，或腹胀满者（以燥、实表现突出），宜服用调胃承气汤泻热通便（第105条：伤寒十三日，过经谵语者，以有热也，当以汤下之……此为内实也，调胃承气汤主之；第248条：太阳病三日，发汗不解，蒸蒸发热者，属胃也，调胃承气汤主之；第249条：伤寒吐后，腹胀满者，与调胃承气汤）。若邪热亢盛与实邪结于肠胃较重，证见潮热、谵语、腹满痛、大便闭结，脉沉实有力者（以燥、实、痞、满表现为特征），宜服大承气汤峻下泻热，攻除积滞（第208条：阳明病，脉沉，虽汗出，不恶寒者，其身必重，短气，腹满而喘，有潮热者，此外欲解，可攻里也，手足濈然汗出者，此大便已鞕也，大承气汤主之。第220条：二阳并病，太阳证罢，但发潮热，手足漐漐汗出，大便难而谵语者，下之则愈，宜大承气汤。第239条：病人不大便五六日，绕脐痛，烦躁，发作有时者，此有燥屎，故使不大便也。第238条：阳明病，下之，心中懊憹而烦，胃中有燥屎者，可攻；腹微满，初头鞕，后必溏，不可攻之；若有燥屎者，宜大承气汤。第215条：阳明病，谵语，有潮热，反不能食者，胃中必有燥屎五六枚也，若能食者，但鞕耳，宜大承气汤主之。第241条：大下后，六七日不大便，烦不解，腹满痛者，此有燥屎也，所以然者，本有宿食故也，宜大承气汤。第255条：腹满不减，减不足言，当下之，宜大承气汤。第212条：伤寒，若吐若下后，不解，不大便五六日，上至十余日，日晡所发潮热，不恶寒，独语如见鬼状；若剧者，发则不识人，循衣摸床，惕而不安，微喘直视，脉弦者生，涩者死；微者，但发热谵语者，大承气汤主之。第252条：伤寒六七日，目中不了了，睛不和，无表里证，大便难，身微热者，此为实也，急下之，宜大承气汤。第253条：阳明病，发热汗多者，急下之，宜大承气汤。第254条：发汗不解，腹满痛者，急下之，宜大承气汤）。若邪热与实邪结于肠胃偏重，以痞、满、实表现为主，宜服小承气汤以轻下热结（第213条：阳明病，其人多汗，以津液外出，胃中燥，大便必鞕，鞕则谵语，小承气汤主之；第214条：阳明病，谵语、发潮热，脉滑而疾者，小承气汤主之；第250条：太阳病，若吐、若下、若发汗后，微烦小便数，大便因鞕者，与小承气汤和之愈；第374条：下利，谵语者，有燥屎也，宜小承气汤）。

阳明病下后，余热未尽，若留于胃腑，上扰胸膈者，宜服栀子豉汤清宣郁热余邪（第228条：阳明病下之，其外有热，手足温，不结胸，心中懊侬，饥不能食，但头汗出者，栀子豉汤主之）。若余热留邪，内扰三焦，于下焦者，水热互结，并伤阴液，则治宜清热利水养阴，治宜猪苓汤（第223条：若脉浮发热，渴欲饮水，小便不利者，猪苓汤主之）；若余热留于肠胃，且脾阴受损，津液不足，肠中燥屎不下，宜缓下濡润之，兼以清热通便，用麻子仁丸（第247条：趺阳脉浮而涩，浮则胃气强，涩则小便数，浮涩相搏，大便则鞕，其脾为约，麻子仁丸主之），或用蜜煎导法（第233条：阳明病，自汗出，若发汗，小便自利者，此为津液内竭，虽鞕不可攻之，当须自欲大便，宜蜜煎导而通之，若土瓜根及大猪胆汁，皆可为导）。

阳明病亦有发黄疸者，其病因病机，有寒湿、湿热之别。本篇中主要属湿热发黄，主要表现为身目俱黄，如橘子色，发热、口渴、无汗或但头汗出、剂颈而还，小便不利，或兼腹满等，系湿热内蕴中焦（脾胃），蒸熏肝胆，胆汁外溢而成，治宜清热利湿以退黄，用茵陈蒿汤为主方（第199条：阳明病，无汗，小便不利，心中懊侬者，身必发黄。第236条：阳明病，发热，汗出者，此为热越，不能发黄也；但头汗出，身无汗，剂颈而还，小便不利，渴饮水浆者，此为瘀热在里；身必发黄，茵陈蒿汤主之。第260条：伤寒七八日，身黄如橘子色，小便不利，腹微满者，茵陈蒿汤主之）。若证情较轻，以栀子柏皮汤（第261条：伤寒身黄，发热，栀子柏皮汤主之）；若表邪未解，湿热弥漫三焦而发黄者，以麻黄连翘赤小豆汤（第262条：伤寒瘀热在里，身必黄，麻黄连翘赤小豆汤主之）。寒湿发黄者，系寒湿中阻，脾阳不振，肝胆疏泄不利，胆汁外溢所致，治当温中健脾，除湿退黄，后世创有茵陈理中汤、茵陈术附汤等方治之。

阳明病热邪侵入血分，而成血热证，血被煎熬而成瘀。其临床表现为口干，但欲漱水而不欲咽，衄血等（第202条：阳明病，口燥，但欲漱水，而不欲咽者，此必衄）。治宜清热凉血，活血化瘀。如热与血结成瘀血于内，谓之阳明蓄血证。表现为其人喜忘，大便鞕而反易，其色黑，若瘀血未外溢者，其人消谷善饥，六七日不大便。治宜通下破瘀，服抵当汤（第237条：阳明证，其人喜忘者，必有蓄血；所以然者，本有久瘀血，故令喜忘，屎虽鞕，大便反易，其色必黑者，宜抵当汤下之。第257条：病人无表里证，发热七八日……假令已下，脉数不解，合热则消谷善饥，至六七日不大便者，有瘀血，宜抵当汤）。

阳明病以热为主，但亦有中寒者，不能食而便溏，更见食谷欲呕，胃中虚冷，浊阴上逆，当用吴茱萸汤治以温中散寒，降逆止呕（第243条：食谷欲呕，属阳明也，吴茱萸汤主之）。

阳明病兼变证者：有兼表证而里证不显者，仍当从表解，有汗用桂枝汤，无汗用麻黄汤（第234条：阳明病，脉迟，汗出多，微恶寒者，表未解也，可发汗，宜桂枝汤；第235条：阳明病，脉浮，无汗而喘者，发汗则愈，宜麻黄汤）；有兼少阳病者，少阳证为主者，当从少阳治之，用小柴胡汤（第229条：阳明病，发潮热，大便溏，小便自可，胸胁满不去者，与小柴胡汤；

第230条：阳明病，胁下鞕满，不大便而呕，舌上白胎者，可与小柴胡汤）；亦有阳明病误下而成阴盛阳衰者，出现脉浮而迟，下利清谷，又当用四逆汤等以回阳救逆（第225条：脉浮而迟，表热里寒，下利清谷者，四逆汤主之）。

阳明病虽以实热证为主体，但其谵语、燥屎等症亦应辨清虚实，所谓“实则谵语，虚则郑声”。毫厘霄壤，不可不察。

总之阳明病以里实热证为主，尤其阳明腑证，以三承气汤为代表。但阳明病有湿热黄疸、瘀血内结、余热未尽、虚寒内生等之变证。

四、阳明篇主要类方

（一）白虎汤类方

1. 白虎汤

［组成］知母六两，石膏（碎）一斤，甘草（炙）二两，粳米六合。

上四味，水煮，去滓，温服。

［方义］此系辛寒清热之良方。其知母苦寒，清热泻火，滋阴润燥，为君药；石膏辛甘寒，善清肺胃之热，清热泻火止渴之佳品，而为臣；二者相伍，既能清泻阳明气分之热，又能滋阴润燥而止渴，可谓一清一补，退热生津。甘草甘平，调和诸药；粳米甘平，益气和胃，与甘草同用，一可护胃和中，资化源，二可防膏、母之苦寒伐胃，而为佐使也。四药相配，清热泻火而生津，专攻阳明无形之热也。故恰若暑热之气遇秋风，炎暑遁消，乃名曰“白虎”。

［主证］伤寒，脉浮滑，此表有热、里有寒，白虎汤主之（第176条）。

伤寒，脉滑而厥者，里有热，白虎汤主之（第350条）。

三阳合病，腹满身重，难以转侧，口不仁面垢，谵语遗尿。发汗则谵语，下之则额上生汗，手足逆冷，若自汗出者，白虎汤主之（第219条）。

［临床应用］①呼吸系统：用于肺胃气分实热证者，如感冒、流感、病毒性感染、大叶性肺炎等。

②神经系统：多与承气汤合用治疗脑血管意外（属实热中风证）。

③传染病，如流行性乙脑、流行性出血热、钩端螺旋体病等实热证者。

④内科方面，还多用于气分实热之风湿热、急性风湿性关节炎、糖尿病之属中消者、高血压、高热等。

⑤儿科：上呼吸道感染、夏季热、小儿肺炎、小儿麻疹等。

⑥眼科：急性角膜炎、天行赤眼等。

⑦皮肤病：多形性红斑、急性皮炎、药疹、皮肤瘙痒、痤疮等。

2. 白虎加人参汤

［组成］知母六两，石膏（碎）一斤，甘草（炙）二两，粳米六合，人参三两。

上五味，水煮米熟，去滓，温服。

［方义］本方系白虎汤加人参而成，为攻补兼施，清补并用之剂。白虎汤清肺胃热盛而津伤；人参甘温益气生津，气足以津回，与知母相伍，气阴两补，阳生阴长也。故而本方用于阳明经证，热盛气津两伤者。

［主证］伤寒，若吐若下后，七八日不解，热结在里，表里俱热，时时恶风，大渴，舌上干燥而烦，欲饮水数升者，白虎加人参汤主之（第168条）。

伤寒，无大热，口燥渴，心烦，背微恶寒者，白虎加人参汤主之（第 169 条）。

伤寒，脉浮，发热无汗，其表不解，不可与白虎汤；渴欲饮水，无表证者，白虎加人参汤主之（第 170 条）。

服桂枝汤，大汗出后，大烦渴不解，脉洪大者，白虎加人参汤主之（第 26 条）。

［临床应用］主要用于气分热盛，气津两伤诸病症。

3. 竹叶石膏汤

［组成］竹叶二把，石膏一斤，半夏（洗）半升，麦门冬（去心）一升，人参二两，甘草（炙）二两，粳米半升。

上七味，以水煮六味，去滓，后内粳米，再煮米熟，去米，温服。

［方义］本方系白虎加人参汤去知母加半夏、竹叶、麦冬而成。为清热益气生津之方，亦属清补并用之剂。其以知母易麦冬，去苦寒用甘寒，意在益胃生津，清心（热）除烦；半夏辛开痞结，苦降和胃止呕；竹叶清心，导热下行，从小便而去热邪。三者与膏、参、粳米、甘草相伍，既能清肺胃之热，又能益气生津，和胃降逆，扶正驱邪并举也。

［主证］伤寒解后，虚羸少气，气逆欲吐，竹叶石膏汤主之（第 397 条）。

［临床应用］多用于气津两伤，肺胃不和，虚热不除等证，如癌症术后，或放化疗后，以及癌症晚期者，慢性支气管扩张咯血者，复发性口腔溃疡及虚火牙痛者，以及慢性肾功能不全合并呼吸感染者和血小板减少性紫癜等。

（二）承气汤类方

1. 调胃承气汤

［组成］大黄（去皮，清酒洗）四两，甘草（炙）二两，芒硝半升。

上三味，先煎大黄、甘草，去滓，内芒硝，更上火微煮令沸，少少温服之。

［方义］此为通腑实泻燥热之轻剂。大黄苦寒泻阳明胃肠之实热，芒硝咸寒，润燥软坚，二者为君臣；佐以甘草甘缓和胃，并防硝黄之峻烈伐胃也。三者泻热荡实，驱邪而不伤正，顺其胃之降也，故名曰调胃承气。

［主证］若胃气不和，谵语者，少与调胃承气汤（第29条）；

阳明病，不吐不下，心烦者，可与调胃承气汤（第207条）；

太阳病三日，发汗不解，蒸蒸发热者，属胃也，调胃承气汤主之（第248条）。

伤寒吐后，腹胀满者，与调胃承气汤（第249条）。

发汗后……不恶寒，但热者，实也，当和胃气，与调胃承气汤（第70条）。

［临床应用］用于肠胃实热燥结之轻证。

2. 小承气汤

［组成］大黄（酒洗）四两，厚朴（炙，去皮）二两，枳实（炙，大者）三枚。

上三味，水煮，去滓，温服。

［方义］本方由调胃承气汤去甘草、芒硝加厚朴、枳实而成，为通腑泻热消痞除满之攻下剂。大黄苦寒，清热通腑，有推陈致新之力；厚朴苦温，破气散满，枳实苦辛微寒，行气消痞，二者助大黄荡涤阳明胃肠腑实，并散满消痞也。故临证以实（结）、痞（闷）、满（胀）为特征。

［主证］阳明病……若腹大满不通者，可与小承气汤，微和胃气，勿令至大泄下（第208条）。

阳明病，其人多汗，以津液外出，胃中燥，大便必鞕，鞕则谵语，小承气汤主之（第213条）。

阳明病，谵语、发潮热，脉滑而疾者，小承气汤主之（第214条）。

阳明病，潮热……若不大便六七日，恐有燥屎，欲知之法，少与小承气汤（第209条）。

太阳病，若吐、若下、若发汗后，微烦，小便数，大便因鞕者，与小承气汤和之愈（第250条）。

下利，谵语者，有燥屎也，宜小承气汤（第374条）。

［临床应用］用于胃肠实热积滞胀满较甚者。

3. 大承气汤

［组成］大黄（酒洗）四两，厚朴（炙，去皮）半斤，枳实（炙）五枚，芒硝三合。

上四味，先水煮厚朴、枳实，去滓，内大黄再煮，再去滓，内芒硝，微火煮一二沸，分温服。

［方义］本方由小承气汤加芒硝而成，或由调胃承气汤去甘草加厚朴、枳实而成，为泻热通腑，散满消痞之攻下重剂。邪热与阳明胃肠实积相结，既有实热，又有实积；既有胃脘痞结郁闷，又有肠中气滞胀满。以燥（热）、实（结）、痞（闷）、满（胀）为特征。《内经》云："土郁夺之""中满者，泄之于内"。故方中以大黄苦寒，清热泻火，荡涤胃肠之实积热结，推陈致新为君药；芒硝咸寒，软坚润燥，助大黄导实积下行，开辟邪之出路，而为臣；厚朴辛苦，破气散满除胀，枳实辛苦，行气宽中消痞，二者辛散苦降，行气导滞下行，以佐君臣除气滞不行也。四药相合，相辅相成，共奏攻下实热，荡涤燥结之功。

［主证］阳明病，潮热，大便微鞕者，可与大承气汤（第209条）。

伤寒，若吐若下后，不解，不大便五六日，上至十余日，日晡所发潮热，不恶寒，独语如见鬼状。若剧者，发则不识人，循衣摸床，惕而不安，微喘直视，脉弦者生，涩者死；微者，但发热谵语者，大承气汤主之（第212条）。

阳明病，谵语，有潮热，反不能食者，胃中有燥屎五六枚也，若能食者，但鞕耳，宜大承气汤主之（第215条）。

汗出谵语者，以有燥屎在胃中……须下者……下之则愈，宜大承气汤（第217条）。

阳明病，下之，心中懊侬而烦，胃中有燥屎者，可攻……宜大承气汤（第238条）。

大下后，六七日不大便，烦不解，腹满痛者，此有燥屎也，所以然者，本有宿食故也，宜大承气汤（第241条）。

病人小便不利，大便乍难乍易，时有微热，喘冒不能卧者，有燥屎也，宜大承气汤（第242条）。

伤寒六七日，目中不了了，睛不和，无表里证，大便难，身微热者，此为实也，急下之，宜大承气汤（第252条）。

阳明病，发热汗多者，急下之，宜大承气汤（第253条）。

发汗不解，腹满痛者，急下之，宜大承气汤（第254条）。

腹满不减，减不足言，当下之，宜大承气汤（第255条）。

阳明少阳合病，必下利……脉滑而数者，有宿食也，当下之，宜大承气汤（第256条）。

少阴病，得之二三日，口燥咽干者，急下之，宜大承气汤（第320条）。

少阴病，自利清水，色纯青，心下必痛，口干燥者，可下之，宜大承气汤（第321条）。

少阴病，六七日，腹胀不大便者，急下之，宜大承气汤（第322条）。

［临床应用］上述三承气汤只是邪热实结轻重差异，与人体质强弱关系不甚明显。故而临床应用此三方时，邪热实结以燥实

为主者，用调胃承气汤；若邪热实结以实、痞、满三证为主者，用小承气汤；若邪热实结，出现燥、实、痞、满四证者，当用大承气汤。一般临床多用于呼吸系统，如感冒、急性支气管炎、大叶肺炎、病毒性肺炎等；消化系统，如单纯机械性肠梗阻、急性胆囊炎、急性胰腺炎、胆道蛔虫症、胃柿石症、阑尾炎、上消化道出血、胆石症、急性腹膜炎、肠麻痹、小儿肠套迭等；内分泌系统，如糖尿病胃瘫症、糖尿病昏迷，皮质醇增多症；泌尿系统，如尿结石、尿路感染、肾功衰竭、尿毒症等；精神神经系统，如癫痫、中风、高血压脑病、精神分裂症等；外科，如腹部术后粘连、术后肠麻痹；骨伤科，如呼吸窘迫综合征、脊柱损伤性腹气胀症等；妇科，如子痫、产后发热、产后便秘等；其他，如乳蛾、荨麻疹、斑疹、痄腮、痔疮等。

4. 麻子仁丸

［组成］麻子仁二升，芍药半斤，枳实（炙）半斤，大黄（去皮）一斤，厚朴（炙，去皮）一尺，杏仁（去皮尖，熬）一升。

上六味，蜜和丸，如梧桐子大，饮服十丸，日三服，渐加，以知为度。

［方义］此系小承气汤加麻子仁、杏仁、芍药而成，属缓下润肠剂。方中麻仁润肠通便，为主药；杏仁之苦温降气润肠，芍药酸甘养阴和营，共救肠燥，为辅药；枳实行气消痞，厚朴破气散满，大黄苦寒泻下涤结，三者实为小承气汤，乃为之佐；使以蜂蜜甘平，既润燥滑肠，又调和诸药。诸药和合，诚起润肠、通便、缓下之能。

［主证］趺阳脉浮而涩，浮则胃气强，涩则小便数，浮涩相搏，大便则鞕，其脾为约，麻子仁丸主之（第247条）。

［临床应用］本方多用于虚人及老年人肠燥便秘及习惯性便秘者。此外尚有用于肺系疾病，如支气管哮喘、慢性支气管炎、

肺气肿、肺炎等，以及胆道蛔虫症、贲门痉挛、幽门梗阻等。

5. 大陷胸汤

［组成］大黄（去皮）六两，芒硝一斤，甘遂一钱匕。

上三味，先水煮大黄，去滓，内芒硝，煮一二沸，内甘遂末，温服之，得快利，止后服。

［方义］方由调胃承气汤去甘草加甘遂而成，为峻下逐水剂。其大黄、芒硝量均较调胃承气汤重，大黄、芒硝苦咸寒，攻下实热积结之物，甘遂峻逐水邪，与黄、硝相伍，水热实邪互结，荡涤而除，为之速也猛也。故成无己注曰："结胸为高邪，陷下以平之，故治结胸曰陷胸汤。"

［主证］太阳病，脉浮而动数……头痛发热，微盗汗出，而反恶寒者，表未解也。医反下之，动数变迟，膈内拒痛，胃中空虚，客气动膈，短气躁烦，心中懊侬，阳气内陷，心下因鞕，则为结胸，大陷胸汤主之（第 134 条）。

伤寒六七日，结胸热实，脉沉而紧，心下痛，按之石鞕者，大陷胸汤主之（第 135 条）。

［临床应用］多用于胸腹部实热互结者，如急性机械性肠梗阻、麻痹性肠梗阻，急性流行性出血热，急性胰腺炎，急性胆囊炎，急性总胆管炎，急性腹膜炎，渗出性胸膜炎，胃石症等。

6. 大陷胸丸

［组成］大黄半斤，葶苈（熬）半升，芒硝半升，杏仁（去皮尖，熬黑）半升。

上四味，捣筛二味，内杏仁、芒硝，合研如脂，和散，取如弹丸一枚，别捣甘遂末一钱匕，白蜜二合，水二升，煮取一升，温顿服之，一宿乃下；如不下更服，取下为效。

［方义］此由大陷胸汤加葶苈、杏仁而成，亦可看成由调胃承气去甘草加甘遂、葶苈、杏仁而成，属攻下逐水剂之缓者。方

中甘遂峻逐水饮，破其结滞，为君药；大黄、芒硝泄热涤实，与甘遂相伍，水湿实热积结皆去，而为臣药；葶苈、杏仁泻肺利气，令水之上源通畅，俾上中下三焦水热互结之实邪，荡涤无余，而为之佐；白蜜甘缓，调和诸药，使峻逐泻下之势勿猛也，则为使。五者相伍，达到峻药缓攻，以攻为和之目的。

［主证］病发于阳，而反下之，热入因作结胸。病发于阴，而反下之，因作痞也。所以成结胸者，以下之太早故也。结胸者，项亦强，如柔痉状，下之则和，宜大陷胸丸方（第 131 条）。

［临床应用］同大陷胸汤，其力略缓之而已。

7. 抵当汤

［组成］水蛭（熬）三十个，虻虫（熬，去翅足）三十个，桃仁（去皮尖）二十个，大黄（酒洗）三两。

上四味，以水煮，去滓，温服。

［方义］此为泻热破瘀之活血剂。方以水蛭、虻虫二虫药，破血逐瘀，攻坚散结；用大黄泻热凉血导瘀，俾邪热瘀血从下而出，更以桃仁破瘀润燥，既增虻蛭之破血之力，又佐大黄下泄之能。四药共伍，能峻散峻行，而除蓄血之峻迫。

［主证］太阳病，六七日，表证仍在，脉微而沉，反不结胸，其人发狂者，以热在下焦，少腹当鞕满，小便自利者，下血乃愈。所以然者，以太阳随经，瘀热在里故也，抵当汤主之（第 124 条）。

太阳病，身黄，脉沉结，少腹鞕，小便不利者，为无血也。小便自利，其人如狂者，血证谛也，抵当汤主之（第 125 条）。

阳明证，其人喜忘者，必有蓄血。所以然者，本有久瘀血，故令喜忘，屎虽鞕，大便反易，其色必黑者，宜抵当汤下之（第 237 条）。

病人无表里证……脉数不解，合热则消谷善饥，至六七日不大便者，有瘀血，宜抵当汤（第257条）。

［临床应用］用于蓄血在下焦之急重者，如急性前列腺炎、痛经、产后栓塞性静脉炎、恶露不下、跌打损伤之肿痛者。

8. 抵当丸

［组成］水蛭（熬）二十个，虻虫（熬，去翅足）二十个，桃仁（去皮尖）二十个，大黄（酒洗）三两。

上四味共捣，分为四丸，以水煮一丸，服之。

［方义］本方为抵当汤之减量制丸服用者，亦为活血破瘀之剂，为逐瘀之略缓者，即“不可不攻，又不可峻攻”者。

［主证］伤寒有热，少腹满，应小便不利，今反利者，为有血也，当下之，不可余药，宜抵当丸（第126条）。

［临床应用］一般抵当汤与其丸药之用，仅是病情之缓急轻重之别，本丸剂可用于慢性前列腺炎、黄疸、痛经、产后恶露不尽、习惯性便秘等。

9. 桃核承气汤

见桂枝汤类方。

上述承气汤类方，概言之包括了三个方面之应用。一是用于阳明腑实证，二是用于水热积结于胸腹证，三是用于太阳与阳明经蓄血证。临床上依据阳明腑实证之轻重缓急，而有急下的重、中、轻之用和缓下之用，分别为大承气汤、小承气汤、调胃承气汤、麻子仁丸。水热积结于胸腹者，据病情之轻重缓急而亦有急下、缓攻之分，则有大陷胸汤、大陷胸丸之别。治蓄血证三方，亦以病势的瘀热实结之轻重，而有急下破瘀之桃核承气汤、抵当汤之用和缓下破瘀之抵当丸之用。

（三）治黄疸类方

1. 茵陈蒿汤

［组成］茵陈蒿六两，栀子（擘）十四枚，大黄（去皮）

二两。

上三味，先煮茵陈，后内二味再煮，去滓，温服。小便当利，尿如皂荚汁状，色正赤，黄从小便去。

［方义］此为清热利湿退黄之剂。方以茵陈名者，即以茵陈之苦寒，清热利湿，令湿热之邪从小便而退，为方中君药；臣以栀子，以之苦寒清泄三焦之湿热毒邪，亦从小便而出；佐以大黄苦寒，泄热涤实，凉血通便，为邪开出另一出路，使湿热毒邪从前后二阴而去。三药相伍，攻专力宏，堪称退黄之圣剂。

［主证］阳明病，发热，汗出者，此为热越，不能发黄也。但头汗出，身无汗，剂颈而还，小便不利，渴饮水浆者，此为瘀热在里，身必发黄，茵陈蒿汤主之（第236条）。

伤寒七八日，身黄如橘子色，小便不利，腹微满者，茵陈蒿汤主之（第260条）。

［临床应用］多用于湿热发黄之实证者，如急性黄疸性肝炎、急性胆囊炎、胆石症、高胆红素血症等。其他还常用于十二指肠溃疡病、阑尾炎以及脂肪肝、肥胖症等。

2. 栀子柏皮汤

［组成］肥栀子（擘）十五个，甘草（炙）一两，黄柏二两。

上三味，水煮，去滓，温服。

［方义］方为清热燥湿退黄之轻剂。栀子与黄柏苦寒相配，清热燥湿，令湿热之邪从小便而去；配甘草甘缓和中，护胃也。

［主证］伤寒，身黄，发热，栀子柏皮汤主之（第261条）。

［临床应用］用于湿热黄疸症，如黄疸性肝炎、胆囊炎、胆石症、胰腺炎之轻者。

3. 麻黄连翘赤小豆汤

见麻黄汤类方。

五、少阳篇脉证并治

少阳病在少阳篇中论述不多，其不少内容参附于太阳病篇和阳明病篇中，目的是论其鉴别，或言其合病、并病情况。

少阳为枢，居半表半里，为人体阴阳气血升降出入开阖之枢纽，入里外传皆发挥重要作用。其证以口苦、咽干、目眩为主证（第263条：少阳之为病，口苦、咽干、目眩也）。病机是邪侵犯少阳，胆火上炎、灼伤津液，而枢机不利也。治法惟以和解之，小柴胡汤为代表方剂，本经之治禁汗、吐、下法（第265条：少阳不可发汗，发汗则谵语；第264条：少阳中风，两耳无所闻，目赤，胸中满而烦者，不可吐下，吐下则悸而惊）。

少阳病之发生，可由本经自病，亦可由太阳经传来，更有三阳合病，或阳明少阳合病、太阳少阳合病等等（第266条：本太阳病，不解，转入少阳者，胁下鞕满，干呕不能食，往来寒热，尚未吐下，脉沉紧者，与小柴胡汤；第171条：太阳少阳并病，心下鞕，颈项强而眩者；第172条：太阳与少阳合病，自下利者，与黄芩汤；第219条：三阳合病，腹满身重，难以转侧，口不仁面垢，谵语遗尿）。但其病机均以少阳经枢机不利，胆火上炎为特征。

少阳病有不同转归，伤寒表邪传里，是“阳去入阴”（第269条：伤寒六七日，无大热，其人躁烦者，此为阳去入阴也）；若“反能食而不呕”此为“三阴不受邪”（第270条：伤寒三日，三阳为尽，三阴当受邪；其人反能食而不呕，此为三阴不受邪也）。从脉象而言，弦少阳之脉象，若脉小而不弦，且伴少阳证候渐消，为欲愈之兆（第271条：伤寒三日，少阳脉小者，欲已也）。

六、少阳篇主要类方

小柴胡汤类方

1. 小柴胡汤

［组成］柴胡半斤，黄芩、人参、甘草（炙）、生姜（切）各三两，大枣（擘）十二枚，半夏（洗）半升。

上七味，以水煮，去滓，再煮，温服。

［方义］本方为和解少阳之主方，和剂之良方。名柴胡者，即以之为君药，其苦平入肝胆经，具疏理条达肝胆之力，能升能疏，使少阳半表之邪外透之；黄芩苦寒，能清泄少阳胆与三焦之热，使少阳半里之热邪清泄之，乃为之臣，二者相伍，则半表半里之邪热透而清之。半夏、生姜成小半夏汤，一能安胃，降逆止呕，二可辛散助柴胡透达表邪于外；人参、大枣、甘温益气，培土补中，既能健运中土，资济气血津液化源，又能防肝胆木气之克伐，故悉为之佐。甘草甘缓和中，善调诸药，乃为之使。是以诸药相伍寒温并用，升降同施，外透内清，疏利三焦，宣通内外，调达上下之气机也。诚若《伤寒论·阳明篇》所云："上焦得通，津液得下，胃气因和，身濈然汗出而解"（第230条）。

［主证］太阳病，十日以去……设胸满胁痛者，与小柴胡汤（第37条）。

伤寒五六日，中风，往来寒热，胸胁苦满，默默不欲饮食，心烦喜呕，或胸中烦而不呕，或渴，或腹中痛，或胁下痞鞕，或心下悸，小便不利，或不渴，身有微热，或咳者，小柴胡汤主之（第96条）。

伤寒四五日，身热恶风，颈项强，胁下满，手足温而渴者，小柴胡汤主之（第99条）。

呕而发热者，小柴胡汤主之（第379条）。

凡柴胡汤病证而下之，若柴胡汤证不罢者，复与柴胡汤，必蒸蒸而振，却发热汗出而解（第 101 条）。

伤寒中风，有柴胡证，但见一证便是，不必悉具（第 101 条）。

妇人中风七八日，续得寒热，发作有时，经水适断者，此为热入血室，其血必结，故使如疟状，发作有时，小柴胡汤主之（第 144 条）。

伤寒五六日，头汗出，微恶寒，手足冷，心下满，口不欲食，大便鞕，脉细者，此为阳微结，必有表，复有里也，脉沉亦在里也……此为半在里半在外也……可与小柴胡汤（第 148 条）。

阳明病，发潮热，大便溏，小便自利，胸胁满不去者，与小柴胡汤（第 229 条）。

阳明病，胁下鞕满，不大便而呕，舌上白胎者，可与小柴胡汤（第 230 条）。

阳明中风，脉弦浮大而短气，腹都满，胁下及心痛，久按之气不通，鼻干不得汗，嗜卧，一身及目悉黄，小便难，有潮热，时时哕，耳前后肿，刺之小差，外不解，病过十日，脉续浮者，与小柴胡汤（第 231 条）。

本太阳病不解，转入少阳者，胁下鞕满，干呕不能食，往来寒热，尚未吐下，脉沉紧者，与小柴胡汤（第 266 条）。

伤寒差以后，更发热，小柴胡汤主之（第 394 条）。

[临床应用] 以胁下痞满、食欲不振、往来寒热、口苦、恶心、脉弦等为主证者，如：

①消化系统：急、慢性胃炎，急、慢性肝炎，胆囊炎，胆石症，胰腺炎，消化性溃疡病，脂肪肝，肝硬化等。

②呼吸系统：多种感冒、扁桃体炎、支气管炎、肺炎、哮喘等。

③循环系统：病毒性心肌炎、肺心病、冠心病、风心病、心

律失常等。

④神经系统：神经官能症、美尼尔综合征、癫痫、失眠、多种神经痛等。

⑤其他：如慢性肾炎、肾盂肾炎、肾病综合征、尿路感染、尿毒症、遗精、阳痿、经前期综合征、更年期综合征、糖尿病、红斑狼疮、甲状腺机能亢进等。

2. 大柴胡汤

［组成］柴胡半斤，黄芩三两，芍药三两，半夏（洗）半升，生姜（切）五两，枳实（炙）四枚，大黄二两，大枣（擘）十二枚。

上八味，水煮，去滓，再煮，温服。

［方义］本方系小柴胡汤去参、草加枳实、芍药、大黄而成，为表里双解之剂，又为少阳阳明并治之方。方以柴胡为君，黄芩为臣，而有清透半表半里之邪能力；枳实苦辛微寒，破气导滞，大黄苦寒，荡涤里热实结，二者相伍，既能清泄里热，又可破气攻下，令里热实积从大便而去，其与柴芩相配，使邪从内外分消也；芍药酸寒，敛阴和营，缓急止痛，一能护营阴，而防枳、黄伤阴之弊，二可柔肝止痛，与柴胡相配，散收并用，调达少阳、厥阴肝胆之表里经气也；生姜、半夏既降逆止呕而和胃，又辛散助柴胡以透邪，并助枳、黄苦降散结消痞，此五者，悉为佐药。大枣甘温，补中扶土护胃，甘缓调和诸药，而为使。诸药相合，升降相宜，透外通里，以通降为重，故和解剂曰“大”也。

［主证］太阳病，过经十余日……呕不止，心下急，郁郁微烦者，为未解也，与大柴胡汤下之则愈（第 103 条）。

伤寒发热，汗出不解，心下痞鞕，呕吐而下利者，大柴胡汤主之（第 165 条）。

伤寒十余日，热结在里，复往来寒热者，与大柴胡汤（第

136 条）。

［临床应用］凡有少阳实证者，如：

①消化系统：胆囊炎、肝炎、胰腺炎、胆石症、胆道蛔虫症、胃肠炎、痢疾等。

②呼吸系统：化脓性扁桃体炎、肺心病等。

③精神神经系统：精神分裂症、癔病等。

④其他：如前列腺炎、闭经、盆腔炎、经前便秘症、脑血管意外、过敏性紫癜、荨麻疹、血管神经性头痛、急性结膜炎等。

3. 柴胡加芒硝汤

［组成］柴胡二两十六铢，黄芩一两，人参一两，甘草（炙）一两，生姜（切）一两，半夏（洗）二十铢，大枣（擘）四枚，芒硝二两。

上八味，先煮小柴胡汤七味，去滓，内芒硝，更煮微沸，分温再服。

［方义］本方系小柴胡汤加芒硝而成，为表里双解剂，亦属少阳阳明并治之方。但其用药剂量以小柴胡汤 1/3 量加芒硝二两。其意在以小柴胡汤祛除半表半里之邪，用芒硝以治阳明胃家之燥实内结。芒硝咸寒，泄热软坚通便。其与大柴胡汤相似，但本方无痞结气滞之候，惟有燥实，且中虚而较大柴胡汤为甚。

［主证］伤寒十三日不解，胸胁满而呕，日晡所发潮热……潮热者，实也，（先宜服小柴胡汤以解外），后以柴胡加芒硝汤主之（第 104 条）。

［临床应用］多用于少阳阳明合病证以及妇人热入血室证等。

4. 柴胡加龙骨牡蛎汤

［组成］柴胡四两，龙骨、牡蛎、黄芩、生姜（切）、人参、铅丹、桂枝（去皮）、茯苓各一两半，半夏（洗）二合半，大黄二两，大枣（擘）六枚。

上十二味，先煮大黄外者，后内大黄，再煮一二沸，去滓，温服。

［方义］本方系小柴胡汤去甘草加桂枝、大黄、茯苓、铅丹、龙骨、牡蛎而成，为表里双解，镇惊安神之剂。方以小柴胡和解少阳，清解半表半里之邪，并宣畅三焦气机；加桂枝以通心阳，既扶正又助柴胡透达外邪；大黄苦寒，泄热通腑，使邪有下出之路；铅丹、龙、牡者，重镇安神，定惊止烦；茯苓淡渗利水，疏瀹三焦，与姜、夏成小半夏加茯苓汤，除湿蠲饮，祛痰，而宁心，开祛邪另一出路。去甘草者，不欲其甘缓太过，而碍逐邪之速也。故而诸药相伍，攻补兼施，标本兼顾，而达通心阳，除痰饮，和少阳，安心神之效。

［主证］伤寒八九日，下之，胸满烦惊，小便不利，谵语，一身尽重，不可转侧者，柴胡加龙骨牡蛎汤主之（第107条）。

［临床应用］凡有阳虚饮结、肝胆失调而出现精神神经系统功能失调者，均可酌情施用，一般以心悸、惊恐、抽搐、癫狂、不寐等为特征。此外，本方还常用于慢性胆囊炎、美尼尔综合征、复发性口腔溃疡、青光眼、慢性肾炎、湿疹等。

5. 柴胡桂枝干姜汤

［组成］柴胡半斤，桂枝（去皮）三两，干姜二两，栝蒌根四两，黄芩三两，牡蛎（熬）二两，甘草（炙）二两。

上七味，水煮，去滓，再煮，温服。初服微烦，复服汗出，便愈。

［方义］本方系小柴胡去参、姜、夏、枣加桂枝、花粉、牡蛎、干姜而成，为和解剂之变方，属表里双解剂。以柴胡、黄芩为主药，和解少阳之邪热；桂枝、干姜通阳散寒，温中化饮为臣药；栝蒌根生津止渴、牡蛎软坚消痰，二者相用，开结逐饮，并杜姜、桂辛热伤津之弊，而为之佐；甘草甘缓和中，调和诸药，

则为使。七药相伍，外能清解少阳之热，内能温阳逐饮，于少阳证兼水饮内停者颇佳。至于不用参、夏者，一因正气不虚，二没有胃气上逆。

［主证］伤寒五六日，已发汗而复下之，胸胁满微结，小便不利，渴而不呕，但头汗出，往来寒热，心烦者，此为未解也，柴胡桂枝干姜汤主之（第 147 条）。

［临床应用］本方用于少阳证以热为主兼水饮之诸病。

①消化系统：胃肠溃疡病、胃下垂、慢性胃炎、胆囊炎、肝炎、胆石症、胆道感染、胰腺炎、肝硬化、结肠炎等。

②呼吸系统：肺炎、肺结核、胸膜炎、慢性肺阻病等。

③泌尿系统：肾炎、肾病综合征、尿毒症、泌尿系统感染等。

④神经系统：神经衰弱、癔病、癫痫、心悸、失眠等。

⑤妇科：子宫功能性出血、附件炎、乳腺增生等。

⑥其他：中耳炎、结膜炎、眩晕、心律失常、糖尿病、湿疹等。

6. 柴胡桂枝汤

见桂枝汤类方。

7. 四逆散

［组成］柴胡，芍药，枳实（破，炙），甘草（炙）各十分。

上四味，捣筛，服方寸匕，白饮和，日三服。咳者加五味子、干姜各五分，并主下利；悸者加桂枝五分；小便不利者加茯苓五分；腹中痛者加附子一枚（炮）；泄利下重者，加薤白三升同煮服。

［方义］本方可由大柴胡汤去半夏、黄芩、生姜、大枣加甘草而成，属理气剂。名四逆者，以其阳气郁遏，气机不利所致。方以柴胡升发阳气疏肝解郁，枳实行气散结下行，二药相配，俾气

机升降出入得复，是为君臣；芍药养血和营，柔肝缓急，甘草甘缓，和中益气，与芍药相伍，甘酸益气生津，调达肝脾，则为佐使。四药相合，行气解郁，气顺血和，肝脾和调，而四逆除矣。

［主证］少阴病，四逆，其人或咳，或悸，或小便不利，或腹中痛，或泄利下重者，四逆散主之（第318条）。

［临床应用］凡气机不畅，肝脾失调者，如：

①消化系统：肝炎、胆囊炎、胆道蛔虫症、阑尾炎、腹股沟斜疝、胃肠溃疡病、胃炎、痢疾、腹泻等。

②心脑血管疾病：如冠心病、心律不齐、心绞痛、低血压等。

③神经系统：肋间神经痛、神经性头痛等。

④内分泌系统：甲状腺机能亢进、单纯甲状腺肿大（气瘿）等。

⑤儿科：发热、腹痛、夜啼、泄泻、食积等。

⑥妇科：经前期综合征、子宫发育不良、输卵管阻塞、乳腺增生、乳腺炎、月经不调等。

⑦其他：如肋软骨炎、中耳炎等。

小柴胡汤类方，多系由小柴胡汤加减变化而成，四逆散虽与本方关系不大，但与大柴胡汤还是有联系的。本类方主要适用于少阳证为主之兼夹诸病证。如少阳病兼阳明里实热痞结者，用大柴胡汤；少阳病兼阳明里实燥热者，用柴胡加芒硝汤；少阳病兼里热痰扰神魂不宁者，用柴胡加龙骨牡蛎汤；少阳病兼太阳表证者，用柴胡桂枝汤；少阳病兼饮邪内停者，用柴胡桂枝干姜汤。因此小柴胡汤类方应用较广，涉及表里上下，三焦诸脏腑病变。正若张兆嘉先生所云："转旋枢机，主少阳表里之寒热……通调上下……疏土畅肝，散结气。"

七、太阴篇脉证并治

太阴篇内容不多，仅九条原文，涉及病证亦较少。太阴者，脾也，主要以脾土虚寒、脾土寒湿为主。

其主证为，腹满时痛，呕吐，下利，食不下，口不渴，手足温，脉浮缓等（第273条：太阴之为病，腹满而吐，食不下，自利益甚，时腹自痛）。病机是属脾阳虚弱，寒湿中生。治当“温之”，即温中散寒，健脾燥湿，宜服“四逆辈”（第277条：自利不渴者，属太阴，以其脏有寒故也，当温之，宜服四逆辈），即理中汤、四逆汤之类方剂。

太阴病有兼夹证，一为兼表证，可先发汗解表，用桂枝汤（第276条：太阴病，脉浮者，可发汗，宜桂枝汤）；或表里相杂，即太阳误下，邪陷太阴，治宜解表和中，表里双解，用桂枝加芍药汤，若内有实积者，用桂枝加大黄汤（第279条：本太阳病，医反下之，因尔腹满时痛者，属太阴也，桂枝加芍药汤主之；大实痛者，桂枝加大黄汤主之）。

太阴病预后转归，可由脉象判断，亦可由临床症状判断。如其脉由阳微阴涩者转长者此为正复邪微之欲愈象（第274条：太阴中风，四肢烦疼，阳微阴涩而长者，为欲愈）；临床上，若脾家实者，虽见“暴烦下利日十余行”，必自止，以其“腐秽当去”之佳兆（第278条：伤寒脉浮而缓，手足自温者，系在太阴……至七八日，虽暴烦下利日十余行，必自止，以脾家实，腐秽当去故也）。

太阴病，本含有黄疸症，但本篇中未详论，而将黄疸之治列入在阳明篇，不过亦指出“太阴者，身当发黄”（第187条：伤寒，脉浮而缓，手足自温者，是为系在太阴。太阴者，身当发黄，若小便自利者，不能发黄，至七八日，大便鞕者，为阳明病也；第278条：伤寒，脉浮而缓，手足自温者，系在太阴，太阴当发身黄；若小便自利者，不能发黄）。其病机是太阴主湿，湿蕴久酿，蒸熏肝胆，胆汁外溢而致发黄。湿蕴化热，其黄如橘子色为阳明经之黄疸症，后世谓之阳黄；湿伤阳而寒化，为寒湿发黄，则属太阴经之黄疸症，后世所谓阴黄。

八、太阴篇主要类方

理中汤类方

1. 理中丸

［组成］人参，干姜，甘草（炙），白术各三两。

上四味，捣筛为末，蜜和为丸，如鸡子黄许大。以沸汤数合，和一丸，研碎，温服之。日三四，夜二服。若脐上筑者，肾气动也，去术加桂四两；吐多者，去术加生姜三两；下多者，还用术；悸者加茯苓二两；渴欲得水者，加术，足前成四两半；腹中痛者，加人参，足前成四两半；寒者，加干姜，足前成四两半；腹满者，去术加附子一枚。服汤后，如食顷，饮热粥一升许，微自温，勿发揭衣被。

［方义］名理中者，调治理中焦之病，即“理中者，理中焦”之谓。方以干姜辛热，温中散寒为主药；配人参甘温，补中益气，扶脾土之虚，而为臣；佐白术苦温，健脾燥湿，以复脾运，并助干姜以温振脾阳；甘草甘缓，和中益气，调和诸药，为之使。四者辛甘苦温，散寒补中，使寒邪得散，虚得补，而中州健运自如矣。其用亦可为汤，故又名理中汤，《金匮》又称之“人参汤”。

［主证］霍乱，头痛发热，身疼痛……寒多不用水者，理中丸主之（第386条）。

大病瘥后，喜唾，久不了了，胸上有寒，当以丸药温之，宜理中丸（第 396 条）。

［临床应用］脾胃虚寒而出现腹痛、便溏、纳少、手足欠温等为主症者，如消化系统之慢性胃炎、胃肠溃疡病、腹泻、习惯性便秘等；儿科中之虚寒性腹泻、胃肠型感冒；五官科中之复发性口腔溃疡、角膜软化症等。

2. 桂枝人参汤

［组成］桂枝（去皮）四两，甘草（炙）四两，白术三两，人参三两，干姜三两。

上五味，先水煮理中汤，后内桂枝，再煮，去滓，温服。

［方义］本方系理中汤加桂枝而成，为表里双解剂。方以桂枝辛甘温，通阳解肌以除表邪；用理中汤温中散寒，以疗在内的脾胃虚寒，腹痛泄泻。

［主证］太阳病，外证未除，而数下之，遂协热而利，利下不止，心下痞鞕，表里不解者，桂枝人参汤主之（第 163 条）。

［临床应用］主要用于消化系统之脾胃虚寒证，如胃肠溃疡病，小儿腹泻等，还可用于病窦综合征（属心脾两虚者）。

3. 甘草干姜汤

［组成］甘草（炙）四两，干姜二两。

上二味，以水煮，去滓，温服。

［方义］本方可由理中丸去参、术而成，为温中回阳之剂。甘草、干姜二药相配，以之辛甘化阳也。甘草炙则温中益气，扶中土；干姜辛热温中散寒而复阳，尤能温中焦，而暖脾也。脾主四肢，阳回故手足厥退。

［主证］伤寒脉浮，自汗出，小便数，心烦，微恶寒，脚挛急，反与桂枝汤，欲攻其表，此误也。得之便厥，咽中干，烦躁，吐逆者，作甘草干姜汤与之，以复其阳（第 29 条）。

［临床应用］凡中阳不振者，内科之脾阳虚者，如急、慢性

胃肠炎，慢性肺阻病、上消化道出血、心绞痛等；儿科之遗尿、支气管炎；五官科之复发性口腔溃疡、鼻炎；妇科之痛经，功能性子宫出血、附件炎等均可应用。

九、少阴篇脉证并治

少阴篇主要论述了外感热病后期心肾阳虚、气血不足之病理变化及其治法方药。

少阴病以心肾二脏及经络为基础，统摄人体之阴阳水火，故少阴病有热化寒化之异，但因风寒之邪所袭，故以阳虚寒化证为多。是以本篇提纲主证为脉微细，但欲寐（第281条：少阴之为病，脉微细，但欲寐也）。其热化证篇中讨论较少，其热化主要为阴虚（心肾阴虚）火旺证，出现心肾不交等病变。

少阴寒化证：一是太少相兼病证，如素体阳虚而感受风寒之邪，则出现发热恶寒，脉不浮而反沉者，治以麻黄细辛附子汤（第301条：少阴病，始得之，反发热，脉沉者，麻黄细辛附子汤主之）；或麻黄附子甘草汤（第302条：少阴病，得之二三日，麻黄附子甘草汤微发汗，以二三日无里症，故微发汗也）。二是少阴寒湿证，阳虚而寒湿侵袭，留滞关节肌肉，出现身疼骨痛，背恶寒而脉沉者，治以温阳散寒，除湿止痛，治以附子汤（第304条：少阴病，得之一二日，口中和，其背恶寒者，当灸之，附子汤主之）。三是少阴下利证，肾阳虚衰，火不生土，脾阳亦虚，健运失职而下利不止，四肢厥逆，脉微欲绝。其表现多种，甚者可出现阴寒内盛，阳格于上，而见面赤咽痛者。一般下利者四逆汤主之（第225条：脉浮而迟，表热里寒，下利清谷者，四逆汤主之；第323条：少阴病，脉沉者，急温之，宜四逆汤）；出现阳格于上者，以白通汤主之（第315条：少阴病，下利，脉微者，与白通汤）；阳格拒太甚，呕逆烦乱，厥逆无脉，以白通加猪胆汁汤主之（第 315 条：少阴病，下利……利不止，厥逆无脉，干呕烦者，白通加猪胆汁汤主之）；若出现身反不恶寒者，又当以通脉四逆汤主之（第 317 条：少阴病，下利清谷，里寒外热，手足厥逆，脉微欲绝，身反不恶寒，其人面色赤，或腹痛，或干呕，或咽痛，或利止脉不出者，通脉四逆汤主之）。四是少阴阳虚，水气泛滥证，治以真武汤（第 316 条：少阴病，二三日不已，至四五日，腹痛，小便不利，四肢沉重疼痛，自下利者，此为有水气，其人或咳，或小便不利，或下利，或呕者，真武汤主之）。

少阴下利证，需与少阴便脓血及吐利相区别。少阴阳虚，统摄无权，复因寒湿伤络，而成便下脓血证。其脓血味腥无臭，滑脱不禁，治当温阳固摄，治以桃花汤、赤石脂禹余粮汤（第 306 条：少阴病，下利便脓血者桃花汤主之；第 307 条：少阴病，二三日至四五日，腹痛，小便不利，下利不止，便脓血者，桃花汤主之；第 159 条：伤寒，服汤药下利不止……此利在下焦，赤石脂禹余粮汤主之）。若吐逆剧烈，伴肢厥下利，属中焦虚寒，升降失职者，当服吴茱萸汤（第 309 条：少阴病，吐逆，手足逆冷，烦躁欲死者，吴茱萸汤主之）。

少阴热化证，多缘素体阴虚而复感温热之邪，或阳热实证，耗伤阴精所致，出现肾水亏虚，心火亢盛，水火不济，而失眠、烦躁，治宜黄连阿胶汤（第 303 条：少阴病，得之二三日以上，心中烦，不得卧，黄连阿胶汤主之）。

少阴病咽痛者，以其肾经循咽喉之故也。若属阴虚咽痛者，治用猪肤汤（第 310 条：少阴病，下利，咽痛，胸满，心烦者，猪肤汤主之）；属风热毒邪客于咽者，治用甘草汤或桔梗汤（第 311 条：少阴病，二三日，咽痛者，可与甘草汤；不差，与桔梗汤）；属痰热郁滞于咽者，治用苦酒汤（第 312 条：少阴病，咽中伤，生疮，不能语言，声不出者，苦酒汤主之）；属寒痰阻滞于咽者，治用半夏散及汤（第313条：少阴病，咽中痛，半夏散及汤主之）。四种治法，而有寒热虚实之别。

少阴病虽与虚为主，但有虚中夹实者，有三急下之证。即阴虚而兼腑实，系因阴虚火旺，水涸土燥，燥热成实者。治宜急下存阴，亦有承气汤之用（第320条：少阴病，得之二三日，口燥咽干者，急下之，宜大承气汤；第321条：少阴病，自利清水，色纯青，心下必痛，口干燥者，可下之，宜大承气汤；第322条：少阴病，六七日，腹胀不大便者，急下之，宜大承气汤）。

少阴病预后转归，依据阴阳盛衰而言，大凡阳气复者多为向愈，阳气亡者多属恶候，阴阳俱脱者则为至危之象（第287条：少阴病，脉紧，至七八日，自下利，脉暴微，手足反温，脉紧反去者，为欲解也，虽烦下利，必自愈；第288条：少阴病，下利，若利自止，恶寒而踡卧，手足温者，可治；第289条：少阴病，恶寒而踡，时自烦，欲去衣被者，可治；第290条：少阴中风，脉阳微阴浮者，为欲愈；第292条：少阴病，吐利，手足不逆冷，反发热者，不死；第295条：少阴病，恶寒身踡而利，手足逆冷者，不治；第296条：少阴病，吐利，躁烦，四逆者，死；第297条：少阴病，下利止而头眩，时时自冒者，死；第298条：少阴病，四逆，恶寒而身踡，脉不至，不烦而躁者，死；第299条：少阴病，六七日，息高者，死；第300条：少阴病，脉微细沉，但欲卧，汗出不烦，自欲吐，至五六日，自利，复烦躁不得卧寐者死）。

少阴病属虚证，多禁汗下之法（第284条：少阴病，咳而下利，谵语者，被火气劫故也，小便必难，以强责少阴汗也；第285条：少阴病，脉细沉数，病为在里，不可发汗；第286条：少阴病，脉微，不可发汗，亡阳故也，阳已虚尺脉弱涩者，复不可下之）。

十、少阴篇主要类方

四逆汤类方

1. 四逆汤

［组成］甘草（炙）二两，干姜一两半，附子（生用去皮，破八片）一枚。

上三味，水煮，去滓，温服，强人可大附子一枚，干姜三两。

［方义］名四逆者，治四肢逆冷也，属回阳救逆之剂。附子辛热，温壮心肾之阳气而逐寒湿，乃为君药；干姜辛热，温健脾阳，散寒止痛，而为之臣；炙草甘缓，和中补气，调和姜附之辛热，为之佐使。三者合用，温壮先后二天之阳气，并扶健中焦之化源，俾四肢厥退阳复矣。故具温中散寒，回阳救逆之功。

［主证］伤寒脉浮，自汗出，小便数，心烦，微恶寒，脚挛急……若重发汗，复加烧针者，四逆汤主之（第29条）。

伤寒医下之，续得下利清谷不止，身疼痛者，急当救里，救里宜四逆汤（第91条）。

病发热头痛，脉反沉，若不差，身体疼痛，当救其里，宜四逆汤（第92条）。

脉浮而迟，表热里寒，下利清谷者，四逆汤主之（第225条）。

自利不渴者，属太阴，以其藏有寒故也，当温之，宜服四逆辈（第277条）。

少阴病，脉沉者，急温之，宜四逆汤（第323条）。

少阴病，饮食入口即吐……若膈上有寒饮，干呕者，不可吐也，当温之，宜四逆汤（第324条）。

大汗出，热不去，内拘急，四肢疼，又下利，厥逆而恶寒者，四逆汤主之（第353条）。

大汗，若大下利而厥冷者，四逆汤主之（第354条）。

吐利汗出，发热恶寒，四肢拘急，手足厥冷者，四逆汤主之（第388条）。

既吐且利，小便复利，而大汗出，下利清谷，内寒外热，脉微欲绝者，四逆汤主之（第389条）。

[临床应用] 凡肢冷、脉微细欲绝等，属心肾阳虚证者，或脾肾阳虚证者。

①治疗多种休克，如心源性休克、中毒性休克、出血性休克以及各种感染性疾病所致之休克。

②消化系统疾病，如慢性胃炎、胃肠炎、胃下垂、慢性肝炎等。

③循环系统疾病，如心肌梗死、传导阻滞、心力衰竭、病窦综合征等。

④呼吸系统疾病，如慢性支气管炎、哮喘、肺气肿、肺心病、肺炎等。

⑤其他疾病，如坐骨神经痛、鼻炎、肩周炎、风湿性关节炎、复发性口腔溃疡、咽炎等。

2. 四逆加人参汤

[组成] 甘草（炙）二两，附子（生，去皮，破八片）一枚，干姜一两半，人参一两。

上四味，水煮，去滓，温服。

[方义] 本方系四逆汤加人参而成，为回阳救逆，益气生津之剂。方以四逆汤温中散寒，回阳救逆为主，加人参，以甘温益气补中，复中焦化源，益气生津，以阳生阴长，所谓“气血俱要，补气在补血之先”。四药相伍，共奏温中回阳，益气生津，

阴阳两固之效，以利救急之需也。

［主证］恶寒，脉微而复利，利止，亡血也，四逆加人参汤主之（第385条）。

［临床应用］多用于治疗各种休克、低血压、心力衰竭等。

3. 通脉四逆汤

［组成］甘草（炙）二两，附子（生，去皮，破八片）大者一枚，干姜三两（强人可四两）。

上三味，水煮，去滓，再煮，温服。面色赤者，加葱九茎；腹中痛者，去葱加芍药二两；呕者，加生姜二两；咽痛者，去芍药加桔梗一两；利止脉不出者，去桔梗加人参二两。

［方义］本方由四逆汤调整药物剂量而成，即重用附子、倍用干姜而成。名通脉者，以之治阴盛阳弱，脉不通者也。方中重用姜、附，以巨力驱阴寒而回心阳，令微弱欲绝之脉复。堪称回阳救逆，通脉强心之良方。

［主证］少阴病，下利清谷，里寒外热，手足厥逆，脉微欲绝，身反不恶寒，其人面色赤，或腹痛，或干呕，或咽痛，或利止脉不出者，通脉四逆汤主之（第317条）。

［临床应用］治疗阴盛格阳证；急性胃肠炎而出现吐利脉微欲绝者；少阴病咽痛失音者。

4. 通脉四逆加猪胆汁汤

［组成］甘草（炙）二两，干姜三两（强人可四两），附子（生，去皮，破八片）大者一枚，猪胆汁半合。

上四味，先煮前三味，去滓，内猪胆汁，分温再服，其脉即来。无猪胆，以羊胆代之。

［方义］本方由通脉四逆加猪胆汁而成，亦属回阳救逆通脉之剂。以通脉四逆汤为主，回阳救逆，强心通脉。加猪胆汁者，一是以胆汁苦寒，益阴清热，二是以之制约姜附辛热伐阴之弊，

三是能媾和阴阳，四能反佐之，引姜附之热药入阴，以防格拒。对于阴阳俱虚之危重证，当“阴阳俱要，补阳在养阴之上”，回阳以急，但必以阴引阳，则阳生阴长也。

［主证］吐已下断，汗出而厥，四肢拘急不解，脉微欲绝者，通脉四逆加猪胆汁汤主之（第390条）。

［临床应用］多用于心力衰竭、心肌梗死及各种休克症；对于内分泌系统的肾上腺皮质功能低下和慢性腹泻等亡阳液脱者亦有良好效果。

5. 白通汤

［组成］葱白四茎，干姜一两，附子（生，去皮，破八片）一枚。

上三味，以水煮，去滓，温服。

［方义］本方系四逆去甘草易葱白而成，亦为回阳救逆，温中散寒之剂。以附姜辛热，温中散寒，回先后二天之阳气为之君臣；葱白辛温，而善通阳气，使被格之阳气通下，达到宣通上下之目的，故名曰“白通”，行佐使之职。三药相合心、脾、肾三阳得温得回得通，上中下三焦，阳气流转，则利止矣。

［主证］少阴病，下利，白通汤主之（第314条）。

少阴病，下利，脉微者，与白通汤（第315条）。

［临床应用］阴盛阳虚之腹泻；雷诺病；阳虚头痛；过敏性休克等。

6. 白通加猪胆汁汤

［组成］葱白四茎，干姜一两，附子（生，去皮，破八片）一枚，人尿五合，猪胆汁一合。

上五味，先煮白通汤药，去滓，内胆汁、人尿，合令相得，温服，若无胆汁亦可用。

［方义］此由白通汤加胆汁、人尿而成，亦属回阳救逆，温

中散寒之剂。其以白通汤回阳救逆，通达上下为主，加人尿、猪胆汁者（人尿，咸寒入肾，导阳入阴，以童尿为佳。猪胆汁苦寒，益阴而引浮阳入下焦。）意在以其咸苦寒，反佐姜附葱之辛，引阳入阴也，使热药不受阴寒之格拒，而利回阳救逆也。

［主证］少阴病，下利，脉微者……利不止，厥逆无脉，干呕，烦者，白通加猪胆汁汤主之（第315条）。

［临床应用］慢性咽炎而属虚火上炎者；小儿中毒性消化不良属阴盛格阳者等。

7. 干姜附子汤

［组成］干姜一两，附子（生，去皮，破八片）一枚。

上二味，以水煮，去滓，顿服。

［方义］本方系回阳救急之剂，仅姜、附二药，急救先后二天之阳，较之四逆汤攻专力宏。阴寒盛极，阳气残殆者，务必急投之，阳回则生命存。

［主证］下之后，复发汗，昼日烦躁不得眠，夜而安静，不呕不渴，无表证，脉沉微，身无大热者，干姜附子汤主之（第61条）。

［临床应用］此为急救之剂，其用同四逆汤证。

8. 茯苓四逆汤

［组成］茯苓四两，人参一两，附子（生，去皮，破八片）一枚，甘草（炙）二两，干姜一两半。

上五味，水煮，去滓，温服。

［方义］本方由四逆汤加茯苓、人参而成，亦系四逆加人参汤加茯苓而成，为回阳救逆，益气化饮之剂，又称温阳利水，扶正救逆之剂。方以四逆汤为主，回阳救逆，加人参而益气生津，扶正固本，俾心、肾、脾三阳得回而本固，阳复则阴生也。茯苓重用，甘淡健脾渗湿，使寒湿之邪得姜附之温阳而从小便利之；

且参、苓相配，益气健脾，又土以制水也；茯苓并能安神，定魂魄，除烦而宁心也。故名茯苓四逆汤。

［主证］发汗，若下之，病仍不解，烦躁者，茯苓四逆汤主之（第69条）。

［临床应用］用于心肾阳虚，水湿泛溢者。

①泌尿系统：慢性肾炎、肾功能不全、尿毒症、慢性肾盂肾炎等。

②循环系统：心功能不全、心力衰竭、肺心病、风心病、冠心病等。

③各种休克症。

④呼吸系统：慢性支气管炎、支气管哮喘、肺气肿等。

⑤消化系统：慢性胃肠溃疡病、慢性胃炎、腹泻、胃下垂等。

⑥神经系统：眩晕症、神经官能症等。

9. 附子汤

［组成］附子（炮，去皮，破八片）二枚，茯苓三两，人参二两，白术四两，芍药三两。

上五味，水煮，去滓，温服。

［方义］本方系茯苓四逆汤去干姜、甘草加白术、芍药而成，亦为真武汤去生姜加人参而成，为温阳益气，散寒除湿之剂。名附子者，是以其为主药，重用之，其辛热，补火温经，散寒除湿；臣以人参，甘温大补元气，与附子共扶心肾之阳气；佐以白术、茯苓，健脾渗湿，使水湿之邪从小便而出，用芍药和营敛阴，一可防附、术辛苦温燥之伤营阴，二可通血滞和气血也。诸药和合，共奏扶正祛邪，阳气复、寒湿除之目的。

［主证］少阴病，得之一二日，口中和，其背恶寒者，当灸之，附子汤主之（第304条）。

少阴病，身体痛，手足寒，骨节痛，脉沉者，附子汤主之（第 305 条）。

［临床应用］本方主要用于心肾阳虚，寒湿阻滞之证，如风湿性关节炎、类风湿性关节炎、脉管炎、雷诺病、心功能不全、慢性肾炎、胃下垂、胃肠炎、水肿以及妇科之带下、月经不调、盆腔炎、子肿等。

10. 真武汤

［组成］茯苓，芍药、生姜（切）各三两，白术二两，附子（炮，去皮）一枚。

上五味，水煮，去滓，温服。

［方义］本方即附子汤去人参加生姜而成，为温阳利水之剂。名真武者，真武为北方水神之位，以治寒水之患者而得名也。方中附子辛热，温壮肾阳，使水有所主，故为君药；白术甘温，健脾燥湿，使土旺以治水，乃为之臣；脾肾阳复，则寒湿得除矣。茯苓甘淡，健脾渗湿，助术以利水渗湿，使邪从小便而出；生姜辛温，发汗温胃，散寒行水，即佐附子以温经发散在表之寒湿，又可协术、苓温利在内之水湿，可谓“开鬼门，洁净府”以祛邪也；芍药微寒，和营护阴，一能制附、姜、术之温燥，又能杜诸利水除湿之药伤营阴，故三药悉为之佐，诸药相辅相成，而达温阳利水之效。

［主证］太阳病发汗，汗出不解，其人仍发热，心下悸，头眩，身瞤动，振振欲擗地者，真武汤主之（第 82 条）。

少阴病，二三日不已，至四五日，腹痛，小便不利，四肢沉重疼痛，自下利者，此为有水气，其人或咳，或小便利，或下利，或呕者，真武汤主之（第 316 条）。

［临床应用］本方主要用于心肾阳虚，水湿为患诸病。

①泌尿系统：慢性肾炎、肾功能不全、急性尿毒症、尿崩

症等。

②心血管系统：慢性心功能不全，如风心病、肺心病等。

③神经系统：美尼尔综合征、神经衰弱等。

④其他：风湿性关节炎、脉管炎、慢性胃炎、胃肠溃疡病、胃下垂、腹泻以及月经不调、功能性子宫出血等。

11. 吴茱萸汤

[组成] 吴茱萸（洗）一升，人参三两，生姜（切）六两，大枣（擘）十二枚。

上四味，水煮，去滓，温服。

[方义] 此方属温补之剂。名吴茱萸者，即以其为主药，吴茱萸辛苦温，温胃暖肝，散寒降逆；臣以生姜，温胃散寒，降逆止呕，行水气，与主药相配，能温能降能散，相得益彰；佐用人参、大枣甘温益气，扶中补虚，四药和合，温中补虚，散寒水，降逆气，扶正驱邪也。

[主证] 食谷欲呕，属阳明也，吴茱萸汤主之（第 243 条）。

少阴病，吐利，手足逆冷，烦躁欲死者，吴茱萸汤主之（第 309 条）。

干呕吐涎沫，头痛者，吴茱萸汤主之（第 378 条）。

[临床应用] 主要用于中焦脾胃虚寒及肝经寒侵诸证。

①消化系统：急慢性胃炎、胃肠溃疡病、幽门梗阻、慢性肠炎、非特异性结肠炎、胆囊炎等。

②循环系统：低血压症以及阳虚型高血压症引起的眩晕、头痛、呕吐者。

③神经系统：血管神经性头痛、神经性呕吐、美尼尔综合征等。

④泌尿系统：慢性肾炎、尿毒症、阳痿、阴缩等。

⑤妇产科：妊娠恶阻、痛经、带下等。

⑥眼科：急性青光眼、角膜溃疡、视疲劳症等。

⑦其他：如疝气、痢疾、慢性肝炎等。

12. 五苓散

［组成］猪苓（去皮）十八铢，泽泻一两六铢，白术十八铢，茯苓十八铢，桂枝（去皮）半两。

上五味，捣为散，以白饮和服方寸匕，日三服，多饮暖水，汗出愈。

［方义］本方属温阳利水剂，又有表里双解之能。方以泽泻为君药，其甘淡利水渗湿，重用之；臣以茯苓，猪苓渗湿，增强君药利水蠲饮之功；运水湿者在脾，故以白术甘苦温，健脾燥湿，而助君臣之利水也，膀胱为水腑，气化则能出之，故以桂枝辛甘，助阳化气，且辛透表邪，二药乃为之佐，五药相伍，脾健运而水湿利，气化复而表邪解。

［主证］太阳病，发汗后，大汗出，胃中干，烦躁不得眠，欲得饮水者，少少与饮之，令胃气和则愈。若脉浮，小便不利，微热消渴者，五苓散主之（第 71 条）。

中风发热，六七日不解而烦，有表里证，渴欲饮水，水入则吐者，名曰水逆，五苓散主之（第 74 条）。

伤寒，汗出而渴者，五苓散主之（第 73 条）。

痞不解，其人渴而口燥烦，小便不利者，五苓散主之（第 156 条）。

霍乱，头痛发热，身疼痛，热多欲饮水者，五苓散主之（第 386 条）。

［临床应用］凡属水湿内阻，气化不利者，如：

①心血管疾病中心功能不全、肺心病、风心病等。

②泌尿生殖系统中急性肾炎水肿、肾盂肾炎、尿潴留、肾结石、前列腺增生、阳痿等。

③消化系统中腹泻、慢性胃炎等。

④呼吸系统中渗出性胸膜炎。

⑤神经系统中美尼尔综合征、血管神经性头痛等。

⑥皮肤五官科中之荨麻疹、斑秃、多形性红斑以及急性青光眼、中心性视网膜炎等。

⑦妇儿科中妊娠高血压综合征、羊水过多、卵巢囊肿、行经腹泻、行经浮肿、子肿、带下以及婴幼儿腹泻等。

13. 猪苓汤

［组成］猪苓（去皮），茯苓、泽泻、阿胶、滑石（碎）各一两。

上五味，先水煮四味后，去滓，内阿胶烊消，温服，日三服。

［方义］此可由五苓散去白术、桂枝加阿胶、滑石而成，为清热利水养阴之剂。方中猪苓、茯苓甘淡利水，泽泻咸寒渗泄肾浊，滑石甘寒，清热利水，阿胶甘平，滋阴养血止血，诸药相合，既能清热利水，消除热与水结，又能养阴而达利水湿而不伤正气之目的。是以乃为滋阴利水之良方。与五苓散较之，此在于清热滋阴而利水，彼在于助阳化气，健脾利水。

［主证］若脉浮发热，渴欲饮水，小便不利者，猪苓汤主之（第223条）。

少阴病，下利六七日，咳而呕渴，心烦不得眠者，猪苓汤主之（第319条）。

［临床应用］主要用于阴虚而水热互结为患证，如：

①泌尿系统：肾炎、肾盂肾炎、膀胱炎、前列腺炎、尿道炎等。

②呼吸系统：多用于感冒发热，口渴小便不利者。

③消化系统：急慢性胃炎。

④传染病中丝虫病乳糜尿、螺旋体病后遗症之遗尿症以及尿浊病等。

上述诸方，以四逆汤加减损益者为主，不过数方而已，非尽属之。四逆汤为主，主治心肾阳虚为主，兼有脾阳虚者，干姜附子汤、四逆汤、四逆加人参汤、通脉四逆汤皆为一类，仅是病理变化程度之差异，干姜附子汤与四逆汤皆为回阳救逆之剂，以急救为主，不过急中之急者，为干姜附子汤首选，次者为四逆汤；心肾阳虚，兼心气虚甚者以四逆加人参汤，若脉微欲绝者，用通脉四逆汤。若心肾阳虚，而出现阴盛格阳者，通脉四逆加猪胆汁汤、白通汤、白通加猪胆汁汤为一类，三者仅是病势轻重之差异，皆为心肾阳虚而兼阳格于上，而脉微欲绝者为主，毫厘之间，仅是心阳虚衰，阴阳离决之轻重而已。茯苓四逆汤、附子汤、真武汤、五苓散悉为阳虚水泛为病之类，心脾肾阳虚为主，兼水饮者，首推茯苓四逆汤；心脾肾阳虚，而寒湿在表为主者，以附子汤主之；心脾肾阳虚，以脾肾阳虚湿聚为主者，用真武汤治之；若水湿停聚，肾阳虚衰而气化不利者，以五苓散治之。至若猪苓汤、吴茱萸汤仅为附于是方之类，真武汤、五苓散为温阳利水之剂，若阴虚而水热互结为病者，治之如何？当以清热利水育阴之法，举以猪苓汤育阴利水方治之；诸四逆辈悉为回阳救逆为主，若中焦虚寒，肝木乘之，或肝经寒侵而致吐呕而下利者，治之如何？当以温中补虚，降逆止呕，举以吴茱萸汤主之。故二方列于四逆辈以示参考矣。

十一、厥阴篇脉证并治

厥阴包括手厥阴心包络、足厥阴肝，并与手少阳三焦、足少阳胆相表里。病邪侵及厥阴，肝失条达，心包受其影响，故而病情颇为复杂。历代诸家对本篇注释研究，纷纭不一。一般而论，厥阴病以寒热错杂为主证，有寒厥、热厥、蛔厥、痰厥、水厥等厥证，病机是阴阳气不相顺接，以手足厥冷为特征（第 337 条：凡厥者，阴阳气不相顺接，便为厥。厥者，手足逆冷者是也）。大凡寒厥阳衰阴盛正不胜邪则死，大汗大下利阳亡阴竭者死（第 345 条：伤寒，发热，下利至甚，厥不止者，死；第 346 条：伤寒，六七日，不利，便发热而利，其人汗出不止者，死，有阴无阳故也），热厥内闭外脱者，亦死（第 344 条：伤寒，发热下利，厥逆，躁不得卧者，死）。厥利和发热日数的对比说明阳气之进退、寒热之转化和厥阴病自愈证、除中死证、阳复太过证、厥热进退证等（第 342 条：伤寒，厥四日，热反三日，复厥五日，其病为进，寒多热少，阳气退，故为进也；第 341 条：伤寒发热四日，厥反三日，复热四日，厥少热多者，其病当愈，四日至七日热不除者，必便脓血；第 336 条：伤寒病，厥五日热亦五日，设六日当复厥，不厥者，自愈；第 333 条：伤寒脉迟，六七日，而反与黄芩汤彻其热，脉迟为寒，今与黄芩汤复除其热，腹中应冷，当不能食，今反能食，此为除中，必死），以及热厥的表现与预后等（第 331 条：伤寒，先厥后发热而利者，必自止，见厥复利。第 339 条：伤寒，热少微厥，指头寒，默默不欲食，烦躁数日，小便利，色白者，此热除也；欲得食，其病为愈；若厥而呕，胸胁烦满者，其后必便血）。

关于厥证之证治，篇中列举了肝胃实热、脾肾虚寒之蛔厥，治用乌梅丸（第 338 条：蛔厥者，其人当吐蛔，今病者静，而复时烦者，此为脏寒，蛔上入其膈，故烦，须臾复止，得食而呕，又烦者，蛔闻食臭出，其人当吐蛔。蛔厥者，乌梅丸主之）以温阳泄热，安蛔止痛；寒凝下焦之厥的证候（第 340 条：病者手足厥冷，言我不结胸，小腹满，按之痛者，此冷结在膀胱关元也）；亡血之厥之表现及治禁（第 347 条：伤寒，五六日，不结胸，腹濡，脉虚，复厥者，不可下，此亡血，下之死）；阳郁之厥的灸治（第349条：伤寒，脉促，手足厥逆，可灸之）；热厥而里为无形实者，治用白虎汤（第350条：伤寒，脉滑而厥者，里有热，白虎汤主之）以辛寒泄热生津；血虚寒厥，治用当归四逆汤（第351条：手足厥寒，脉细欲绝者，当归四逆汤主之）以养血温经，散寒通脉；若厥阴经脏两寒者，治用当归四逆加吴茱萸生姜汤（第352条：若其人内有久寒者，宜当归四逆加吴茱萸生姜汤）；阳虚寒厥者，治用四逆汤（第353条：大汗出，热不去，内拘急，四肢疼，又下利，厥逆而恶寒者，四逆汤主之；第354条：大汗，若大下利而厥冷者，四逆汤主之）以回阳救逆；痰厥，治用瓜蒂散（第355条：病人手足厥冷，脉乍紧者，邪结在胸中，心下满而烦，饥不能食者，病在胸中，当须吐之，宜瓜蒂散）以涌吐痰浊；若水厥者，治用茯苓甘草汤（第356条：伤寒，厥而心下悸，宜先治水，当服茯苓甘草汤，却治其厥）以温中化饮，通阳利水；肺中痰热并兼脾气虚寒而厥者，治用麻黄升麻汤（第357条：伤寒，六七日大下后，寸脉沉而迟，手足厥逆，下部脉不至，喉咽不利，唾脓血，泄利不止者，为难治，麻黄升麻汤主之）以宣肺化痰，清热养阴，兼温脾阳。

厥阴篇中还载有利、呕、哕症之辨治。下利在先兆腹中痛情况下，有胃热脾寒、寒热格拒之利者，治用干姜黄芩黄连人参汤（第359条：伤寒，本自寒下，医复吐下之，寒格，更逆吐下，若食入口即吐，干姜黄芩黄连人参汤主之）以苦寒泄降，辛甘通阳补虚；脾肾阳虚，阴盛格阳之利者，治用通脉四逆汤（第370条：下利清谷，里寒外热，汗出而厥者，通脉四逆汤主之）以回阳救逆，交通阴阳；若厥阴湿热，下迫大肠下利，治用白头翁汤（第371条：热利下重者，白头翁汤主之；第373条：下利，欲饮水者，以有热故也，白头翁汤主之）以清热燥湿，凉肝解毒；

实热内结，热结旁流下利者，治用小承气汤（第374条：下利，谵语者，有燥屎也，宜小承气汤）以通腑泻热，导滞除积。并又重述虚寒下利者，当表邪未解时，当温里回阳为先，阳回后，再解其表（第372条：下利，腹胀满，身体疼痛者，先温其里，乃攻其表；温里宜四逆汤，攻表宜桂枝汤）；对利后余热留扰胸膈者，以栀子豉汤（第375条：下利后，更烦，按之心下濡者，为虚烦也，宜栀子豉汤）清宣余热。

呕者，其辨治以阳虚阴盛，寒邪犯胃而呕者，治以四逆汤（第377条：呕家脉弱，小便复利，身有微热见厥者，难治，四逆汤主之）回阳散寒，温胃止呕；肝寒犯胃，浊阴上逆致呕者，治用吴茱萸汤（第378条：干呕，吐涎沫，头痛者，吴茱萸汤主之）以暖肝胃，降浊阴；厥阴脏邪还腑，阴病出阳致呕者，治用小柴胡汤（第379条：呕而发热者，小柴胡汤主之）以和解少阳。

就哕而言，多由胃虚寒冷致哕，或实邪阻滞于胃而致（第380条：伤寒大吐大下之，极虚，复极汗者，其人外气怫郁，复与之水，以发其汗，因得哕；所以然者，胃中寒冷故也）。其治当因势利导，泻实补虚（第381条：伤寒，哕而腹满，视其前后，知何部不利，利之即愈）。

厥阴病由上述所言，不难看出其为本热标寒，不仅有寒热错杂之证，亦有寒化热化两种病理变化，故而其提纲为“厥阴之为病，消渴，气上撞心，心中疼热，饥而不欲食则吐蛔，下之，利不止”。

十二、厥阴篇主要类方

乌梅丸类方

1. 乌梅丸

［组成］乌梅三百枚，细辛六两，干姜十两，黄连十六两，

当归四两，附子（炮，去皮）六两，蜀椒（出汗）四两，桂枝（去皮）六两，人参六两，黄柏六两。

上十味，异捣筛，合治之，以苦酒渍乌梅一宿，去核，蒸之五斗米，饭熟，捣成泥，和药令相得，内臼中，与蜜杵二千下，丸如梧桐子大，先食，饮服十丸，日三服，稍加至二十丸。禁生冷、滑物、臭食等。

［方义］此系安蛔之剂。病寒热错杂，蛔虫在腹内扰动。方以乌梅为君，重用之并加苦酒（醋）之酸，不仅敛肝阴而制木火之横逆上亢，且酸制蛔，令其静而痛止。蜀椒、桂枝、附子、干姜诸药辛热既能祛寒温脏回阳，且辛椒之属又能驱蛔杀虫；人参、当归补气养血，扶其正气，培土以御木贼；黄连、黄柏苦寒，以清热泄肝火并降蛔，诸药悉为之臣。连、柏之寒又能缓和辛、椒、附、姜、桂等诸热药之力，而防辛燥伤阴之弊，故二药又为佐药。蜜与米为丸，既助人参之扶中，又甘缓调和诸药，乃为使者。柯韵伯曾云："蛔得酸则静，得辛则伏，得苦则下。"故是为驱蛔之良方。诸药相伍，寒温并用，苦寒辛热同施，协调阴阳气血，辛开苦降，升清降浊，和调寒热，调和肝脾心肾诸脏，诚可见经方组成之妙。是以其不仅用于治蛔厥，并能疗下利等多种病症。

［主证］伤寒，脉微而厥，至七八日肤冷，其人躁无暂安时者，此为脏厥，非蛔厥也。蛔厥者，其人当吐蛔，令病者静，而复时烦者，此为脏寒，蛔上入其膈，故烦，须臾复止，得食而呕，又烦者，蛔闻食臭出，其人常自吐蛔。蛔厥者，乌梅丸主之，又主久利（第338条）。

［临床应用］本方主要用于寒热错杂，虚实兼夹之脏腑功能失调病证。

①消化系统：慢性胃炎、胃肠溃疡病、慢性肠炎、非特异性

结肠炎、急、慢性痢疾、胆囊炎、胆道蛔虫症、顽固性呃逆等。

②呼吸系统：肺炎、支气管哮喘、慢性气管炎、肺气肿等。

③神经系统：神经性头痛、美尼尔综合征、三叉神经痛、坐骨神经痛等。

④循环系统：肺心病、心肌炎、原发性高血压、脉管炎、窦房结综合征。

⑤泌尿系统：慢性肾炎、男性不育症。

⑥寄生虫病，如蛔虫病、鞭毛虫病、阴道滴虫病、钩虫病及血吸虫病等。

⑦妇产科：痛经、功能性子宫出血、慢性盆腔炎、阴道炎、阴吹、闭经、妊娠恶阻、更年期综合征、不孕症等。

⑧儿科：小儿腹泻、虫积等。

⑨五官科：复发性口腔溃疡、化脓性中耳炎、慢性角膜炎、慢性咽炎等。

⑩其他：如腰肌劳损、荨麻疹、糖尿病等。

2. 干姜黄芩黄连人参汤

见治痞证类方。

附：杂方类

1. 瓜蒂散

［组成］瓜蒂（熬黄）一分，赤小豆一分。

上二味，分别捣筛，为散已，合治之，取一钱匕，以香豉一合，热汤煮作稀糜，去滓，取汁合散，温顿服之。

［方义］此为涌吐之剂，为胸膈痰实者而设。《内经》云："其高者因而越之"，即此吐法之用。方中瓜蒂苦寒，入阳明胃经，而专善涌吐，为君药；赤小豆甘酸平性，化阴助涌，《内经》所谓"酸苦涌吐为阴"也，为臣药；香豉轻清宣泄，以利瓜蒂之吐邪，乃为之使。三药相合，诚达涌吐胸膈痰实之效。

［主证］病如桂枝证，头不痛，项不强，寸脉微浮，胸中痞鞕，气上冲咽喉，不得息者，此为胸有寒也。当吐之，宜瓜蒂散（第 166 条）。

病人手足厥冷，脉乍紧者，邪结在胸中，心下满而烦，饥不能食者，病在胸中，当须吐之，宜瓜蒂散（第 355 条）。

［临床应用］主要用于食饮积滞在胸膈，或痰涎壅盛在胸膈者，如癫狂症，小儿食痫，急性黄疸，服毒救治等。

2. 十枣汤

［组成］芫花（熬），甘遂，大戟。

上三味等分，分别捣为散，以水煮，大枣肥者十枚，去核，内药末，强人服一钱匕，羸者服半钱，温服之；若下少，病不除，明日更服，加半钱，得快下利后，糜粥自养。

［方义］此为峻下逐水剂。芫花、甘遂、大戟悉为逐水峻药，合之力尤猛也。故佐以大枣肥者，甘缓扶中，而护胃气，即缓其芫、遂、戟之峻烈毒性，又扶正以驱邪也。但终为攻下之峻剂，对邪实而正已虚者，宜慎用之。

［主证］太阳中风，下利呕逆，表解者，乃可攻之。其人漐漐汗出，发作有时，头痛，心下痞鞕满，引胁下痛，干呕短气，汗出不恶寒者，此表解里未和也，十枣汤主之（第 152 条）。

［临床应用］本方《金匮》主治悬饮症，今本方常用于胸腔积液、腹腔积液、肾炎水肿，以及慢性肺阻病等。

3. 蜜煎导法（附猪胆汁方）

［组成］食蜜六合。

上一味，于铜器内，微火煎，当须凝如饴状，搅之勿令焦著，欲可丸，并手捻作挺，令头锐，大如指，长二寸许。当热时急作，冷则鞕。以内谷道中，以手急抱，欲大便时，乃去之。

又大猪胆一枚，泻汁，和少许法醋，以灌谷道内，如一食顷，当大便出宿食恶物，甚效。

土瓜，即王瓜，苦寒。《肘后备急方》云："治大便不通，土瓜采根捣汁，筒吹入肛门中，取便。"

［方义］此为润肠通便剂。蜜甘平无毒，滋阴润燥，局部用之有润滑作用。方以炼制作挺，内肛门内，润肠而导便下行也。猪胆汁苦寒，清热润燥，除能益阴媾通阴阳外，并可清腑导浊下行。

［主证］阳明病，自汗出，若发汗，小便自利者，此为津液内竭，虽鞕不可攻之。当须自欲大便，宜蜜煎导而通之。若土瓜根及大猪胆汁，皆可为导（第233条）。

［临床应用］主要用于虚人和老年人津枯便秘者。

4. 猪肤汤

［组成］猪肤一斤。

上一味，水煮，去滓，加白蜜一升，白粉五合，熬香，和令相得，温服。

［方义］本方实由猪肤、白蜜、米粉熬制而成，为滋阴润燥剂。猪肤即猪皮，咸寒入肾，滋阴清热润燥；白蜜甘平，润肺利咽；米粉甘缓和中，扶土止利。三者相合，有滋肾水、润肺金、补脾土之功，为疗阴虚火炎咽痛之良方。

［主证］少阴病，下利，咽痛，胸满，心烦者，猪肤汤主之（第310条）。

［临床应用］主要用于慢性咽炎、扁桃体炎、慢性气管炎、肺结核以及肺肾阴虚之失音、声哑，亦能治疗血液病之再生障碍性贫血、原发性血小板减少性紫癜和白细胞减少症等。

5. 甘草汤

［组成］甘草二两。

上一味，水煮，去滓，温服。

［方义］本方仅甘草一味而生用，甘草生用清热利咽，祛痰解毒，故治客热咽痛颇佳。

［主证］少阴病二三日，咽痛者，可与甘草汤（第311条）。

［临床应用］主要用于风热咽痛（咽炎）、咳嗽痰多（气管炎）、口唇溃疡、疖疮肿痛、胃肠溃疡病等。

6. 桔梗汤

［组成］桔梗一两，甘草二两。

上二味，水煮，去滓，温服。

［方义］本方即甘草汤加桔梗而成，为清热利咽之剂。桔梗苦辛平，散结开肺，利咽祛痰；甘草生用，既能清热解毒，又利咽祛痰。二者相伍，专善清热利咽，解毒祛痰，为疗客热咽喉疾病之要方。

［主证］少阴病二三日，咽痛者，可与甘草汤，不差者，与桔梗汤（第311条）。

［临床应用］主要用于呼吸系统之咽喉炎、扁桃体炎、气管炎、肺脓肿等。

7. 苦酒汤

［组成］半夏（洗，破，如枣核大）十四枚，鸡子（去黄内上苦酒着鸡子壳中）一枚。

上二味，内半夏着苦酒中，以鸡子壳置刀环中，安火上，令三沸，去滓，少少含咽之。不差更作三剂。

［方义］此为漱口疗病方，即内治外治兼用者。苦酒即醋。半夏辛苦温，辛开喉痹，涤痰散结；鸡子去黄而清白者，甘寒润燥，利咽止痛，开声门；苦酒，味苦酸，消肿敛疮，活血散瘀。夏得鸡子白，利窍通声，而无燥津伤阴之弊；夏得苦酒，辛开苦泄，有消肿散结敛疮止痛之能。故三者相配，而达消肿涤痰，敛疮止痛之效。

［主证］少阴病，咽中伤，生疮，不能语言，声不出者，苦酒汤主之（第312条）。

［临床应用］主要用于咽喉病疾患，如扁桃体炎、咽喉炎等。

8. 文蛤散

［组成］文蛤五两。

上一味为散，以沸汤和一方寸匕服。

［方义］文蛤，即海蛤，其咸寒，清热化痰，软坚散结，微能利水。仅此一药成方，意在清肺化痰疗咳逆，肃肺利尿而消水肿。

［主证］病在阳，应以汗解之，反以冷水潠之，若灌之，其热被劫不得去，弥更益烦，肉上粟起，意欲饮水，反不渴者，服文蛤散（第141条）。

［临床应用］主要用于外有表邪，而水结肌肤者，出现咳逆、恶寒、身微肿，渴欲饮水等。

9. 三物白散

［组成］桔梗三分，巴豆（去皮心，熬黑，研如脂）一分，贝母三分。

上三味为散，内巴豆，更于臼中杵之，以白饮和服，强人半钱匕，羸者减之。病在膈上必吐，在膈下必利，不利进热粥一杯，利过不止，进冷粥一杯。

［方义］此为攻邪峻剂。巴豆辛热有毒，攻逐寒湿、积滞之实结，为方中主药；贝母苦寒，祛痰散结，润肺止咳，桔梗辛苦平，开提肺气，载药上行，且又祛痰散结，二者为臣使。三药合用，令寒湿痰结，或从上或从下，一举出之。三药色皆白，故得名。因本方峻烈吐下，易伤胃气，故以白饮（米汤）和服，以护胃气而制巴豆之毒。若加强泻下之力，服热粥助巴豆之热泻力；若泻下太猛，进服冷粥以冷制巴豆之热泻力。

［主证］寒实结胸，无热证者，与三物小陷胸汤，白散亦可服（第 141 条）。

［临床应用］①呼吸系统：寒痰阻滞为甚的肺痈、重症支气管肺炎、喉痹、白喉等。

②流行性出血热（属阳虚之体、寒湿互结者）。

③冷痰内宿之癫狂者。

10. 赤石脂禹余粮汤

［组成］赤石脂（碎）一斤，太乙禹余粮（碎）一斤。

上二味，以水煮，去滓，温服。

［方义］此为固涩止泻剂。赤石脂甘温酸涩，涩肠固脱，止血止利；禹余粮甘平，敛涩固下，亦能止利。二者相伍，共奏重镇固下，涩肠止利之效。

［主证］伤寒服汤者，下利不止，心下痞鞕，服泻心汤已，复以他药下之，利不止，医以理中与之，利益甚。理中者，理中焦，此利在下焦，赤石脂禹余粮汤主之（第 159 条）。

［临床应用］主要用于下元虚寒不固之久泻者。还可用于虚寒性脱肛、慢性痢疾以及妇科之崩漏、带下、子宫脱垂等。

11. 桃花汤

［组成］赤石脂一斤（一半全用，一半筛末），干姜一两，粳米一升。

上三味，水煮，煮米令熟，去滓，温服，内赤石脂末方寸匕，日三服。若一服愈，余勿服。

［方义］此为温中固涩止泻剂。赤石脂性温而涩，入胃肠阳明经，善于收敛固脱，止血止利，为方中主药；辅以干姜辛热，温肾暖脾；佐以粳米，补益脾胃，三药和合，而达温中固下，涩肠止泻之功。

［主证］少阴病，下利便脓血者，桃花汤主之（第 306 条）。

少阴病，二三日至四五日，腹痛，小便不利，下利不止，便脓血者，桃花汤主之（第307条）。

［临床应用］主要用于脾肾不足之虚寒性下利者，若湿热下利，脓血便则不宜用。现多用于虚寒性痢疾、阿米巴痢疾、肠伤寒出血、便血、吐血以及妇人崩漏、带下等。

12. 牡蛎泽泻散

［组成］牡蛎（熬）、泽泻、蜀漆（暖水洗去腥）、葶苈子（熬）、商陆根（熬）、海藻（洗去咸）、栝蒌根各等分。

上七味，异捣，下筛为散，更于臼中治之，白饮和服方寸匕，日三服。小便利、止后服。

［方义］此为清热散结利水之剂。方中牡蛎咸寒，软坚散结，重镇下行，而为君药；泽泻甘寒，泄热利水渗湿，为之臣；葶苈子辛苦寒，泻肺利水，开启水之上源，蜀漆劫痰破坚，开痰水之结，商陆根苦寒，利尿逐水；栝蒌根甘寒，清热生津，以反佐诸利水药之伤津损阴之弊，故四者皆为之佐；海藻咸寒，《本草经》言其能下“十二水肿”，在此为之使也。诸药相配，对湿热壅滞于下焦，水肿为患者颇佳，达致清热散结，利水消肿之目的。

［主证］大病瘥后，从腰以下有水气者，牡蛎泽泻散主之（第395条）。

［临床应用］主要用于水肿之实证者，其作用缓于十枣汤，对脾肾气虚，水气不化者慎用。

第二部分 谈谈清代名医叶桂与吴瑭

中医学不断发展，至明清而逐渐形成了温病学派，创出了“卫气营血辨证”和“三焦辨证”两大辨治温热病之纲领。本文对温病学派两大中坚人叶桂和吴瑭作了介绍。首先对叶桂先生在温病学上之成就和杂病论治上的成就进行了介绍，诚不愧为清季卓有成就的伟大医学家；吴瑭先生在继承叶氏“卫气营血辨证”纲领之基础上又创立了“三焦辨证”纲领，并广泛应用清热法与养阴法治疗温热病，有继承有发扬，俾温热病论治达到鼎盛，其《温病条辨》被今推为中医四大经典著作之一。

温热病之论治，一般认为肇于金·刘河间，开辛凉、苦寒治温热病之端，制双解、防风通圣、凉膈诸方。斯后元、明、清各代医家又不断发展、丰富其治法，若元·朱震亨立养阴清热法，制大补阴丸等，清·戴天章则总结出“汗、下、清、和、补”五法，至叶桂、吴瑭分别创出温热病之论治纲领——卫气营血辨证与三焦辨证，俾温热病之论治达到鼎盛。兹就二位医家之主要学术成就介绍如下：

一、叶桂

叶桂（公元1667—1746年），字天士，号香岩，清·江苏吴县人，居阊门外下塘上津桥畔。先世自歙县迁吴，祖叶时，父叶朝采，皆精医。幼习举业，桂年十四丧父，乃弃举业而肆力于岐黄，从父门人朱某学习，其聪明颖悟，闻言即彻其蕴，渐出朱某之上，并谦恭善学，于弱冠之年，已先后拜十七师。执医未久，即闻名于时，于医通晓内、外、妇、儿、眼诸科，经验丰富，立起沉疴，名播南北，尤其对温热病之论治颇有建树。《清史》称之："大江南北，言医辄以桂为宗，百余年来，私淑者众，最著者吴瑭、章楠、王士雄。"一生诊务繁忙，著述甚少。现所传者十余种，多系门人或后人整理而成，亦有属伱托叶氏者。《温热论》《临证指南医案》《幼科要略》《叶氏医案存真》《叶氏医案未刻本》《叶氏晚年医案》等认为属叶氏门人或后人整理者。

（一）在温病学说上的主要成就

1. 继承前人之医学成就

叶氏在《温热论》中云"在表初用辛凉轻剂"，即谓温热之邪在表时以辛凉解表法施治。然而辛凉解表法之方药应用渊源久矣。晋·葛洪《肘后备急方》中已有"伤寒……若初觉头痛、肉痛、脉洪者，起一二日，便作葱豉汤"的记载，葱豉汤即是最早之辛凉解表剂。唐·孙思邈《千金翼方》又云："太医疗伤寒，唯大青、知母等诸冷物投之。"又可知解表已应用寒凉药矣。北宋·朱肱《类证活人书》中已总结出用石膏、黄芩、栀子等寒凉药佐辛温热药发表之经验，创制出桂枝石膏汤、栀子升麻汤等方剂治疗外感温热病。至金·刘河间则提出"伤寒六经传变，由浅至深，皆是热证"（《素问玄机原病式》），而力倡"火热论"，创制出双解散、防风通圣散等辛凉表里双解剂，从而开创了温热病论治之先河。叶氏正是在先贤这些成就基础上，通过自己广泛医疗实践验证，于是总结出："温邪……在表初用辛凉轻剂，夹风则加入薄荷、牛蒡之属；夹湿加芦根、滑石之流"（《温热论》），确立了辛凉解表法为治温热病的第一法。如其《临证指南医案》中治秦某风温病，所用石膏、生甘草、薄荷、桑叶、杏仁、连翘之剂，就成为后世吴瑭《温病条辨》中桑菊饮之依据。

《温热论》开卷即云："温邪上受，首先犯肺，逆传心包。"是指温热之邪感受途径首犯部位和逆传问题。温邪之上受，亦非叶氏所创，实始自明·吴又可之《温疫论》。吴氏在书中"病原"一节中云："邪从口鼻而入。"在"统论疫有九传治法"一节中再次强调："盖瘟疫之来，邪自口鼻而感，入于膜原。"叶氏所言之"上受"（华岫云注曰："邪从口鼻而入，故曰上受。"）实已由吴氏早早提出了。叶氏继承吴氏之说，并进一步指出温热之邪与疫毒侵犯部位有别，疫毒入于膜原，而温热之邪首犯于肺。是有继承又有发展。"逆传心包"，则是禀承明·盛寅之说。盛氏在其《医经秘旨》中提出了温热之邪为病，会出现邪由肺传入于心的神昏、谵语、夜寐不安等"逆传心包"证。叶氏继承明代盛、吴二氏之成就，而概括为"温邪上受，首先犯肺，逆传心包"十二个字，对温热之邪感受途径及传变作了高度的概括总结，为后世医家在如何继承前人医学成就上作出了表率。

2. 创立卫气营血辨证

叶氏在继承前人医学成就之基础上，通过自己的广泛医疗实践，逐渐总结出一整套温热病辨证论治规律。《温热论》中云："大凡看法：卫之后方言气，营之后方言血。在卫汗之可也；到气才可清气；入营犹可透热转气，如犀角、元参、羚羊等物；入血就恐耗血动血，直须凉血散血，如生地、丹皮、阿胶、赤芍等物。"此指出了温热病自卫传气、由气传营、由营传血的传变次第和温热病在卫、在气、在营、在血的治疗原则。加之"温邪上受，首先犯肺，逆传心包。肺主气属卫，心主血属营"和"营分受热，则血液受劫，心神不安，夜甚无寐，或斑点隐隐，即撤去气药"等论，则乃将温热病之卫气营血辨证纲领基本包括。叶氏卫气营血辨证主要内容是：

（1）温热病传变有顺传和逆传两种情况。顺传者，即由卫$\xrightarrow{传}$气$\xrightarrow{传}$营$\xrightarrow{传}$血，表示温热之邪由表传里，病势由轻转重；逆传者，即由卫$\xrightarrow{传}$营（心包），表里温热之邪由肺传心，病势由轻突然转重。

（2）温热病卫、气、营、血四个阶段的临床主要表现，亦即卫分、气分、营分、血分之主要证候。卫分证候：发热，微恶风寒，头痛，无汗或少汗，咳嗽，口渴，苔薄白，脉浮数（温邪犯肺，肺卫失宣）。气分证候：身热，不恶寒，但恶热，汗多，渴饮冷，舌苔黄燥，脉滑数或洪大等（邪入气分，里热炽盛）。营分证候：身热夜甚，口干，但不欲饮，心烦不寐，时或谵语，斑疹隐隐，舌质红绛，脉细数等（热灼营阴，心神受扰）。血分证候：身热躁扰，昏狂谵妄、吐血、衄血、便血、溲血、斑疹透露，舌质深绛等（热盛动血，心神错乱）。

（3）温热病卫、气、营、血四个阶段的治疗原则。“在卫汗之可也”，即指邪在卫分用辛凉解表剂以辛散凉解之，汗法也。用薄荷、牛蒡、桑叶、豆豉、菊花之类。“到气才可清气”，谓邪在气分以清法，用辛寒清热或苦寒泻火之剂，若石膏、黄芩、知母、连翘、滑石、寒水石、银花之类。“入营犹可透热转气”，是言邪刚入营分，犹可以清气分药，使邪从营分转回气分而解，即所谓“勿早凉营”。

若火热劫营，心营热盛，就应以清火凉营或清营泄热法，若犀角、地黄、元参、郁金、丹参之类，不可重用气分药，即《温热论》所云：“其热传营……纯绛鲜色者，包络受病也，宜犀角、鲜地黄……若舌绛而干燥者，火邪劫营，凉血清火为要。”“入血就恐耗血动血，直须凉血散血”，是谓邪入血分时，其治切忌施用动血耗血之药，只可以凉血解毒法用凉血止血之剂，若生地、丹皮、赤芍、黄连、山栀、犀角之品；若热灼营血而成瘀或有瘀伤宿血者，则用凉血解毒、散瘀清热法，再加之琥珀、桃仁、丹参、丹皮之属。

3. 总结温热病诊断特点

叶氏在长期广泛的医疗实践中，发现温热病在临床上有其独特之表现，是诊断温热病的重要依据。其在《温热论》中总结为察舌、验齿、视斑疹、望白痦四个方面。

（1）察舌：就是通过观察舌质、舌苔的形态、色泽变化为诊治温热病提供依据。叶氏将舌质形态分肿大、短缩、干痿等，色泽分红、绛、紫；舌苔形态分薄、厚、干、润、腻等，色泽分为白、黄、黑等。

其白苔，叶氏云："舌白而薄者，外感风寒也，当疏散之；苔白干薄者，肺津伤也。""舌苔白厚而干燥者，此胃燥气伤也。""若白苔绛底者，湿热遏伏也，当先泄湿透热，防其就干也。""舌上白苔黏腻，吐出浊厚涎沫，口必甜味也，为脾瘅病。""若舌白如粉而滑，四边色紫绛者，瘟疫病初入膜原，未归胃腑，急急透解。"此谓白苔主表，病在卫分，干为津伤，厚属胃有浊热，腻有湿浊，苔白如粉而滑为病瘟疫。

其黄苔，叶氏云："黄苔不甚厚而滑，热未伤津，犹可清热透表；若虽薄而干者，邪虽去而津受伤也。""舌黄或浊，若光滑者，乃无形湿热，中有虚象……或黄甚，或如沉香色，或老黄色，或中有断纹，皆当下之。""初传绛色中兼黄白色，此气分之邪未尽也。"此谓黄苔主里热，病在气分，干为津伤，滑腻属湿热。

其色黑，叶氏云："舌黑而滑者，水来克火，为阴证。""舌黑而干者，津枯火炽，急急泻南补北；若黑燥而中心厚者，土燥水竭，急以咸苦下之。"是谓黑苔有寒、热、虚、实之分。

红舌，为舌之常色，但必全舌红活不深不浅方为常态。凡较正常红色深一些，即属温热病之证候，如舌尖红起刺，是心火上炎，须清心泻火。红色主要是反映邪由气分渐传入营之证候。但亦有些例外，叶氏云：“若烦渴烦热，舌心干，四边色红，中心或黄或白者，此非血分也，乃上焦气热烁津。”“舌淡红无色者，或干而色不荣者，当是胃津伤，而气无化液也。”是又要全面分析，辨清虚实主次。

绛舌，即深红色舌，主热邪已传入营分，但有虚实之不同。叶氏云：“其热传营，舌色必绛。绛，深红色也。初传绛色中兼黄白色，此气分之邪未尽也，泄卫透营两和可也；纯绛鲜色者，包络受病也。”“色绛而舌中心干者，乃心胃火燔，劫烁津液。”“舌色绛而上有黏腻似苔非苔者，中夹秽浊之气，急加芳香逐之；舌绛欲伸出口而抵齿难骤伸者，痰阻舌根有内风也；舌绛而光亮，胃阴亡也，急用甘凉濡润之品；若舌绛而干燥者，火邪劫营，凉血清火为要。舌绛而有碎点白黄者，当生疳也；大红点者，热毒乘心也，此胃热，心营受灼也……。舌尖绛独干，此心火上炎。”绛舌之虚实，实为心营热盛，虚为热灼阴液。

紫舌，是绛色的更深一层，多由绛舌发展而来，凡舌色由绛变紫多属热毒更炽之象。叶氏云：“紫而干晦者，肾肝色泛也，难治。”表明邪热炽盛，精血受劫将枯。亦有因瘀血等其他原因而成紫舌者，如云：“热传营血，其人素有瘀伤宿血在胸膈中，夹热而搏，其舌色必紫而暗，扪之湿，当加入散血之品。”“若紫而肿大者，乃酒毒冲心。”因此紫舌亦有虚实之分。

叶氏察舌内容甚丰，此仅从色泽论之大略也。

（2）验齿：此系叶氏首创的温热病诊断方法，主要包括辨齿龈结瓣、齿血、齿燥、啮齿、齿垢等。叶氏云：“再温热之病，看舌之后，亦须验齿。齿为肾之余，龈为胃之络。热邪不燥胃津，必耗肾液，且二经之血，皆走其地，病深动血，结瓣于上。阳血者色必紫，紫如干漆；阴血者色必黄，黄如酱瓣。阳血若见，安胃为主；阴血若见，救肾为要。”“若齿光燥如石者，胃热甚也。……若如枯骨者，肾液枯也。”“若咬牙啮齿者，温热化风痉病；但咬牙者，胃热气走其络也；若咬牙而脉证皆衰者，胃虚无苔以内荣，亦咬牙也。”“若齿垢如灰糕样者，胃气无权，津亡湿浊用事，多死。而初病齿缝流清血痛者，胃火冲激也；不痛者，龙火内燔也。齿焦无垢者死，齿焦有垢者肾热胃劫也。”此指出辨结瓣应别阴阳以定虚实；辨齿血从痛否而判虚实；辨齿燥宜察色泽而断虚实；辨齿垢之色泽、有无以决虚实；辨啮齿参综脉证而分虚实。此虽属经验之谈，但至今对判断温热病之邪势轻重，津液之存亡，预后转归等，仍有一定的参考价值。

（3）斑疹：其是温热病和疫病常见的证候之一。叶氏指出应从斑疹之形态、色泽上辨清阴阳虚实寒热，并指出斑与疹之别。他说：“春夏之间，湿病俱发疹为甚，且其色要辨，如淡红色，四肢清，口不甚渴，脉不洪数，非虚斑即阴斑。”“若斑色紫而小点者，心包热也；点大而紫，胃中热也。黑斑而光亮者，热胜毒盛。……若黑而晦者必死；若黑而隐隐四边赤，火郁内发，大用清热透发，间有转红成可救者；若夹斑带疹，皆是邪之不一，各随其部而泄。然斑属血者恒多，疹属气者不少。斑疹皆是邪气外露之象，发出宜神情清爽，为外解里和之意；如斑疹出而昏者，正不胜邪，内陷为患，或胃津内涸之故。”因此视斑疹在温病学之诊断上亦有很重要的意义。

（4）白痦，其为一种细小的内含浆液之白色疱疹，多见于湿热性质之温病，如湿温，暑温夹湿，伏暑等为常见证候之一。叶氏云：“白痦小粒如水晶色者，此湿热伤肺，邪虽出而气液枯也，必得甘药补之。或未至久延，伤及气液，乃湿郁卫气，汗出不彻之故，当理气分之邪。或白如枯骨者多凶，为气液竭也。”即望白㾦之色泽，浆液之多少来辨别病邪性质及津气盛衰，并指出其论治“当理气分”为原则。

上述察舌、验齿、视斑疹、望白㾦之诊法，今已成为温病学诊断之核心内容。

4. 灵活运用卫气营血辨证

叶氏对温热病所创之卫气营血辨证纲领，主要是在识别温邪之浅深，作为施治的主要依据。但临床上各种温热病并非都如此一步步地传变，即按顺传或逆传于临床上有条不紊地发展，而是十分错综复杂的，往往卫气营血界限交混，如卫分未罢，气营证候已现，或卫分证不见，只有气分证或营分证等等。因此临床上就要仔细观察，谨守病机，勿失其宜，并要圆机活法，通权达变。叶氏临证为后世作出了榜样，而成效卓著。

如《临证指南医案·卷五·温热门》第一案，“某，脉数暮热，头痛腰疼，口燥，此属温邪。”治以连翘、淡豆豉、淡黄芩、黑山栀、杏仁、桔梗药为剂。此案一开手就用清气药，卫分证已寥寥，故仅用辛凉轻品淡豆豉一味。又同门第十五案，“陈妪，热入膻中，夜烦无寐，心悸怔，舌绛而干，不嗜汤饮，乃营中之热，治在手经。”施治以犀角、鲜生地、黑元参、连翘、石菖蒲、炒远志。此又开手就用清营之药。又同门十二案，“叶某，脉数，舌紫渴饮，气分热邪未去，渐次转入血分。斯甘寒清气热，中必佐存阴，为法中之法。”施之生地、石膏、生甘草、知母、粳米、白芍、竹叶心。此案气、血分证皆有，故气血双清，兼以甘酸寒药以养液滋阴。

此外，叶氏临证施治还依人体质、年龄等不同而有别，所谓“因人治宜”。如温热门第三十八案，“陈某，阴虚温邪，甘寒清上”。治以白沙参、甜杏仁、玉竹、冬桑叶、南花粉、生甘草为剂。同门第十七案，“陆某，高年热病八九日，舌燥烦渴，谵语，邪入心包络中，深怕液涸神昏，当滋清去邪”。治用竹叶心、鲜生地、连翘心、元参、犀角、石菖蒲，兼进牛黄丸，驱热利窍。此二案又示人，凡阴虚之体病温，宜佐养液护阴之品；若年高之人病温，亦应养液以滋下元。此正是叶氏《温热论》中所指出的“务在先安未受邪之地”“面色白者，须要顾其阳气”“面色苍者，须要顾其津液”之理。凡此种种，叶氏将其所创卫气营血辨证纲领灵活巧妙地运用于温热病之论治上。

（二）在内伤杂病上的主要成就

1. 博采诸家，师古不泥

叶氏生于世医之家，既禀承家学，又善博采众长，凡闻人有所长者，遂登门造访，十年之内先后拜师达十七人之多。《清史稿·列传》称其“贯彻古今医术”，并非过誉。今仅其医案中所载而观之，其学上宗《黄帝内经》、仲景《伤寒杂病论》，下逮宋、元、明、清之诸大家，如陈师文等之《局方》，严用和之《济生方》，刘河间之地黄饮子、桂苓甘露饮，李东垣之补中益气汤、清暑益气汤，朱丹溪之大补阴丸、越鞠丸，薛己之脾肾并治，张景岳之左归、右归、玉女煎等等，无不采用。

叶氏尊经崇古，但学而不拘，用而不泥。就学用仲景之学而言，其《临证指南医案》（简称《指南》）、《医案存真》（简称《存真》）和《叶氏医案未刻本》（简称《未刻本》）中用仲景法而施《伤寒》《金匮》二书之方者，不下数十首。如桂枝汤、小青龙汤、小建中汤、炙甘草汤、生姜泻心汤、五苓散、真武汤、旋覆花汤、肾气丸、木防己汤、麦门冬汤等等。有的是原方应用，有的是加减投之，变化无穷。兹以旋覆代赭汤为例，以其原方疗“脉虚软，晨起恶心，胃阳薄也”证（《未刻本》）；本方去甘草、大枣加茯苓治“味淡，呕恶嗳气，胃虚浊逆”证（《指南》)；以干姜易生姜去甘草、大枣加茯苓，而疗“雨湿泛潮”“浊阴上加，致胃阳更困”证（《指南》)；去参、草、枣加淡附子而治“饮酒聚湿，脾阳受伤已久，积劳饥饱，亦令伤阳，遂食入反出，噫气不爽，格拒在乎中焦”证（《指南》)；去参、草、枣加茯苓、黄连则疗“食下拒纳，左脉弦数”之噎格症（《未刻本》)；将生姜易煨姜去参、草加茯苓，而治“噎嗝脉弦，胃气空也”（《未刻本》)，若“乏力加参”；方中去半夏、生姜、甘草加淮小麦、茯苓，又疗“咳而呕逆，脉虚弦”证（《未刻本》)；若去半夏、生姜、甘草加白芍、茯苓，乃疗“嗽逆呕逆不得卧”之“胃咳”症；去生姜、甘草、大枣加吴萸、茯苓、川连还治“食下拒纳”（《未刻本》）之反胃症。如此等等，叶氏运用仲景之经方可谓出神入化，达到炉火纯青之境地。诚若程门雪先生所言：“叶氏用方，遍采诸家之长，不偏不倚，而于仲师圣法，用之尤熟。”（《未刻本》)

至于对刘河间、李东垣、朱丹溪等诸家之学的运用，亦如此。譬遵河间内火召风之论，而施苦降、辛泄，少佐微酸法，疗肝胆内风鼓动，上盛下虚之中风证（《指南》)；用河间地黄饮子疗肾虚痱中（《指南》)，并以之加减治肝肾虚馁之中风口㖞肢麻舌喑等（《指南》)。又如宗李东垣之升降法，疗“脾胃运纳之阳愈惫，致饮食不化，食已欲泻”（《指南》）和“脉弦，食下䐜胀，大便不爽，水谷之湿内著，脾阳不主默运，胃腑不能宣达”证（《指南》)，或用李氏方加减，或遵其法而自制方，颇显变通活泼。如是不胜枚举。

2. 创养胃阴之说

自《内经》以下，言脾胃论治者，莫详于李东垣先生，其所撰《脾胃论》等书，倡言饮食、劳倦、忧思内伤脾胃，致脾胃气虚阳衰，中气不举，浊阴为害，故制补中益气汤、调中益气汤、升阳益胃汤等方剂，意在以参芪益气补中，苍白二术温中燥湿健脾，陈皮、木香之属理中宫之气滞，升麻、柴胡升举清阳也。细究之，李氏之说重在脾，重在升阳。叶氏在继承李氏升阳益气之基础上，经过多年临床实践之总结，又提出了治胃养阴之学说。盖胃为戊土，脾为己土，戊阳己阴，脾湿胃燥，阴阳异性；脏主藏，腑主通，脾升胃降，功用有殊。若脾阳不足，胃有寒湿，一脏一腑，皆宜温燥升运，自当遵李氏之法。若脾阳无损，胃有燥热，其阴液受灼，又当润滋之以养胃阴。叶氏创制了养胃汤（后世所命名，即麦冬、生扁豆、玉竹、生甘草、桑叶、大沙参组成），倡养胃阴之治。

在其医案中，从胃阴论治者不少。如《指南·卷三·脾胃门》，首案就是治钱某，“胃虚少纳，土不生金，音低气馁”；关于养胃汤之应用，以下二至七案皆是从养胃阴论治，有的即直言“脉数，口渴有痰，乃胃阴未旺”“知饥少纳，胃阴伤也”，全门计二十九案，养胃阴之治占七案，足可见叶氏对养胃阴之重视。在《存真》《未刻本》二书中从养胃阴论治案亦甚多，并且涉及不少其他病证，如失血后咳呛、咳嗽、痔血便燥等。

叶氏养胃阴之常用方剂除养胃汤外，尚有《金匮》麦门冬汤、《伤寒》竹叶石膏汤等。药物主要是麦冬、沙参、知母、石斛、玉竹、扁豆、花粉、蔗浆、白粳米等（诸药按药学功用来说，一为具养阴生津作用，麦冬、沙参、知母、玉竹之类；一为具气阴两补作用，扁豆、山药、粳米之属）。

叶氏依据《内经》脾胃阴阳升降，刚柔燥润之性能，提出了养胃阴之说，既发展了仲景急下存阴之治，又发展了东垣升阳益气之法。仲景治阳明胃家实设三（大、小、调胃）承气汤以急下存阴，保津液；叶氏疗阳明胃家燥热阴伤以养阴滋润法，取沙参、麦冬、玉竹之属甘凉濡润而使津液得复。东垣治脾胃气虚阳衰以升阳益气法设补中益气汤等方，意在温补脾胃之阳气；叶氏之治胃中燥火，意在滋养胃腑之阴液。一脏一腑，一阴一阳，李氏重脾胃之阳，叶氏重脾胃之阴，二氏相得益彰，于脾胃之论治，可谓完善矣。

3. 提出“久病入络”之说

叶氏在其广泛医疗实践中，以治络逐瘀法治愈了许多顽症痼疾，于是提出“久病入络”之说。如其《指南》中谓：“初为气结在经，久则血伤入络”，并明确指出“久痛必入络”“经几年宿病，病必在络”，是以他在治疗积聚、疟母、痹证、诸痛、胃病、肿胀等诸症中每应用活络逐瘀法而成效。

如《指南·卷八·头痛门》治史某头痛案，即“籍虫蚁血中搜逐，以攻通邪结”，用川芎、当归之治血药加炙全蝎、蜂房之通络攻结。《指南·卷三·肿胀门》治王某“髀尻微肿，小腿下臁肿甚”例，先以辛香通其经腑之郁（生於术、炮川乌、北细辛、茯苓、汉防己、川羌活），继用加味活络丹（炮川乌、干地龙、乳香、没药、北细辛、桂枝木，用油松节三两，酒水各半，煎之法丸）。《指南·卷八·胃脘痛门》治秦某“久有胃痛”案，认为“其患总在络脉中痹窒耳”，故取蜣螂虫、䗪虫、五灵脂、桃仁、桂枝尖、蜀漆，用老韭根白捣汁泛丸服。《指南·卷四·积聚门》治王某“骑射驰骤，寒暑劳形……三年来，右胸胁形高微突，初病胀痛无形，久则形坚似梗”者，乃仿仲景治劳伤血痹之法，通络活血，并取虫蚁诸灵施之。取蜣螂虫、䗪虫、当归须、桃仁、川郁金、川芎、生香附、煨木香、生牡蛎、夏枯草为方。如此之案，举不胜举。

叶氏通络逐瘀所用药物，大凡分两类：一为一般的植物药类活血祛瘀者，如当归、川芎、桃仁、红花之属；一为动物药类之虫性药，如䗪虫、地龙、蜣螂、全蝎、穿山甲之类。其运用虫类药颇有心得，认为虫蚁之药，如其性之迅速飞走，俾飞者升，走者降，则血无凝着，气可宣通。

叶氏在继承前人活血祛瘀法之基础上，又大大地前进了一步，对后世医家用斯法治疗奇难怪症，如清末王清任等人之逐瘀说不无影响。

4. 倡调补奇经八脉治法

从奇经八脉入手，调治疾病，古来医家甚少。虽唐·孙思邈、金·张元素、元·王好古、明·李时珍等医家对奇经八脉有所论述，但在调补奇经八脉之治疗上，皆不若叶氏。叶氏在继承前人成就基础上，对奇经八脉病证之调补很有研究。《指南》《存真》《未刻本》中记载了不少这方面的病案。

如《指南·卷一·肝风门》治王氏“痛从腿肢筋骨，上及腰腹，贯于心胸，若平日经来带下，其症亦至”案，认为“此素禀阴亏，冲任奇脉空旷”。先以和阳治络法，用细生地、生白芍、生鳖甲、生龟甲、生虎骨、糯稻根煎药送滋肾丸，继服虎潜丸。《指南·卷一·虚劳门》调补奇经八脉者，达八案之多。譬四十七案某人“少壮形神憔悴，身体前后牵掣不舒”症，认为“此奇经脉海乏气，少阴肾病”，治以淡苁蓉、甘枸杞、牛膝、沙苑、茯苓。又五十一案万某“脉数，左略大，右腰牵绊、足痿，五更盗汗即醒，有梦情欲则遗，自病半年，脊椎六七节骨形凸出。自述书斋坐卧受湿”。叶氏认为“若六淫致病，新邪自解，验色脉推病，是先天禀赋原怯，未经充旺，肝血肾精受戕，致奇经八脉中乏运用之力，乃筋骨间病，内应精血之损伤也”。故拟人参、鹿茸、杞子、当归、舶茴香、紫衣胡桃肉、生雄羊内肾治之。《指南·卷七·痉厥门》治某人冷从足上贯于心，初起周身麻木，今则口鼻皆有冷气，病起惊恐症。叶氏认为其“内伤肝肾为厥，冲脉隶于肝肾，二脏失藏，冲气沸乱，其脉由至阴而上，故多冷耳”。施以淡苁蓉、熟地炭、五味子、紫石英、茯苓、牛膝药方。

由此可知，叶氏从调补奇经八脉治病是比较广泛而熟练的。其对八脉之用药一般来说是滋补肝肾之品，具有填精养血，温阳壮肾的作用。如杞子、熟地、苁蓉、当归、龟板、鹿茸、鹿角胶、鹿角霜、杜仲、沙苑、菟丝子、羊肉、巴戟、紫石英等。是以叶氏又为临证疗病创出一条新路，丰富了疗法，提高了疗效。

5. 疗虚损善用血肉有情之品

无论是《指南》，还是《存真》和《未刻本》中，皆可见叶氏疗虚损诸疾以血肉有情之品为所长。尝谓：“夫精血皆有形，以草木无情之物为补益，声色必不相应。桂附刚愎气质雄烈。精血主脏，脏体属阴，刚则愈劫脂矣。……余以柔剂阳药通奇脉不滞，且血肉有情，栽培身之精血，但王道无近攻，多用自有益。”

兹就《指南·卷一·虚劳门》而言，所载一百一十二案中竟有四十八案用血肉有情之品治之。如首案王某，“少壮精气未旺，致奇脉纲维失护”，提出“当以血肉充养”，用牛骨髓、羊骨髓、猪骨髓加茯苓、枸杞、当归、莲子、芡实治之。有的案例应用血肉有情之品竟达四五种之多。譬二十六案，郑某，“脉数，垂入尺泽穴中，此阴精未充，早泄，阳失潜藏。汗出吸短，龙相内灼，升腾面目，肺受熏蒸，嚏涕交作。兼之胃弱少谷，精浊下注，溺管疼痛，肝阳吸其肾阴。善怒多郁，显然肾虚如绘。议有情之属以填精，仿古滑涩互施法”。其用牛、羊、猪脊髓和鹿角胶四味血肉有情之品加参、地、萸肉、芡、莲等为丸治之。足见叶氏运用血肉有情之品颇有卓见。

叶氏所用血肉有情之品种类颇多，有人之乳汁、胎盘（紫河车）、脐带（坎炁），禽兽畜类之牛骨髓、羊骨髓、羊肉、羊腰子、猪脊髓、鹿角胶、鹿茸、鹿角霜、鹿鞭、阿胶、虎骨、鸡子黄，虫鱼类之龟板、龟胶、鳖甲、线鱼胶、黄鳝等。

叶氏运用血肉有情之品于脏腑虚损诸疾，既是继承朱丹溪、张景岳等诸名医滋补、温补之长，又大大地发展了诸家之学，使补益内容更加丰富、充实，为后世医家运用血肉有情之品于临床树立了楷模，若同邑之名医缪遵义即深受其影响。

6. 重视“天人一体”的论治

中医学之天人统一观贯穿于人体生理、病理、诊断、治疗、预防等各方面。历代著名医家无论张仲景、王叔和、孙思邈，还是刘河间、张元素、李东垣、朱丹溪、张景岳、李中梓等悉非常重视之，在他们的临床实践中诊疗疾病要法天时，观地利，视人体之殊异而施治。如刘河间根据《素问·六节藏象论》所论“不知年之所加，气之胜衰，虚实之所起，不不可以为工矣”的原则，又指出“不知运气而求医无失者鲜矣”（《素问玄机原病式·自序》）。如是对叶氏深有影响，叶氏临证诊疗中将“天人一体”思想彻贯于始终。其对温热病之论治成就就是“天人一体”思想指导下的硕果，其在内伤杂病论治上亦十分重视这一思想，在《指南》《存真》和《未刻本》中，均突出地反映出来了。

如《指南·卷一·中风门》仅三十二案例中，明确写出天时气候因素致病者，达十一例之多。第三十案某妪病中风，叶氏前后治疗两年许，每诊皆载有运气之论。初诊云：“今年风木司天，春夏阳升之候，兼因平昔怒劳忧思，以致五志气火交并于上，肝胆内风鼓动盘旋，上盛则下虚，故足膝无力……”复诊云：“前议苦辛酸降一法，肝风胃阳已折其上引之威，是诸症已觉小愈。虽曰治标，正合岁气节候而设，思夏至一阴来复，年高本病，预宜持护……”又复诊云：“近交秋令，燥气加临，先伤于上，是为肺燥之咳，然下焦久虚……先治时病燥气化火……”不必赘述，由之可见叶氏临证论治重视“天人一体”思想之一斑。

二、吴瑭

吴瑭（约公元1758—1836年），字鞠通，清·淮阴人。幼习举子业，年弱冠，父病年余而卒，遂弃举业，发愤学医。越四载，又值侄病喉痹而亡，痛感精研医学之必要。又越三载，游京师，检校《四库全书》，获明·吴又可之《温疫论》，深受启发，斯后又得苏吴叶桂先生之学，且逢其时瘟疫流行（1783年京师大疫），在广泛之医学实践中，大展所学，而活人无算。于是采辑《内经》《伤寒》以下历代名医著述，去其驳杂，取其精微，附之己意，撰成一部《温病条辨》。

是书，凡六卷，1813年刊行。为一部论述外感热病颇为全面，理法方药悉备的温病学专著，深受后世医家推崇。朱彬称之："医声震海内，盖不特叶氏之高弟，抑亦仲圣之功臣也。"

此外，尚著《医医病书》1831年刊行，以及后人所辑《吴鞠通医案》等。

（一）创立温热病三焦辨证

吴氏在广泛医疗实践中，尤其温热病的论治中，博采历代医家之精萃，对明、清诸温热病大家如吴又可、叶桂等人之学，倍加钻研，勤求精思，深刻地体会到温病之发生发展与三焦所属脏腑的病机变化关系密切，而且在温病发展过程中这些脏腑传变和治疗有一定的规律，于是将叶氏卫气营血辨证与上中下三焦所属脏腑有机地结合于一起，进行论治之，其效颇佳，从而形成了三焦辨证。他说："温病由口鼻而入，鼻气通于肺，口气通于胃，肺病逆传则为心包。上焦病不治则传中焦，胃与脾也。中焦病不治，即传下焦，肝与肾也。始上焦终下焦。"（《温病条辨·上焦篇》）

吴氏之三焦辨证，上焦温热病以肺心为主，包括肺卫失司、邪热壅肺、邪陷心包、热入营分、气营两燔等诸证。如云："凡病温者，始于上焦，在手太阴。""太阴风温、温热、温疫、冬温，初起……但热不恶寒而渴者，辛凉平剂银翘散主之。""太阴风温，但咳，不甚热，微渴者，辛凉轻剂桑菊饮主之。""太阴温病，脉浮洪、舌黄、渴甚、大汗、面赤、恶热者，辛凉重剂白虎汤主之。""太阴温病，寸脉大，舌绛而干，法当渴，今反不渴者，热在营中也，清营汤去黄连主之。""太阴温病，气血两燔者，玉女煎去牛膝加元参主之。""太阴温病，不可发汗，发汗而汗不出者，必发斑疹，汗出过多者，必神昏谵语，发斑者，化斑汤主之；发疹者银翘散去豆豉加细生地、丹皮、大青叶倍元参主之……神昏谵语者，清宫汤主之，牛黄丸、紫雪丹、《局方》至宝丹亦主之。""邪入心包，舌蹇肢厥，牛黄丸主之，紫雪丹亦主之。"（《温病条辨·上焦篇》）

由上，亦可见温热之邪为病由表入里，由卫传气传营入血和邪入心包之情况。

中焦温热病以脾胃为主，包括胃经热证（阳明热盛）、胃肠燥结、湿热困脾等诸证。如云："面目俱赤，语声重浊，呼吸俱粗，大便闭，小便涩，舌苔老黄，甚则黑有芒刺，但恶热，不恶寒，日晡益甚者，传至中焦，阳明温病也。脉浮洪燥者，白虎汤主之；脉沉数有力，甚则脉体反小而实者，大承气汤主之。""阳明温病，脉浮而促者，减味竹叶石膏汤主之。""阳明温病，诸证悉有而微，脉不浮者，小承气汤微和之。""阳明温病，汗多谵语，舌苔老黄而干者，宜小承气汤。""阳明温病，无汗，小便不利谵语者，先与牛黄丸；不大便者再与调胃承气汤。""风温、温热、温疫、温毒、冬温之在中焦，阳明居多；湿温之在中焦，太阴居多，暑温则各半也。""阳明暑温，脉滑数，不食不饥不便，浊痰凝聚，心下痞者，半夏泻心汤去人参干姜大枣甘草加枳实杏仁主之。”“脉浮身痛，舌淡黄而滑，渴不多饮，或竟不渴，汗出热解，继而复热，内不能运水谷之湿，外复感时令之湿，发表攻里，两不可施，误认伤寒，必转坏证，徒清热则湿不退，徒祛湿则热愈炽，黄芩滑石汤主之。”（《温病条辨·中焦篇》）

中焦温病，多属气分证。亦有暑温邪气久留，出现“舌绛苔少，热搏血分者”或“神识不清，热闭内窍者”，又宜按营分、血分证而施治，清宫汤、紫雪丹等依证而用之。（《温病条辨·中焦篇》）

下焦温热病以肝肾为主，包括肾阴耗伤、心肾不交、真阴亏损、虚风内动等诸证。如云：“热邪深入，或在少阴，或在厥阴，均宜复脉。”“脉虚大，手足心热甚于手足背者，加减复脉汤主之。”“少阴温病，真阴欲竭，壮火复炽，心中烦，不得卧者，黄连阿胶汤主之。”“热邪深入下焦，脉沉数，舌干齿黑，手指但觉蠕动，急防痉厥，二甲复脉汤主之。”“下焦温病，热深厥甚，脉细促，心中憺憺大动，甚则心中痛者，三甲复脉汤主之。”“既厥且哕，脉细而劲，小定风珠主之。”“热邪久羁，吸烁真阴，或因误表，或因妄攻，神倦瘛疭，脉气虚弱，舌绛苔少，时时欲脱者，大定风珠主之。”（《温病条辨·下焦篇》）

下焦温病之论治，虽有虚实错杂证，但主要以肝肾阴精受损为主证；虽有邪入血分，灼伤阴血，出现耗血动血者，但不为主证。因此吴氏下焦温病论治诚补叶氏卫气营血论治之不足而有功于医林。

吴氏对温热病的治疗原则，概括为“治上焦如羽，非轻不举；治中焦如衡，非平不安；治下焦如权，非重不沉”（《温病条辨·治病法论》）。所谓“治上焦如羽”，是因“肺位最高，药过重则过病所，少用则又有病重药轻之患”“轻而去实”，即选用药物性味偏薄而不用过于苦寒沉降之品，剂量不宜过重，煎药时间亦不宜久。正若银翘散煎煮法所云："香气大出，即取服，勿过煮，肺药取轻清，过煮则味厚而入中焦矣。""治中焦如衡"是因邪在中焦，其病势已盛，且人体正气尚实，故治宜以祛邪为主，邪去则人体阴阳可平复。虽中焦病变时会出现热盛阴伤或湿热蕴结，但用药当权衡其邪正虚实或湿与热偏盛之差异，施治不可偏颇，宜以平衡为上策，若白虎汤和黄芩滑石汤之应用。"治下焦如权"是因下焦病变多为肝肾精血耗伤，甚至阴虚风动，故治疗宜取味厚质重之品，以滋补真阴，平熄虚风，药性下沉，若秤之"权"，如二甲复脉、三甲复脉大定珠等方之用。

（二）广泛运用清热和养阴法则

温热为阳邪，阳邪最易伤阴。《内经》云："热者寒之，寒者热之""燥者润之，急者缓之""衰者补之，强者泻之"。故清热法、养阴法乃为温热病之正治法，亦为主要的治法。

《温病条辨》不仅是三焦辨证纲领的具体运用，将温热病论治理法方药有机地结合于一起，并将清热法、养阴法贯穿于三焦辨证之始终。兹就其运用清热法、养阴法之妙用介绍之。

1. 辛凉平、轻、重三剂之用

叶桂云："温邪上受，首先犯肺。"吴氏则云："凡病温者，始于上焦，在手太阴。"温热之邪由口鼻而入，自上而下，先病始于手太阴肺金，故治肺乃为首。肺主皮毛，司呼吸，为气之本。其病则或为卫分表证，或为肺金本脏病。临床上往往表现或为卫分表证为主，或为肺气不宣为主，或以肺热津伤为主等证候。据此吴氏乃制辛凉平剂银翘散、辛凉轻剂桑菊饮、辛凉重剂白虎汤三方治之。

《温病条辨·上焦篇》云："太阴风温、温热、温疫、冬温……但热不恶寒而渴者，辛凉平剂银翘散主之"（连翘、银花、苦桔梗、薄荷、竹叶、生甘草、芥穗、淡豆豉、牛蒡子、芦根）。

本方系吴氏遵《内经》“风淫于内，治以辛凉，佐以苦甘；热淫于内，治以咸寒，佐以甘苦”之训，宗喻嘉言芳香逐秽之说，用东垣清心凉膈散之辛凉苦甘，病初起则去清里之黄芩加银花辛凉，荆芥穗芳香，散热解毒，牛蒡子辛平润肺，解热散结，除风利咽。诸药皆入手太阴肺经，相伍之则清肃上焦，不犯中下，诚有“轻可去实”之能，妙合于叶桂“在表初用辛凉轻剂”（《温热论》）之旨。

临床上多用于外感温热病初起，邪在卫分之发热，微恶风寒，头痛，咽干微痛，无汗或少汗，口微渴，脉浮数等证。

“太阴风温，但咳，身不甚热，微渴者，辛凉轻剂桑菊饮主之”（《温病条辨·上焦篇》）（杏仁、连翘、薄荷、桑叶、菊花、苦桔梗、甘草、芦根）。

此为辛甘化风辛凉微苦之剂。盖肺为清虚之娇脏，微苦则降，辛凉则平。方中取桑叶、菊花者，除以之清热祛风外，且桑叶兼抑肝木之有余，防木从火化刑金之患，菊花芳香味甘，兼能补金水二脏，益其水之不足也，故本方能清宣肺热，肃肺止咳。

临床上多用于温热之邪犯肺，肺失宣降而出现发热，咳嗽，胸闷，胸痛，微渴，舌尖边红，脉浮数等证。

“太阴温病，脉浮洪，舌黄，渴甚，大汗，面赤，恶热者，辛凉重剂白虎汤主之”（《温病条辨·上焦篇》）（生石膏、知母、生甘草、白粳米）。

吴氏云：“脉浮洪，邪在肺经气分也；舌黄，热已深；渴甚，津已伤也；大汗，热逼津液也；面赤，火炎上也；恶热，邪欲出而未遂也。辛凉平剂，焉能胜任？非虎啸风生金飚退热，而又能保津液不可”（《温病条辨·上焦篇》）。即温热之邪犯肺，而致肺热津伤者，必以辛、苦、甘寒之品，才能退热复津。

临床上多用于治疗口烦渴、大汗出、大热、脉洪大，舌苔黄干之气分实热证。

吴氏参宗古今诸家之学而制辛凉平、轻、重三剂，对上焦肺金感受温热之邪而病的论治，可谓详矣。其银翘、桑菊二方，犹若仲景师《伤寒论》太阳篇中之麻、桂，深受斯后之医家之赞许，迄今已名播中外。

2. 治里热五法之用

综观《温病条辨》上、中焦篇所论，主要突出一个“清”字。吴氏对温热病里热诸证之治，归纳之约有五法，即清气、清营、清宫、清络、泻下（此虽属下法范畴，但在本书中多与清法并用，故于清热法中亦讨论之）。

清气法，即清气分之热，以辛凉重剂白虎汤为主方。《温病条辨》中由白虎汤加味变化之方剂有白虎加人参汤、白虎加苍术汤、白虎加桂枝汤、苍术白虎加草果汤等数方，诸方皆用于温热之邪在气分之里热证，但有不同的兼夹证。如兼气津两伤者，即所谓“脉浮而芤，汗大出，微喘甚至鼻孔煽者，白虎加人参汤主之”（《温病条辨·上焦篇》）。用白虎汤退热邪，人参固正以益气生津，吴氏称之为“救化源欲绝之妙法也”。又白虎加苍术汤治暑温气分热盛夹湿证，所谓“太阴暑温，或已发汗，或未发汗，而汗不止，烦渴而喘……身重者，湿也，白虎加苍术汤主之”（《温病条辨·上焦篇》）。白虎加桂枝汤治“骨节疼烦，时呕，其脉如平，但热不寒”（《温病条辨·上焦篇》）之温疟病等等。

清营法，即清营分之热，吴氏制清营汤方。《温病条辨·上焦篇》云：“脉虚，夜寐不安，烦渴，舌赤，时有谵语，目常开不闭，或喜闭不开，暑入手厥阴也。手厥阴暑温，清营汤主之”（犀角、生地、元参、竹叶心、麦冬、丹参、黄连、银花、连翘）。

此为咸寒苦甘之剂，以犀角、生地、丹参清营分之热，兼能解毒；用元参、麦冬养阴清热而保离中之虚；取竹叶、黄连、银花、连翘清热解毒，泄透营热转气，密吻于叶桂“入营犹可透热转气”（《温热论》）之旨。诸药配伍可使温热之邪传入营分所致之心火炽盛而心阴受损的脉虚、夜寐不安、烦渴、舌赤诸症得平矣。故是方一直为后世医家治营热之专剂。

温热之邪顺传或逆传而入手厥阴，心血受灼，则阴不济阳，故而神明失守，神昏谵语生焉。《温病条辨·上焦篇》云：“太阴温病，不可发汗，发汗而汗不出者，必发斑疹，汗出过多者，必神昏谵语（发斑者，化斑汤主之，发疹者，银翘散去豆豉加细生地、丹皮、大青叶倍元参主之……），神昏谵语者，清宫汤主之，牛黄丸、紫雪丹、《局方》至宝丹亦主之”（清宫汤：元参心、莲子心、竹叶卷心、连翘心、犀角尖、连心麦冬）。

清宫汤亦属咸寒甘苦之剂，吴氏从叶桂《临证指南医案》中悟出此方，原生地、丹皮改莲子心、连心麦冬，其余元参、竹叶、连翘改用心，犀角用尖。水能令人清，火能令人昏，方中元参心补离中之虚，犀角清心解毒开窍，二药乃为君；连心麦冬养阴清热，助元参以补水，而为臣；连翘心、竹叶卷心清心退热，则为佐；莲子心沟通心肾，使水火相济，故为使。诸药之用心者，取类比象，以心能入心之意。吴氏称此为“清膻中之方也。谓之清宫者，以膻中为心之宫城也”（《温病条辨·上焦篇》）。是以本方临床上多用于治疗温热病邪陷心包而神昏谵语、窍闭昏愦、舌蹇、肢厥等证。

安宫牛黄丸、紫雪丹、《局方》至宝丹悉属清心开窍，凉解热毒之成药，是治温热病邪陷心包、窍闭神昏之急救良方。然而三者各有所长，安宫牛黄丸长于清热，兼善解毒；紫雪丹优于熄风，兼能开窍；至宝丹长于芳香开窍辟秽。是皆属清宫之法也。

清络法，即清上焦余热未解。《温病条辨·上焦篇》云：“手太阴暑温，发汗后，暑证悉减，但头微胀，目不了了，余邪不解者，清络饮主之（鲜荷叶边、鲜银花、西瓜翠衣、鲜扁豆花、丝瓜皮、鲜竹叶心）。”

余邪不解，不可重剂，只宜辛凉芳香轻品，清宣肺络中余热，故吴氏制是方以鲜银花、西瓜翠衣辛凉解暑，鲜扁豆花解暑化湿，鲜荷叶清暑散热，用其边者，取其疏散之意，丝瓜皮清肺解暑热，鲜竹叶心清心通利水道。诸药相伍，正与张风逵“暑病首用辛凉”（《伤暑全书》）之论相吻。故吴氏又谓：“凡暑伤肺经气分之轻证，皆可用之。”（《温病条辨·上焦篇》）

泻下法，即清泻中、下二焦气分和营分之热。吴氏制五承气汤。《温病条辨·中焦篇》云：“阳明温病，下之不通，其证有五：应下先下，正虚不能运药，不运药者死，新加黄龙汤主之（细生地、生甘草、人参、生大黄、芒硝、元参、麦冬、当归、海参、姜汁）；喘促不宁，痰涎壅滞，右寸实大，肺气不降者，宣白承气汤主之（生石膏、生大黄、杏仁、瓜蒌皮）；左尺牢坚，小便赤痛，时烦渴甚，导赤承气汤主之（赤芍、细生地、生大黄、黄连、黄柏、芒硝）；邪闭心包，神昏舌短，内窍不通，饮不解渴者，牛黄承气汤主之（安宫牛黄丸以生大黄末调服）；津液不足，无水舟停者，间服增液，再不下者，增液承气汤主之（元参、生地、麦冬、大黄、芒硝）。”

新加黄龙汤，是在明·陶节庵黄龙汤方基础上去枳、朴等，防其苦温燥津伤阴之弊，加生地、麦冬、元参、海参以滋阴生津、重在养阴。故本方乃为攻补兼施之剂，多用于正虚（气阴两虚）邪实（肠胃积滞实热）之笃候。

宣白承气汤为治肺气不降，肠胃积滞实热内结之剂。其以杏仁、石膏相伍上宣肺气之痹，内清金之热郁；大黄下逐肠胃之滞热；瓜蒌皮以豁痰兼助石膏清肺热。四药上宣下通，妙合肺金大肠脏腑表里之机，故吴氏谓此剂为“脏腑合治法”。

导赤承气汤，是治疗阳明腑实，小肠热盛之剂，即吴氏所云“二肠同治法”。方取导赤散和调胃承气汤之意，以硝、黄荡涤胃肠，攻积泻热；用生地、赤芍、黄连、黄柏清小肠火腑之热，兼以滋阴。临床上常用于身热而大便不通，小便涓滴不畅，溺痛色赤，口渴不已之大小二肠实热证。

牛黄承气汤，即安宫牛黄丸与大黄相伍为用。以安宫牛黄丸开少阴心君之窍闭，大黄泻涤阳明胃肠之积热以急下存阴。故本方不仅疗邪陷心包、窍闭神昏，并能泻肠胃积热，救肾水消亡也，吴氏称之为“两少阴合治法”。临床上常作为治疗热入心包兼腑实之剂。

阳明热盛，津液枯涸，结粪不下，即“无水舟停”，吴氏用增液汤（元参、生地、麦冬）或增液承气汤治之。增液承气汤意在滋阴攻下之治，亦属攻补兼施之剂。

上述五承气汤，是清热养阴寓于下法之中的应用。吴氏博采众说，集历代医家治里热之大成，尤其对营热、邪闭心包和阳明腑实诸兼证之治，诚发前人所未发之旨，有功于轩岐之业也。

3. 养阴四法之用

温热之邪耗津伤阴，是其本性。况乎温热久羁中焦，焉有不损少阴癸水者？抑或已下而伤阴，或未下而阴竭，是以甘酸寒滋润养之品则当必需之物。上述清热诸法是逐邪也，惟在以清热为主，养阴次之；此则是扶正也，惟在以养阴为主，清热次之。清热与养阴相辅相成也。《温病条辨》下焦篇主要突出对温热之邪传入下焦而致肝肾阴虚诸证之论治。吴氏立养阴清热、育阴滋肾、滋阴熄风、滋阴透邪四法，创制出加减复脉汤，大、小定风珠，青蒿鳖甲汤等方治之。

《温病条辨·下焦篇》云："少阴温病，真阴欲竭，壮火复炽，心中烦不得卧者，黄连阿胶汤主之（黄连、黄芩、阿胶、白芍、鸡子黄）。"

此为热邪不仅内伤肾阴，并致心火亢盛，而成阳亢不入于肾，阴虚不受阳纳之候。是以心肾失交，水火不济而病心烦不寐。吴氏宗仲景师少阴经治法，以芩、连直折心火，芍药、阿胶以滋护真阴，鸡子黄交济上下，镇定中焦，使水火阴阳相媾，则热退阴生而神乃安。此属养阴清热法。

吴氏又宗仲景师炙甘草汤复脉之意，制加减复脉汤，重在滋阴补肾。将原方去人参、桂枝、生姜、大枣，以杜辛散甘温助热伤阴之弊，而加白芍以敛营护阴，合炙草、生地、麦冬、阿胶、麻仁以甘酸生津化阴，共奏滋阴退热，养阴润燥之效。如《温病条辨·下焦篇》云："脉虚大，手足心热甚于手足背者，加减复脉汤主之。""温病误表，津液被劫，心中震震，舌强神昏，宜复脉法，复其津液。""温病耳聋，病系少阴，与柴胡汤者必死；六七日以后，宜复脉辈复其精。""劳倦内伤，复感温病，六七日以外不解者，宜复脉法。""温病已汗而不得汗，已下而热不退，六七日以外，脉尚躁盛者，重与复脉汤。""温病误用升散，脉结代，甚则脉两至者，重与复脉，虽有他证，后治之。""热邪深入，或在少阴，或在厥阴，均宜复脉。"是悉为育阴滋肾法之用也。

热邪深入下焦，肾水被耗，肝木失滋，多致虚风内动，治宜滋水涵木，潜阳熄风。《温病条辨·下焦篇》云："热邪深入下焦，脉沉数，舌干齿黑，手指但觉蠕动，急防痉厥，二甲复脉汤主之（加减复脉汤加生牡蛎、生鳖甲）。""下焦温病，热深厥甚，脉细促，心中憺憺大动，甚则心中痛者，三甲复脉汤主之（加减复脉汤加生牡蛎、生鳖甲、生龟板）。""既厥且哕，脉细而劲，小定风珠主之（鸡子黄、阿胶、生龟板、童便、淡菜）。""热邪久羁，吸烁真阴，或因误表，或因妄攻，神倦瘛疭，脉气虚弱，舌绛苔少，时时欲脱者，大定风珠主之（加减复脉汤加生龟板、生牡蛎、鳖甲、鸡子黄、五味子）。”

二甲、三甲复脉汤，大、小定风珠皆系滋水涵木熄风之剂，但四者疗病有轻重之别，滋阴熄风之力有大小之殊。二甲复脉汤治痉厥动风之渐，所谓“急防痉厥”也；三甲复脉汤治痉厥风动并兼心中动、痛者，《温病条辨·下焦篇》载：“心中动者，火以水为体，肝风鸱张，立刻有吸尽西江之势，肾水本虚，不能济肝而后发痉，既痉而水难猝补，心之体欲失，故谵谵大动也。甚则痛者，阴维为病，主心痛。此证热久伤阴，八脉隶于肝肾，肝肾虚而累及阴维，故心痛。非如寒气客于心胸之心痛可用温通，故以镇肾气，补任脉，通阴维之龟板止心痛，合入肝搜邪之二甲，相济成功也。”即治动风之甚又病心动心痛者。大定风珠系三甲复脉汤加鸡子黄、五味子而成，取鸡子黄血肉有情之品，媾通上下，使阴得安其位，斯阳可立根基；五味子补阴敛阳，而防厥脱之变，故用于治疗阴虚风动，瘛疭欲脱之危证。小定风珠为治痉厥动风兼哕者，意在滋阴潜阳，熄风止哕。方中鸡子黄、阿胶、龟板与他方意同，惟肥淡菜、童便之殊，取淡菜潜真阳上动之能，童便以浊降浊之长而为使药，诸药相伍，突出潜阳降浊之特长。此四方乃属滋阴熄风法之用也。

邪伏下焦阴分，往往余热不退。《温病条辨·下焦篇》中称其“夜热早凉，热退无汗，热自阴来者”。吴氏以青蒿鳖甲汤主之（青蒿、鳖甲、细生地、知母、丹皮）。邪深伏阴分，不能纯用养阴，更不得施用苦燥，故以鳖甲蠕动之品，入肝经至阴之分，养阴入络搜邪，取青蒿芳香透络，从少阳领邪外出，生地、丹皮、知母养阴并清阴中之热。方中妙用青蒿、鳖甲，蒿非鳖甲不能入阴分，邪非青蒿不能领出。此咸寒与芳透相伍，为滋阴透邪法之用。

一部《温病条辨》自上焦迄下焦，始终以清热法与养阴法为施治之纲，将卫气营血辨证与三焦辨证有机地结合于一起，不失为医界之巨匠高论。吴氏自谓“温病当于是书中之辨似处究心焉”，诚非虚言也，故是书名登中医经典之列。

第三部分 发热论治三十法

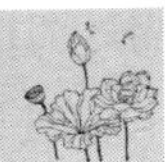

发热是临床常见的症状之一，许多疾病皆能出现。究其原因、机理颇为复杂，尤其现代医学。然而从中医学而言，发热则是正邪交争的表现，它既能反映邪气盛衰之情况，又能反映人体正气抗病能力之强弱。一般来说，邪气盛其发热多属实热，正气虚则其多为虚热。《内经》云："人之伤于寒也，则为病热"（《素问·热论》）；"阳盛则热……重寒则热"（《素问·阴阳应象大论》）；"阴虚生内热……阳盛生外热"（《素问·调经论》）。因此，发热之原因、机理不外乎邪正两个方面。

在《内经》的理论指导下，历代医家对发热之认识和研究甚为丰富，自东汉张仲景以下迄今，无论是外感病发热，还是内伤杂病发热，均已自成体系，论述颇详。外感病发热有六经辨证、卫气营血辨证、三焦辨证，内伤杂病发热有脏腑辨证、气血津液辨证等。笔者在汲取先哲经验之基础上，按着中医理论，总结归纳了自己论治发热病之体会。兹述如下：

一、病因病机

发热之原因很多，但简言之，外因无非是六淫、戾气、伤损、饮食不节，内因无非是情志失遂、劳累过度、气血不和、脏腑失调、阴阳失衡等所致。因此，一般对发热症之分类多据此而分为外感发热、内伤发热两大类。若以虚实言之，外感发热多属实热，内伤发热有虚有实。

（一）外感发热

外感病是六淫之邪侵犯人体而以肌肤体表病变为主的疾病总

称，其发热皆属外感发热。六淫，有风、寒、暑、湿、燥、火之别，其致病正邪交争于肌表，而令人出现发热。同时，伴有恶寒（或恶热）、微恶寒、脉浮等表证。根据其感受不同的邪气和临床表现之差异，外感发热又多具体分为：

1. 风寒发热

风寒之邪凑表，卫阳与之交争。临床表现为发热、恶寒、头痛、身痛、无汗，或有汗，脉浮，苔薄白。

2. 风热发热

风热之邪自口鼻而入，侵犯肌体，风热属阳，阳主开泄。临床表现为发热、口干、汗出、头痛、咽痛、微恶风寒，脉浮数，苔薄黄。

3. 暑湿发热

夏时感暑，因多夹湿，而困阻于肌表，湿为阴邪，其性重浊。临床表现为发热、恶寒、头痛头重、胸脘痞闷，脉浮数，苔白薄腻。

4. 风湿发热

风湿犯及肌表，风性开泄，湿则重浊。临床表现为发热、头痛、身重或一身烦疼，汗出、恶风、胸闷，脉浮缓，苔白薄腻。

5. 湿温发热

长夏雨湿绵绵，热与湿蒸，犯于肌肤，肺卫气机不利。临床表现为身热不扬、恶寒、头重身困楚、胸膈痞闷，脉濡缓，苔白腻。

6. 燥邪发热

秋燥袭人，肺卫受损，燥胜则干。临床表现为发热、头痛、微恶风寒、鼻塞、咳嗽、口干唇燥，脉浮数，苔薄白干。

7. 少阳发热

外邪首犯太阳，继而传入半表半里。临床表现为往来寒热，胸胁苦满，默默不欲饮食，口苦，咽干，目眩，心烦喜呕，脉弦，苔薄白黄。

由戾气而致病疫者，其初起发热亦多见有表证，麻疹、猩红热、百日咳、腮腺炎、流行性乙脑等病同样依上述辨证之。

（二）内伤发热

凡发热症已不伴有表证者，悉属于此，它不外乎出现气血、脏腑、阴阳等诸方面的病变。

1. 气血不和

气盛有余则热，所谓“气有余便是火”。饮食劳伤，脾胃受损，元气不足，气虚而发热。气滞、外伤等瘀血内停，血郁而生热，或热邪与血相结而发热如狂。诸病而损血者，则血虚阴伤，内热亦生。诸劳虚损，气血不足，虚热生之。热邪燔灼气血，气血皆病热。根据气血发病之虚实表现不同，临床一般又具体分为：

（1）气分热盛　热邪由卫分传入气分。临床表现为口渴饮冷、大汗出、高热、气粗、脉洪大，苔黄干舌红。

（2）气虚发热　脾胃虚弱，中气不足所致。临床表现为发热多在白昼，形寒恶风，神疲懒言，食少纳差，脉大无力，苔白舌淡。

（3）瘀血发热　发热多在午后至夜晚，身痛有定处，，口舌干而不不欲饮，甚则肌肤甲错，脉细涩，舌紫或见紫斑。

（4）血虚发热　劳伤、失血、久则发热。临床表现为逢劳则作，头晕乏力，面色不华，心悸失眠，食少，手足心烦热，脉细数，舌淡苔白。

（5）气血两虚　气血互根，气能生血，血能载气。诸劳虚损，或先气虚，或先血虚，终致气血俱损，虚热渐生之。其热亦多见劳累后发作或加重，头晕乏力，自汗，耳鸣，气短懒言，食少便溏，失眠，月经过多或漏下不止，脉细弱，舌淡苔白。

（6）气血两燔　热邪内窜，灼气燔血，气分热血受迫并现。临床表现为壮热、口渴、烦躁不宁，肌肤发斑，或吐血、衄血，脉数，舌绛苔黄干。

2. 脏腑失调

首先外邪可内传，伤及脏腑，脏腑受病，亦能病热。如风寒之邪由太阳经传入阳明经，可出现胃家实热证；温热之邪由卫传气，既能见肺热、胸膈热，又能见胃肠燥结实热证；热陷心包，则高热窍闭；湿热之邪蕴结，扰之肝胆，则寒热如疟，侵布三焦，则发热缠绵；热邪伤津损液，久羁不除，脏腑阴虚而发热，尤以肺、胃、肝、肾阴损为甚。

情志不遂，郁而化火，所谓“五志皆从火化”，其病亦可见发热。“饮食自倍，肠胃乃伤”（《素问·痹论》）。即宿食积滞，蕴结胃肠，久则生热。

五脏六腑，其功能失调，既能各自发病，亦能互相影响，多脏发病。如肾水不足，心火亢盛，出现心肾不交而发热；金水相生，肺阴虚能致肾阴虚，反之肾阴虚亦致肺阴虚，肺肾阴虚而内热生；乙癸同源，肝肾阴虚亦生内热……

临床根据病邪所犯脏腑不同和其虚实表现之差异，而具体分为：

（1）阳明热结　日晡高热，烦躁谵语，腹胀满痛拒按，大便秘结，脉沉有力，舌苔黄燥焦黑起刺。

（2）热扰胸膈　热在膈上，内扰心胸。临床表现为身热、心烦、坐卧不宁，甚则高热、烦躁，胸膈灼热、口渴唇焦、便秘、脉滑数，舌红苔黄。

(3) 热邪壅肺　热壅肺金，则宣肃失职。临床表现为发热、烦渴、汗出、喘咳、胸痛、鼻翼煽动，痰黄稠或铁锈色，脉滑数，苔黄舌赤。

(4) 热扰肝胆　热邪多与湿浊、痰饮相合，内扰肝胆，胆属少阳。临床表现为寒热如疟，胸闷呕恶，口苦胁痛，小便黄赤，甚或高热、黄疸，脉弦数或弦滑数，苔黄腻舌红。

(5) 湿热蕴结三焦　湿热内侵，弥漫三焦，气机受阻。临床表现为身热不扬，午后潮热，胸闷呕恶，身肿肢倦，嗜卧，烦渴而不多饮，汗出发黏，脉濡数，苔黄腻舌红。

(6) 热邪入营　邪传入营分，心营受损，神明受扰。临床表现为身热夜甚，口反不甚渴，心烦不寐，甚则神昏谵语，斑疹隐隐，脉数，舌绛苔干黄。

(7) 热陷心包　热邪逆传心包，或由气分传入，皆能令心窍闭。临床表现为高热，神昏谵语，肢厥，舌蹇，脉数，舌绛苔黄而干。

(8) 心火亢盛　心经热盛，每见心烦、不寐，发热烦渴饮冷，尿赤，舌尖红赤，或口舌生疮，脉数。

(9) 肝火上炎　肝经实热，上扰清窍。临床表现为身热、面赤、目赤肿痛，头胀痛、烦躁易怒、口苦、耳聋耳鸣，甚或吐血、衄血，脉弦数，苔黄舌赤。

(10) 肝经郁热　情志郁结，肝郁化热。临床表现为热势随情绪而波动，心烦易怒，胸胁胀痛、口苦、善叹息，妇人月经不调，甚至经前乳胀，发热，烦躁，脉弦滑，苔黄舌赤。

(11) 肺阴虚　热浊肺津，或久咳损肺，肺阴亏虚而见午后潮热、盗汗、口干咽燥、干咳少痰，或痰中带血，脉细数，舌红少苔。

（12）心肾不交　久病或年老肾水真阴不足，不能上济于心，则心火亢盛。临床表现为午后至夜发热，心烦不寐，口苦，眩晕耳鸣，腰膝酸软，梦遗早泄，五心烦热，脉细数，舌红少苔。

（13）肺肾阴虚　劳咳久嗽，水亏津枯。临床表现为午后至夜潮热骨蒸、盗汗、颧红、形瘦、声哑、咳而少痰，或咳而咯血，腰膝酸软乏力，脉细数，舌红少苔。

（14）肝肾阴虚　邪入下焦，或久病劳伤，损及肝肾，精血亏虚。临床表现为潮热盗汗、五心烦热、头晕耳鸣、腰膝无力，或见胁痛，口燥咽干，男子遗精，女子经少，脉细数，舌红苔少。

（15）邪潜阴分　热入下焦，阴亏液竭；其余热羁留，内潜阴分。临床表现为暮热早凉，热退无汗，能食形瘦，脉细数，舌红苔少。

（16）食积发热　午后潮热，腹胀满，嗳腐吞酸，大便酸臭或便秘，脉滑数，苔黄腻。

（17）惊恐发热　“惊则气乱，恐则气下”（《素问·举痛论》）。尤其小儿，惊恐而气机逆乱，郁而发热，散则发凉，寒热无时，二目无神，惊哭不宁，睡中惊搐，脉动，舌暗苔白。

脏腑有阴阳，气血有阴阳，故而阴阳盛衰之发热乃寓于上述所论气血、脏腑之中，兹不赘述。惟阳虚发热未言，气属阳，其发热即气虚发热也。

此外，外感与内伤不是截然分开的，而是互相影响，所谓“虚人易外感”“伤风不醒便成劳”，临床上发热症往往有表里同病者，虚实相兼者，以及真假错杂者等等。因此，医者临证时还应密切认真观察，不可拘执胶注。

二、治热三十法

1. 辛温解表退热法

凡风寒之邪所致外感发热，无论其有汗、无汗，皆宜发汗逐邪以退热。《内经》所谓“其在皮者，汗而发之”（《素问·阴阳应象大论》）；“体若燔炭，汗出而散”（《素问·生气通天论》）。但不可大汗，以防伤津损阳之弊。治疗用麻黄汤、桂枝汤、香苏饮等方，药取麻黄、桂枝、荆芥、紫苏叶、防风、白芷、藁本、生姜、葱白等品。

2. 辛凉解表退热法

“温邪上受，首先犯肺”（《温热论》）。风热之邪不仅侵犯肌表，而易从口鼻而伤至肺金。肺为娇脏，最忌火灼。故治宜辛凉轻清透散，祛邪而不伤津。常用银翘散、桑菊饮等方，药取桑叶、菊花、薄荷、牛蒡子、前胡、银花、连翘、豆豉、蝉衣、葛根、柴胡等品。

3. 祛风除湿退热法

风湿之邪，或风寒湿三邪侵犯肌体，邪易滞留肌表，以头身重楚为特征。其治既要辛温祛风散寒，又要苦温和甘淡除湿。常用神术散、九味羌活汤、荆防败毒散、麻杏薏甘汤、羌活胜湿汤等方。药取防风、羌活、独活、白芷、苍术、藁本、荆芥、细辛、薏苡仁等。

4. 解暑化湿退热法

夏暑外感，因贪凉而易夹湿，故治之以清热解暑为要，兼以化湿和中。常用新加香薷饮、黄连香薷饮、藿香正气散等方，药取香薷、藿香、佩兰、豆豉、银花、连翘、薄荷、黄连、黄芩、荷叶、厚朴、苍术、扁豆花等。

5. 芳香化湿退热法

湿温之邪困遏于肌表，上焦肺卫不宣，治宜芳香宣化，表里之湿兼治。常用藿朴夏苓汤、三仁汤等方，药取藿香、佩兰、白蔻仁、杏仁、薏苡仁、厚朴、豆豉、通草、茯苓、泽泻、滑石等。

6. 辛凉甘润退热法

外感温燥，肺津受损，故《内经》云“燥者润之”（《素问·至真要大论》），宜辛凉透邪，甘润生津。常用桑杏汤、桑菊饮、清燥救肺汤等方。药取桑叶、菊花、连翘、薄荷、杏仁、前胡、桔梗、贝母、麦冬、沙参等。

7. 和解少阳退热法

邪在半表半里，半表之寒未解，半里之热已生，故寒热往来交作。治当和解之，以仲景柴胡剂，若小柴胡汤、四逆散、柴胡桂枝汤等，药取柴胡、桂枝、生姜、黄芩、枳实（壳）、芍药、半夏、薄荷、石膏等。

8. 辛寒清气退热法

凡热在气分，或阳明经证，悉可用此法。即以仲景白虎汤为主方治之，药取石膏、知母、寒水石、山栀、芦根、竹叶、粳米等。

9. 通腑泻热法

胃肠热结，腑气不通，《内经》云“六腑者，传化物而不藏”（《素问·五脏别论》）。故六腑以通为顺，以通为用。治宜釜底抽薪，荡涤腑实。方用大承气汤、小承气汤、调胃承气汤、增液承气汤等剂，药取大黄、芒硝、枳实、厚朴、牵牛子、羊蹄、何首乌、玄参等。

10. 苦寒解毒泻热法

热扰胸膈、心火亢盛、肝火上炎等证，皆宜苦寒解毒泻火以除热。常用栀子豉汤、黄连解毒汤、大黄黄连泻心汤、导赤散、当归龙荟丸等方，药取山栀、黄芩、黄连、黄柏、龙胆草、大黄、木通、竹叶、板蓝根、大青叶、夏枯草、决明子等。

11. 宣肺清热法

邪热壅肺，肺不宣降，热而喘满，治宜清肺宣肺。常用麻杏甘石汤、桑菊饮、《千金》苇茎汤加味等，药取杏仁、麻黄、石膏、芦根、桑叶、菊花、连翘、银花、鱼腥草、黄芩、山栀、贝母、瓜蒌、桔梗等。

12. 清利肝胆退热法

热郁肝胆、肝火上炎、肝胆湿热等证，其治当苦寒泻热，化湿利胆。常用龙胆泻肝汤、蒿芩清胆汤、当归龙荟丸等方。药用龙胆草、黄芩、黄连、山栀、黄柏、板蓝根、青黛、大青叶、蒲公英、羚羊角、夏枯草、青蒿、木通、车前子、泽泻、滑石、茵陈、竹茹等。

13. 清利湿热法

湿热为害，蕴结三焦，内扰脾胃肠道，治宜清热利湿。常用杏仁滑石汤、甘露消毒丹、王氏连朴饮、茵陈蒿汤等，药取滑石、黄芩、黄连、黄柏、山栀、茵陈、石菖蒲、木通、泽泻、薏苡仁、杏仁、竹茹、白蔻仁、厚朴、苍术等。

14. 清气凉血退热法

“气血两燔，不能专主一边”（《温病条辨》）。气分血分皆受热灼，治当气血两清。常用化斑汤、玉女煎、凉营清气汤等方，药取石膏、知母、丹皮、赤芍、生地、玄参、犀角、山栀、竹叶、芦根等。

15. 清营泄热法

凡热入营分，邪传心包，皆宜凉营清透，泄热解毒，叶桂云：“入营犹可透热转气”。常用清营汤、导赤清心汤、清宫汤、神犀丹等方，药取犀角、丹参、玄参、生地、竹叶、黄连、连翘、银花、麦冬、丹皮、木通、莲子、豆豉、紫草、板蓝根、天花粉等。

16. 清心开窍退热法

热陷心包而致窍闭神昏，或痰热闭窍等，皆当凉开窍闭，清心豁痰。常用牛黄清心丸、安宫牛黄丸、至宝丹、紫雪丹等，药取犀角、牛黄、冰片、麝香、羚羊角、黄连、黄芩、山栀、滑石、石膏、郁金、石菖蒲、朱砂、玳瑁、天竺黄等。

17. 镇惊退热法

"重能镇怯"，因惊恐得之，当重镇安神，调达气血。常用磁朱丸合四逆散服之，或柴胡加龙骨牡蛎汤等，药取朱砂、磁石、琥珀、龙骨、龙齿、牡蛎、石决明、柴胡、枳壳（实）、芍药、黄芩、桂枝、半夏、茯苓等。

18. 解郁舒肝退热法

《内经》云："木郁达之，火郁发之"（《素问·六元正纪大论》）。肝经郁热，皆宜疏解理气，调和气血。常用柴胡疏肝散、四逆散、丹栀逍遥散、大柴胡汤等方，药取柴胡、香附、川芎、郁金、青皮、枳壳（实）、芍药、当归、丹皮、山栀、黄芩、薄荷、桑叶等。

19. 凉血化瘀退热法

凡瘀血化热、热与血结（蓄血），或热入血分，而成瘀者，正可按叶桂所说"只须凉血散血"，即施此法。常用犀角地黄汤、桃仁承气汤、犀地清络饮等方，药取丹皮、赤芍、桃仁、犀角、生地、大黄、丹参、山栀、水蛭、虻虫、牛膝、益母草、三七等。

20. 消食导滞退热法

饮食不节，宿食内停，积而化热，必当消导通腑，涤热外出。常用枳实导滞汤，木香槟榔丸、保和丸等方，药取黄芩、黄连、连翘、枳实、槟榔、青皮、木香、陈皮、莪术、神曲、白术、苍术、麦芽、谷芽、山楂、鸡内金、大黄、牵牛子等。

21. 涌吐退热法

痰浊、宿食积于胸膈胃脘，蕴结化热，温温欲吐者，当从吐法，所谓“其在上者，因而越之”（《素问·阴阳应象大论》）。常用瓜蒂散、盐汤探吐方等。

22. 滋阴泻火法

阴虚火旺、心肾不交证，多施此法以苦寒泻热，甘寒咸寒滋阴壮水。常用黄连阿胶汤、大补阴丸、知柏地黄汤等方，药取生熟地黄、山茱萸、阿胶、山药、何首乌、枸杞子、女贞子、白芍、龟板、知母、黄柏、黄芩、黄连、鸡子黄等。

23. 养阴清肺退热法

肺热阴伤，热灼肺络等，皆宜甘寒凉润，养阴清热。常用养阴清肺汤、百合固经汤、沙参麦门冬汤等方，药用生熟地黄、玄参、贝母、丹皮、芍药、百合、麦冬、桔梗、沙参、山栀、芦根、黄芩、薄荷、连翘等。

24. 补肺滋肾退热法

肺肾阴虚，金水两竭，治当咸寒滋肾，甘凉清润肺金。常用月华丸、秦艽鳖甲散等方，药取生熟地黄、天冬、麦冬、阿胶、鳖甲、知母、秦艽、地骨皮、青蒿、贝母、獭肝、龟板、沙参、山药等。

25. 滋补肝肾退热法

肝肾阴亏，耗伤精血，一要养其阴液，二要滋补精血。常用杞菊地黄汤、左归饮、一贯煎等方，药取熟地、山萸肉、枸杞子、女贞子、山药、龟板、麦冬、何首乌、菊花、当归、阿胶、知母、丹皮等。

26. 养阴透热法

邪留阴分，余热作祟，且正气已虚，当扶正养阴，透邪外出。常用青蒿鳖甲汤，以生地、鳖甲、丹皮、知母、天花粉之类滋阴扶正，取青蒿、秦艽之品透散清解阴分之余热。

27. 养血育阴退热法

血虚，阴亦损，阳凑之而发热，宜当补血育阴。常用四物汤、补肝汤、归芍地黄汤等方，药取熟地、当归、芍药、丹参、鸡血藤、阿胶、川芎、枸杞子、何首乌、酸枣仁、桑椹子等。

28. 甘温益气退热法

气虚而卫阳不足，故发热且伴形寒恶风，治当益气升阳，甘温除热。常用东垣补中益气汤类方主之，药取黄芪、人参、党参、白术、苍术、当归、陈皮、山药、茯苓、炙甘草、柴胡、升麻等。

29. 补益气血退热法

气血两虚，低热迁延，治在心脾，补气养血。常用归脾汤、八珍汤、当归补血汤、人参养荣汤等方，药取人参、黄芪、党参、白术、茯苓、当归、熟地、白芍、酸枣仁、川芎、丹参、炙甘草、龙眼肉等。

30. 表里双解退热法

凡表里同病而发病者，皆宜此法，即外散表邪，内清泄里热之治。常用防风通圣散、三黄石膏汤、双解散、凉膈散等方。药取荆芥、防风、麻黄、薄荷、柴胡、山栀、黄芩、黄连、大黄、芒硝、石膏、连翘、滑石、赤芍、甘草等。

上述诸法，不是孤立的，在临床应用时往往紧密相连，甚至一个患者要施治多法才能痊愈。因此，医者要圆机活法，随证施治。

三、病案举例

病例 1

戊辰岁入冬，余曾治一丰姓高热患者。发热月许，连续高热（38.5℃～40℃）达两周。住院经多方检查（包括 CT）未能确诊，疑为“伤寒”“结核性脑膜炎”等。服西药和物理降温仅暂时退热。病者发热时伴左侧头痛，痛随热剧，甚则不能触发，并致左眼周围肌肉抽搐。热以午后至夜尤甚，伴有汗出，午夜后热势渐退。其体略胖，年已五旬。舌苔黄白而腻，舌质偏红，脉浮滑数。

脉证合参，浮则为风，滑数湿热。风邪束表，引动内湿，风湿合邪，郁而化热，风湿热三气上扰，经脉受侵而挛痛。遵治病求本之则，乃拟祛风湿为主，兼佐清热平肝法，择神术散加减主之。

羌活 10g，白芷 8g，细辛 6g，川芎 8g，苍术 12g，全蝎 5g，天麻 9g，生石膏 45g（先煎），牛膝 9g，薄荷 6g（后下），生姜三片为引，水煎服。

连服两剂而热始退，服四剂而体温至正常。后拟小柴胡汤合二陈汤善后出院。

按：此发热案系风湿上扰而至，故治以祛风湿为主。神术散为祛风湿之剂，乃治其本；加薄荷、石膏以辛寒疏散清泄热邪，且石膏与苍术相合，既清热又除湿，有白虎加苍术之意；加全蝎、天麻以平肝止痉，且蝎与羌、芷、辛等相配又通络而搜风除湿也。此正“祛风除湿退热法”之用。

病例 2

李某，男，6 岁，1975 年 4 月 6 日就诊。

患儿发热已二天。体温 40℃，头痛、恶寒、喷嚏流涕，咳嗽气粗，口干欲饮，痰少呕逆，面赤，舌淡红苔薄白黄，脉浮数。

病为外感，表寒内热，肺气闭郁而不宣，故高热而咳。治宜辛凉解表，宣肺止咳，仲景麻杏石甘汤加味主之。

炙麻黄3g，杏仁10g，生石膏30g（先煎），黄芩6g，枳壳5g，淡豆豉10g，葱白二寸，桔梗5g，前胡6g，甘草5g，水煎服。

一剂后，热减为38.5℃，汗出，仍有些恶寒，且加恶心，脉浮数微有弦象。将前方去葱、豉，加柴胡、半夏各6g，取太少并治之意。

连服两剂而热退，惟咳嗽未痊愈，又服桑杏汤加减。

桑叶6g，杏仁6g，贝母5g，沙参5g，山栀6g，桔梗5g，前胡5g，紫菀5g，枳壳5g，炙甘草3g，水煎服。

二剂后病瘳。

按：患儿始受风寒，稚阴稚阳之体，极易化热，外寒未解，肺热已生，故宜辛凉清透。麻杏石甘汤正合其机，麻黄辛温，发汗解表，又佐葱白、豆豉以助之；石膏辛寒，善清肺火，又佐黄芩，其效更佳；杏仁、前胡、桔梗宣肺止咳祛痰，佐枳壳以调畅气机，气顺则痰消；甘草调和诸药且助祛痰止咳，诸药之治正为辛凉解表退热法，后又调整为柴胡、麻黄剂合治、系见有转少阳之象，太少并治而热退。

病例3

郭某，女，12岁。发热已六天。开始发热，头痛，就医诊为“感冒”，服药后头痛止，但热未退；又肌注“青、链霉素”等药，热仍未解而求中医诊治。体温38.5℃，午后热甚，口苦、口干、欲饮冷水，恶心、纳呆，发病至今大便未行，小便短赤，胸、背、四肢有散在红斑疹，不痛不痒，舌苔黄厚干，舌质红赤，脉弦滑而数。

此患儿之发热属少阳兼阳明证。治宜疏解少阳，荡涤阳明之法，用大柴胡加石膏汤主之。

柴胡9g，小枳实9g，黄芩9g，赤芍9g，半夏9g，大黄5g，大枣四枚，生姜三片，生石膏30g（先煎），水煎服。

服药二剂，热退斑消，便燥屎二次，饮食能进，苔转薄，三剂后病愈。

按：六经辨证，患儿病在少阳、阳明；以卫气营血辨证，则病在气、营。故治此宜表里双解退热法，大柴胡加石膏汤主之。以柴、芩清透半表半里之热，大黄、枳实通腑泻热，加石膏在于清气分阳明之热，赤芍与大黄可凉血散瘀，所谓“气血两燔，不能专主一边”之治。此发热案既有“表里双解退热法”之用，又含“清气凉血退热法”“和解少阳退热法”之用。

病例4

张某，女，9个月，1976年9月5日就诊。患儿忽冷忽热已半月许，时而呕吐，发热38.9℃，大便时硬时溏，小便短少发黄，烦躁、面黄，舌苔白腻，指纹在气关色发紫。

四诊相参，证系湿热内蕴，邪扰胆腑，少阳枢机不利。治宜清利少阳湿热，拟蒿芩清胆汤加减主之。

青蒿5g，黄芩5g，法半夏5g，白蔻仁3g，枳实5g，薏米9g，茯苓5g，通草3g，碧玉散9g，麦芽9g，竹茹3g，水煎服。

二剂后，体温38℃，下午为甚，呕吐止，大便日一行，嗳气肠鸣，苔白黄腻。病邪滞留少阳，前方加柴胡达原饮化裁主之。

柴胡5g，黄芩5g，厚朴5g，青皮5g，青蒿6g，法半夏5g，白豆蔻3g，薏米9g，茯苓6g，碧玉散9g，甘草3g，水煎服。

二剂，体温正常而病愈。

按：本案发热是湿热蕴结胆腑之故。先投蒿芩清胆汤，继又加柴胡达原饮，皆系治从少阳，清利肝胆退热法之用。以青蒿、黄芩、柴胡、青黛清解少阳热邪；厚朴、白蔻、半夏、青皮温化除湿，开泄气机；茯苓、薏米、通草、滑石等清利湿浊从小便而去。诸药相配，共奏疏解少阳，清热利湿之效。

病例 5

刘某，女，3 岁。因发热、微咳、流涕、腹痛，于 1975 年 7 月 14 日住院。

住院检查：白细胞总数 $14.2 \times 10^9/L$，中性 82%，淋巴 18%，细菌培养无生长，肥达反应阴性，胸透未见异常。

住院经西药退热对症治疗及用“青霉素、氯霉素、四环素及红霉素”等治疗，高热稽留，乃请中医协治。

体温 40℃，持续八天未退，鼻燥口唇干红，咳嗽，不思饮食，大便三日未行，腹胀时痛，烦躁谵语，神疲，舌赤苔黄腻，脉滑数。

湿热内蕴，阻遏气机，上焦不宣，中焦不运，浊邪蒙蔽心包。治拟芳香化浊，清热利湿法，择甘露消毒丹加减主之。

藿香 6g，白豆蔻 6g，川贝母 6g，茵陈 10g，连翘 6g，黄芩 6g，菖蒲 5g，郁金 6g，滑石 15g（先下），木通 6g，厚朴 6g，甘草 3g，水煎服。

连服二剂，发热下降，体温 38.2℃，下午为甚，食欲渐增，腹仍发胀，神疲自汗，舌转淡红，苔白黄腻，脉濡数。药中病机，但邪未尽，拟前方加减再进。

茵陈 10g，青蒿 6g，厚朴 6g，滑石 15g（先下），薏米 15g，黄芩 6g，白豆蔻 6g，枳壳 5g，柴胡 5g，赤芍 5g，甘草 3g，竹茹 5g，水煎服。

二剂后，体温正常，腹胀亦减，大便溏，饮食尚可，舌淡红苔薄白，脉缓。乃以保和丸加减又服三剂而病愈出院。

按：患儿发热数日不退是湿热蕴结的一大特点。病在气分，涉及上、中焦，治必芳香化浊，宣畅气机，清热利湿，方能化险为夷。故首投甘露消毒丹加减，以藿、蔻、菖、朴等化浊除秽，开达气机，芩、翘、滑等清解热邪，茵、通、滑以利尿除湿，郁金、贝母配菖蒲既清心又化浊除痰开心窍，是以两剂而病势大转。继之改蒿芩清胆汤合四逆散意与之相佐，仍未离清利湿热之治，只是使邪从少阳而退，小儿禀少阳之气，祛邪扶正之意也。

病例 6

李某，男，9 岁。因持续发热四天，伴咳嗽胸痛而于 1978 年 4 月 10 日住院。

住院检查：体温 39.7℃，右侧呼吸活动减弱、语颤减弱，叩诊前四肋以下实音，第三肋浊音，后侧右第八肋以上实音，叩击痛，呼吸音明显减弱。血检白细胞总数 $28.9\times10^9/L$，中性 87%，淋巴 13%，诊断为右中下大叶性肺炎，右胸膜粘连。

经用“青霉素、链霉素、金霉素”及对症治疗后，病情有所缓解，惟壮热（39℃～40.2℃）不退，大汗淋漓，口渴引饮，咳嗽剧烈，胸痛，大便秘结，舌光红无津，脉滑数。

温邪犯肺，火炽津伤，病属气分热盛，正气已损。治宜清泄肺热，益气生津，急投白虎汤加人参合桑杏汤化裁。

生石膏 30g（先煎），知母 10g，粳米 30g，人参 5g，山栀 10g，桑叶 10g，杏仁 6g，贝母 6g，桃仁 6g，鲜芦根 30g，甘草 5g，水煎服。

二剂后，4 月 16 日复诊，热始退（38.7℃），咳嗽，痰黄稠，汗出，胸痛，脉滑数，舌红。前方加减再进。

生石膏 30g（先煎），沙党参各 10g，桑叶 10g，杏仁 6g，阿胶10g（烊化），知母10g，山栀10g，贝母6g，桃仁6g，枳壳6g，瓜蒌仁6g，甘草5g，水煎服。

二剂后，复诊体温降为37.5℃，咳嗽减轻，饮食能进，精神好转。改服竹叶石膏汤加减主之。

麦冬10g，半夏6g，生石膏20g（先煎），桑叶6g，杏仁6g，党参10g，贝母6g，枇杷叶10g，山栀6g，粳米15g，甘草5g，水煎服。

三剂后，体温正常，咳嗽、胸痛大减，胸透提示炎症吸收，后经调理痊愈出院。

按：患儿病属气分肺热证，火盛伤阴，津液受损，甚则气阴两伤。首用白虎汤加人参合桑杏汤，意在标本兼治。两剂而邪热张得以控制。虑其阴液受损为主，去人参，改党、沙参，及护真阴加阿胶等；又服二剂而病势大减，说明药证相吻，不失机宜。后以仲景竹叶石膏汤化裁收功。治之始终，皆未离辛寒清气退热法之用。

病例7

刘某，女，50岁，干部。1985年7月15日就诊。右胁肋部出水疱、红肿灼痛已三天。三天前突然感觉右胁肋部烧痛难忍，水疮集簇，逐渐沿肋骨方向增多，痛不得转侧，并伴发热，体温38.5℃，口渴，烦躁，小便黄赤，大便偏干，舌红苔黄，脉弦滑数。

脉证相参，病系缠腰火丹（带状疱疹），由肝胆火毒所致，肝胆经布胁肋部，故发于此。治宜泻火解毒，清利肝胆，拟龙胆泻肝汤化裁主之。

龙胆草10g，黄芩10g，山栀10g，柴胡10g，大黄5g，车前子10g，木通6g，泽泻10g，蒲公英15g，赤芍10g，生地15g，甘草6g，大青叶15g，水煎服。

三剂后复诊，其热已退，水疱变小，疼痛有所减轻。前方去大黄、蒲公英，加薏苡仁30g，又服五剂，而结痂病愈。

按：此病临床颇为常见，多属肝胆实热或湿热内蕴而成。今以泻肝胆热之名方加减治之，果获良效。龙胆草及芩、栀、大青叶、蒲公英皆苦寒泻肝胆热盛之品，正中其本；赤芍、生地、大黄凉血化瘀而不伤津，并防苦寒化燥损阴之弊；泽泻、车前、木通等清热利湿，使浊邪从小便而除。是以诸药相合，共奏泻火解毒疗疮之效，为苦寒解毒泻热法及清利肝胆退热法之运用。

病例8

刘某，男，28岁。因发热在某医院住院。已发热六天，曾用西药治疗，其热势不退而求中医协治。体温40.3℃，腹满微胀硬，哕声不止，目赤不闭，无汗，手足乱动，躁扰不宁，有欲狂之势，神昏谵语，四肢微厥，昨日下利黑水，舌焦黄黑干，口唇干裂，脉沉数有力。

脉证相参，系热结阳明之腑实证。急宜通腑泻热，荡涤腑实，仲景大承气汤主之。

大黄10g（后下），芒硝6g（冲服），枳实10g，厚朴10g，水煎服。

次日复诊，言大便二次，始为黑硬便，恶臭，后渐软。体温降为38℃，神志转清，病人面有喜色，四肢转温，脉已不沉。药中病机，然数日高烧，津液已损，改投大柴胡合增液汤主之。

柴胡10g，黄芩10g，半夏10g，赤芍10g，大黄6g，枳实10g，生地15g，玄参10g，麦冬10g，炙甘草6g，大枣4枚，水煎服。

二剂后复诊，体温已正常，饮食能进，脉转缓。又以小柴胡汤加减，调理三日而出院。

按：本案发热六日，下利黑水，乃热结旁流之征。阳明腑实热结，阳气内闭而不达，已现真热假寒之兆。治之必急下，以釜底抽薪，方能解釜中之危，大承气汤正合其用，黄、硝、枳、朴四者既通腑结，又救胃阴，故服一剂而鸱张之热顿挫。后改投大柴胡汤加增液汤，是攻补相兼，扶正祛邪，使余热退而正复。此为通腑泻热法之用。

病例9

李某，男，3岁。1977年3月15日住院。发热而咳已十日，西医诊为“肺炎”，曾用“青、链霉素”等药治疗，病情未明显好转，乃求中医协治。体温39.2℃，发热无汗，时而烦躁，嗜睡，微咳，腹不胀，下利清绿便，四肢手足发凉，齿干舌绛，苔老黄中心黑，脉沉。

观其脉证，系温热内闭，传入营分，且正气已虚。治宜甘凉养阴，辛凉泄热，透营转气，并防发痉，乃拟菖蒲郁金汤加减主治。

石菖蒲3g，郁金5g，麦冬6g，天竺黄6g，香豆豉10g，玉竹10g，生玳瑁10g（先煎），水煎服。

二剂后，汗出热退，手足转温，已无烦躁，舌由绛转红，黑苔退而变黄，脉略缓。继以养阴清热利痰法，前方加减。

石菖蒲3g，郁金5g，麦冬6g，天竺黄6g，玉竹10g，石斛10g，蛤壳6g，橘红3g，麦芽6g，谷芽6g，水煎服。

服三剂而病愈。

按：患儿发热十日，病程较长，热邪必然易内传而正气不支。舌绛、苔老黄、齿干、嗜睡皆热传营之候，四肢手足发凉而烦躁，乃欲风作痉之象。治必扶正祛邪并施，以麦冬、玉竹甘凉养阴扶正；银花、竹叶清热，并取豆豉以透营转气之用；石菖蒲、郁金、天竺黄以涤痰开窍化浊。因邪初入营，凉营之品未用，关键是透营转气以泄热。

病例 10

谢某，女，2 岁。1975 年 5 月 4 日住院。高热喘咳已四天，西医诊为“病毒性肺炎”，曾用西药及中药清热寒凉之剂治疗，效不甚佳，要求会诊。

患儿面色晦黯，喉间痰鸣，咳嗽无力，呼吸喘急，呈昏迷状态，四肢发凉，体温仅 37.8℃，脉率 200 次/分钟，呼吸 64 次/分钟，唇焦、舌干、齿燥，舌色绛，苔黄干，脉细数无力。

观其脉证，实系邪陷心包而窍闭，已成热厥之候，正虚邪实，病情危笃。治宜扶正祛邪并施，清热开窍，益气生津。遵鞠通先生“人参汤下安宫牛黄丸”之训治之。

大红参6g，麦冬6g，五味子3g，安宫牛黄丸1 丸。以生脉散煎汤分四次冲服安宫牛黄一丸，每4～6 小时服一次。

经中西药治疗，服二次后，患儿面色转红，手心潮汗，体温回升达39.8℃。一日后，体温降为37.8℃，但患儿神志已清醒，面红润，呼吸已不喘急，仍咳，舌转红苔黄，脉滑而小数。其热闭开，正气复，但余热未退，改用沙参麦冬汤加减主之。

沙参6g，麦冬6g，扁豆10g，贝母5g，瓜蒌仁6g，生地6g，连翘6g，枇杷叶6g，甘草3g，水煎服。

二剂后复诊，体温已正常，仍有微咳，食欲恢复，脉转缓和。改服保和丸加减善后，不久痊愈出院。

按：本例邪盛正虚，病势危笃。热陷心包，昏迷痰阻，脉细数无力，体温反而不高，必须扶正祛邪并重，不扶正则无力抗邪，不祛邪（开窍）无以复正。凉开心窍，正得复而与邪争，故药后体温回升，汗出而热退。此清心开窍退热法之用。

病例 11

孙某，男，60 岁。发热、便脓血已四天。腹痛，里急后重，日十余行，体温 38.2℃，口苦口干，欲饮冷水，心烦不寐，曾服“磺胺脒”“痢特灵”等药，效不甚佳。舌苔黄干根腻，舌质红赤，脉细数有力。

患者年已花甲，下元已亏，逢饮食不洁，湿热内蕴，下迫肠道而致肠僻为痢。热邪内灼营血，故下利脓血。治当清热解毒，凉血止痢，兼顾下元，乃择黄连阿胶汤加白头翁、银花炭、乌梅炭、槟榔主之。

黄连 5g，黄芩 5g，赤白芍各 10g，阿胶 10g（烊化），白头翁 15g，银花炭 15g，乌梅炭 10g，槟榔 10g，鸡子黄二枚，水煎服。

三剂后复诊，言大便脓血减少，日转二三行，体温 37.5℃，脉细小数。病除大半，然余邪未尽，上方改槟榔为焦者，加炙甘草 6g，又投三剂。

二次复诊，言痢止、热退，大便日一行。为巩固疗效，并促身体恢复，以保和丸加减又服三剂。

按：此痢疾发热一案，系湿热邪盛未除，而正已有不足，所谓“水亏火旺”，心肾不交，阴阳失媾。以芩、连直折心火，阿胶、白芍、鸡子黄养血育阴，乌梅与芍、草又酸甘化阴而扶正，白头翁、银花助芩、连燥湿解毒而疗痢。故诸药相伍，心肾得媾通，热清毒解痢止，而正复邪祛。此为滋阴泻火法与苦寒解毒退热法合用。

病例 12

张某，男，4 岁，发热已三日，曾肌注“青霉素”及服退烧药，热退而又作。白天 38.5℃，至夜加重，曾高达 39.8℃，时惊厥，手足发凉，不咳、不喘，食纳不佳，大便酸臭为不消化之物，尿少，腹部灼热，面色发黄，舌淡红苔中心黄厚腻，脉滑数。

患儿饮食失节，食滞胃肠，积而化热之故。宜消食导滞，通腑泻热法，拟保和丸合大柴胡汤加减主之。

柴胡3g，枳实5g，白芍3g，黄芩5g，酒军2g，焦三仙各5g，陈皮5g，半夏3g，连翘5g，甘草3g，水煎服。

二剂后，热退，大便日二行，四肢转温，已能进食。嘱其少食，又以上方加减，使之康复。

柴胡3g，党参5g，白术5g，枳实3g，焦三仙各5g，黄芩5g，茯苓5g，陈皮5g，甘草3g，半夏5g，水煎服。

三剂后，病愈。

按：小儿食积发热，是一常见病。治以消导，诸医皆知。惟其热甚，阳气闭郁而不达四末，出现热厥，值得注意。当此之时四逆散，大柴胡汤每有殊能，尤其大黄，过则泻下伤正，酌之少用，有益而无害，促消导令食浊下行而开郁闭。

病例 13

刘某，男，5岁。发热已月许。体温37.7℃，经数家医院就诊治疗，均未见明显好转，只告曰“营养不良”。患儿面色萎黄、消瘦，腹胀大不痛，食欲不振，时有呕恶，大便溏，日一行，头发无光泽，舌苔薄黄、质淡偏小，脉缓弱细。

综合四诊，患儿系疳积病。平素饮食失节所致，脾虚不运，积蕴于内而生热。治宜健脾消食，化积退热，拟保和丸合香砂枳术丸加减主之。

白术10g，枳实5g，木香3g，砂仁5g，茯苓5g，半夏5g，焦三仙各6g，连翘6g，陈皮5g，炙甘草3g，水煎服。

三剂后复诊，体温37.2℃，食欲好转，腹胀减轻。小儿稚阴稚阳，禀少阳之气升生，故将前方稍予变化之。

柴胡3g，党参5g，白术5g，山药6g，茯苓5g，半夏5g，黄芩5g，焦三仙各6g，陈皮6g，木香3g，炙甘草3g，水煎服。

三剂后，体温正常，腹胀大减，精神大振，面有红润。为巩固疗效，前方又投三剂。

按：小儿疳积，多是喂养不当所致。初起多属饮食伤脾，脾虚不运，食滞不化，久而成疳，故对之治疗扶正健脾为主，兼佐消食化积。本案因积而化热，低热不退。若病久则虚实相杂，实为积所致，虚由脾气虚而致，故治之还当参用“甘温除热”法。

病例 14

袁某，女，35 岁，工人。主诉月经来前发热，经期过则热止，已一年多。一年来月经周期不准，忽前忽后。平素心情抑郁，善太息，经前更甚，且伴心情烦躁，两乳及少腹胀痛，体温 37.6℃，至晚间加重，二便尚好，舌苔薄黄，质偏红暗，脉弦数。

《内经》云“百病生于气也”（《素问·举痛论》）。其肝气不疏，而郁结化热，肝主藏血，肝气滞则血脉运行不畅，故月经不定期而至。治宜疏肝解郁，和血调经，择丹栀逍遥散加减治之。

柴胡 10g，丹皮 10g，山栀 10g，赤芍 10g，当归 15g，茯苓 12g，郁金 10g，生熟地各 10g，薄荷 6g（后下），小青皮 10g，炙甘草 6g，水煎服。

三剂后复诊，言热退，月经至，心情好转，又投三剂。数月后偶遇之，言及该病已痊愈。

按：经前发热，多属肝郁所致，治之解郁调经即可获愈。不过治疗中应注意，气郁化热易迫及于血分，血受热则宜凉血、散血，故本案施以丹皮、赤芍、生地、山栀、郁金之凉血清热散瘀之用，并配熟地养血滋阴，用理气药而不能伤阴血也。此解郁舒肝退热法之用。

病例15

潘某，男，11岁，1982年1月25日入院，患儿经西医确诊为“肝脓肿并右侧反应性渗出性胸膜炎”。1月31日行切开引流术，脓液培养检出金黄色葡萄球菌，2月7日作胸穿，肝脏肋下三指、有触痛。白细胞总数 $12.9 \times 10^9/L$，中性80%，淋巴20%；胸透右侧肺野呈一片昏暗，右肺上中靠肺门处可见一片透亮区，右膈肌阴影消失，心脏左移，示右胸腔积液，右侧局限性气胸。

西医治疗13日，病情好转缓慢，乃请中医协治。术后持续发热37℃～38.6℃，以午后为甚，伤口疼痛，咳而无痰，呼吸气促，面黄肌瘦，肌肤甲错，舌尖红赤无津，苔黄干，脉细数。

《内经》云“诸痛痒疮，皆属于心”（《素问·至真要大论》）。患儿肝痈病久，木火刑金，津伤肺燥，阴血亏损，阴虚而生内热，故诸症生焉。治宜滋阴清热，养血润燥，择一贯煎加减主之。

生地15g，沙参10g，麦冬10g，白芍10g，丹皮6g，贝母6g，川楝子6g，银柴胡10g，地骨皮10g，郁金10g，甘草6g，水煎服。

二剂后复诊，发热37℃～38℃，咳而鼻衄，大便干燥，舌质红苔黄黑，脉弦细数。久热伤阴，津枯血燥，宜加用血肉有情之品，改服青蒿鳖甲汤化裁主之。

青蒿6g，鳖甲15g，阿胶10g（烊化），生地15g，赤芍10g，丹皮6g，酒军2g，川楝子5g，贝母6g，白茅根30g，桔梗5g，水煎服。

二剂后，热退、鼻衄止，舌亦转红润，苔黄润，脉仍弦细数。此肝肾阴亏，津虚肺燥日久，虽虚热退正渐复，但欲复元，还须时日。故以上方加减再进。

青蒿5g，鳖甲15g，龟板15g，生地15g，丹皮5g，白芍10g，贝母6g，桔梗5g，阿胶10g（烊化），焦山楂10g，甘草5g，水煎服。

连服10剂，诸症悉为好转，饮食如常，感染基本得到控制而停服中药。

按：本例肝痈，日久而耗伤阴血津液。乙癸同源，肾阴亦为亏损；痈由火毒而致，木火灼金，则肺燥津伤。是以治必滋阴清热，养血润燥。一贯煎、青蒿鳖甲汤二方基本具有此功效，再加龟板、阿胶血肉有情之品，颇能填补真阴，所谓“壮水之主，以制阳光”。舍当归而用白芍者，芍微寒而养血护阴，归苦温，虽养血但性偏燥。是为滋补肝肾退热法之用。

案例16

王某，女，30岁。产后两周突然少腹疼痛，发热，小便自利，言产后恶露行一周许而停。经用“青霉素”“先锋霉素”等药治疗效不佳，而求治于中医。体温38℃，小腹阵阵拧痛，每日午后发热，至晚加重，手足心热，大便发干，时有烦躁，舌紫暗苔薄白黄，脉弦涩弱。

四诊相审，乃产后瘀血未净，瘀内化热之故。血者，阴者，故热自午后至夜为甚；烦躁者，血瘀下焦之征也。治宜破瘀通经，拟桃仁承气汤加减主之。

桃仁10g，桂枝6g，赤白芍各10g，全当归15g，益母草15g，牛膝10g，酒军5g，红花10g，丹皮10g，炙草9g，水煎服。

二剂后，言前阴下黑血块半碗许，腹痛已止，体温正常。虑其产后，气血未复，又拟小柴胡汤合四物汤二方善后。

柴胡6g，党参10g，黄芩10g，半夏10g，全当归15g，白芍10g，川芎6g，熟地15g，炙草6g.，大枣4枚，生姜3片，水煎服。

按：此属瘀血发热，产后恶露未尽，停滞瘀结而化热。若不急治，便会出现神志若狂等症，仲景《伤寒论》蓄血发狂即含本案之证。方中当归、白芍、丹皮之用，意在养血护阴，活血化瘀而不伤正，主要是虑其产后，气血受损未复之故。

第四部分 中国古代文化与中医药学

中国是世界著名的文明古国之一，据文字记载她有五千多年之悠久历史，具有非常深厚的文化底蕴。春秋战国时期，诸子百家蜂起，是其灿烂古代文化鼎盛之时，它包括了人文、哲学、政治、经济、教育、科学等诸方面，中国医药学也在这一时期相继诞生。目前我们所见到的《黄帝内经》（即《素问》《灵枢》）以及长沙马王堆汉墓出土的《五十二病方》等就是这一时期的医学代表作。从中，可以看出中国古代文化是中国医药学产生之摇篮，其与古代文化有着密不可分的渊源关系。

一、古代哲学与中医药学

阴阳五行学说是中国古代之哲学思想，具有自发的朴素的辩证唯物主义思想，即具有原始的辩证唯物主义特点。其形成约在商周时期，中国医药学就是在这一哲学思想指导下产生形成的。它包括阴阳学说与五行学说两部分，阴阳学说是一自发朴素的辩证法，五行学说是一种朴素的唯物论。

（一）阴阳学说

1. 阴阳概念

古人在长期的生产、生活之实践中，逐渐认识到自然界诸事物之变化中，存在着具有相互对立的两个方面，而以“阴”“阳”二字说明概括之。陽，古篆作“**陽**”，《说文》：“阳，高明也，从阜昜声。”阜，《说文》：“大陆山无石者，象形。”《释名》：“土山曰阜，言高厚也。”昜，《说文》：“开也，从日一勿。一曰飞扬，一曰长也，一曰强也，众皃。”故“阳”为形声字，又具会意字之义。正若《释名》所云：“丘高曰阳，丘体高近阳也。”《玉篇》又进而云：“营天功，明万物谓之阳。”是以阳字本义则为高的、明亮的、上升的、强壮之意思，具有营运自然界万物之能力。阴，古篆作“䧟”，《说文》：“阴，闇也。水之南，山之北，从阜侌声。”侌，《说文》：“云覆日也，从云今声。”故阴亦属形声字，而兼会意字之义。《释名》：“阴，荫也，气在内奥荫也。”《玉篇》进而又云：“幽无形，深难测谓之阴。”可见阴字本义则为暗的、内部的、卑低的、深处的意思，具有幽深阴静之特征。显然阴阳二字具有对立之属性，能够假以说明事物的对立统一关系，含有哲理。于是人们便以这种自发的朴素的辩证唯物论思想来认识事物，认识世界。

一般概言之，凡属明亮的、在上的、居高的、兴奋的、活动的、温热的、强盛的……皆为阳性；凡属晦暗的、在下的、卑低的、抑制的、安静的、寒凉的、衰弱的……皆为阴性。从而，形成了阴阳学说。

2. 阴阳学说内容

（1）阴阳对立　阴阳代表事物对立之两个方面的属性。自然界诸事物，皆具有阴阳对立的两个方面，如天阳地阴，日阳月阴，火阳水阴，昼阳夜阴，雄阳雌阴，男阳女阴，背阳腹阴，外阳内阴，南阳北阴等等。故《易·系辞》云：“一阴一阳谓之道。”“乾，阳物也；坤，阴物也。阴阳合德，而刚柔有体，以体天地之撰，以通神明之德。”又云：“天尊地卑，乾坤定矣；卑高以陈，贵贱位矣；动静有常，刚柔断矣。”阴阳是对立的统一体，双方不是静止的，而是不断地运动变化的，从而不断产生新的事物。《易·系辞》又云：“天地絪缊，万物化醇，男女构精，万物化生。”“日月运行，一寒一暑，乾道成男，坤道成女。”故而

《素问·阴阳应象大论》云："阴阳者，天地之道也，万物之纲纪，变化之父母，生杀之本始，神明之府也。"阴阳对立之属性，不是绝对的，是相对的。阴阳对立之双方，均可以不断地再分阴阳，即"阴中有阴，阳中有阳"。如昼为阳，上午为阳中之阳，下午为阳中之阴；夜为阴，前半夜为阴中之阴，后半夜为阴中之阳。因此，任何事物皆可分阴阳两类，且每一事物皆具有阴阳两个方面，而任何一方面又皆可以再分阴阳，以至无穷。正若《易·系辞》所云："《易》有太极，是生两仪，两仪生四象，四象生八卦。"《素问·阴阳应象大论》则更明确言之："阴阳者，数之可十，推之可百；数之可千，推之可万，万之大不可胜数，然其要一也。"

（2）阴阳互根　事物之阴阳两个方面不仅是对立的，而且是互相联系，互相依存，互相为用，任何一方都以对方为自己之生存条件，密不可分而不能单独存在，是一个对立的统一整体。如上为阳，下为阴，无上则无有下；左为阳，右为阴，无左也就无有右；热为阳，寒为阴，无热则无所谓寒。古人称此为"阳根于阴，阴根于阳""孤阴不生，独阳不长"。《素问·阴阳应象大论》所云："阴在内，阳之守也；阳在内，阴之使也。"正是这个道理。

（3）阴阳消长　事物阴阳对立的双方是运动变化的，此消彼长，此盛彼衰，变化不息。年之四季寒来暑往，春夏秋冬变化，正是阴阳消长之结果。《素问·脉要精微论》云："冬至四十五日，阳气微上，阴气微下；夏至四十五日，阴气微上，阳气微下。"是谓冬至四十五日后，天气由寒冷逐渐转暖，即阳气开始上升，阴气开始消减，立春将到也；夏至四十五日后，天气由酷热逐渐转凉，即阴气开始上升，阳气开始消减，立秋将到也。后人尝谓"冬至一阳生，夏至一阴生"即是此理。阴阳之间互相消长，在正常状态下总是处于相对之平衡，不可过激。若一旦偏盛偏衰太过，就会打破这种平衡，而发生异常现象。正若《素问·生气通天论》所云："阴平阳秘，精神乃治。阴阳离决，精神乃绝。"

（4）阴阳转化　事物阴阳对立之双方，不是永恒不变的，它们在运动变化过程中，一旦具备一定的条件，可以互相转化的，即阴变为阳，阳变成阴。诚如《素问·六元正纪大论》所云："动复则静，阳极反阴。"《素问·阴阳应象大论》亦云："重阴必阳，重阳必阴""寒极生热，热极生寒"。即所谓"物之生从乎化，物之极由乎变"（《素问·六微旨大论》）。但是这种转化必须要具备一定的条件，这个条件就是事物发展到"极""重"的阶段，才会发生转化，也就是事物由量变发生质变。《灵枢·论疾诊尺篇》曾具体地举例云："四时之变，寒暑之胜，重阴必阳，重阳必阴。故阴主寒，阳主热；故寒甚则热，热甚则寒。故曰：寒生热，热生寒。此阴阳之变也。"

阴阳学说之内容主要为上述几点。其被运用到认识事物上，目前从有关文献记载看，最早是《国语·周语上》用阴阳学说认识地震之发生。如云："幽王二年（公元前780年），西周三川地震。伯阳父曰：'周将亡矣！'夫天地之气，不失其序。若过其序，民乱之也。阳伏而不能出，阴迫而不能烝，于是有地震。今三川地震，是阳失其所而镇阴也，阳失而在阴，川源必塞，国必亡……"即认为地震之发生是因阴阳之气失调而引起的。这是种原始的唯物主义思想的反映，是人类在认识论上的一大进步。再有《左传·僖公十六年》有陨石吉凶之记载，其云："春，陨石于宋五，陨，星也。六鹢退飞过宋都风也。周内史叔兴聘于宋，宋襄公问焉。曰：'是何祥也？吉凶焉在？'对曰：'今兹鲁多大丧，明天各有乱，君将得诸侯而不终。'退而告人曰：'君失问，是阴阳之事，非吉凶所在也。吉凶由人，吾不敢逆君故也。'”此以阴阳学说来认识自然宇宙星空之变化。《左传·昭公元年》（公元前541年）还记载了以阴阳学说认识病因。如云：“晋侯求医于秦，秦伯使和视之，曰：‘疾不可为也。’……天有六气，降生五味，发为五色，徵为五声，淫生六疾。六气曰：阴、阳、风、雨、晦、明也。分为四时，序为五节，过则为菑，阴淫寒疾，阳淫热疾，风淫末疾，雨淫腹疾，晦淫惑疾，明淫心疾。”此以阴阳类寒热之病因，是最早的病因学。

对阴阳学说之运用，目前所见文献，比较完整和全面的当属中国医药学为佳。

3. 阴阳学说在中医药学上的运用

（1）说明人体的组织结构　人体是一个有机整体，可以用阴阳学说来认识，说明其组织器官之类属。如《素问·金匮真言论》云：“夫言人之阴阳，则外为阳，内为阴。言人身之阴阳，则背为阳，腹为阴。言人身之脏腑中阴阳，则脏为阴，腑为阳。肝心脾肺肾皆为阴，胆胃大肠小肠膀胱三焦六腑皆为阳。所以欲知阴中之阴，阳中之阳者……背为阳，阳中之阳心也；背为阳，阳中之阴肺也。腹为阴，阴中之阴肾也；腹为阴，阴中之阳肝也；腹为阴，阴中之至阴脾也。”是以《素问·宝命全形论》又云：“人生有形，不离阴阳。”

（2）说明人体生理功能　人体的生命活动是阴阳两方面对立统一运动的结果。人体生理功能活动为阳的表现，活动的物质基础为阴。《素问·生气通天论》云为：“阴者藏精而起亟也，阳者卫外而为固也。”又若人体新陈代谢之生理功能，亦以阴阳来说明，《素问·阴阳应象大论》云：“清阳出上窍，浊阴出下窍；清阳发腠理，浊阴走五脏；清阳实四肢，浊阴归六腑。”故而《素问·生气通天论》又云：“生之本，本于阴阳。”

（3）*说明人体病理变化*　人体正常生命活动是阴阳对立统一运动的结果，疾病之发生、发展也是阴阳运动变化的结果，但是这种运动变化属于人体异常变化的结果。正常生理状态下，阴阳之间的变化总是保持相对的平衡，一旦失衡，就会出现阴阳偏盛偏衰状况，则疾病就会有发生之可能。《素问·生气通天论》云："阳强不能密，阴气乃绝。"《素问·阴阳应象大论》云："阴盛则阳病，阳盛则阴病；阳盛则热，阴盛则寒。"《素问·调经论》云："阳盛则外热，阴盛则内寒。""阳虚则外寒，阴虚则内热。"均说明了阴阳失衡而致病的道理。

（4）*指导疾病诊断*　既然阴阳失衡是导致疾病发生的原因，那么诊察疾病，也就必须从阴阳两个方面来分析推断之，将错综复杂的疾病临床表现以阴阳为纲来分析、认识、归纳之。如《素问·阴阳应象大论》就提出："善诊者，察色按脉，先别阴阳。"以望诊为言，其面色鲜明者、红润者为阳，晦暗者、苍白者为阴；闻诊中，以声音洪亮者为阳，低微者为阴；切诊中，以脉之浮、数、实者为阳，沉、迟、虚者为阴。

（5）*确立疾病治疗原则*　治疗疾病，就是调整阴阳之失衡，使其达到新的平衡。《素问·至真要大论》云："谨察阴阳所在而调之，以平为期。……寒者热之，热者寒之。"《素问·阴阳应象大论》又谓："审其阴阳，以别柔刚，阳病治阴，阴病治阳。"均提出了这个原则。

（6）*归纳药物属性*　药物是治疗疾病的武器，中医治病，就是以药物之阴阳气味来纠正疾病之阴阳失衡。因此对中药性能的认识，即中药的药性理论也是以阴阳学说来说明的。如《素问·阴阳应象大论》云："阳为气，阴为味……味厚者为阴，薄为阴之阳；气厚者为阳，薄为阳之阴。味厚则泄，薄则通；气薄则发泄，厚则发热。"气，就是指药性之寒、热、温、凉四性（气）；

味，就是指药物之酸、苦、甘、辛、咸五味。四气分为阴阳，寒凉属阴，温热属阳；五味亦分阴阳，酸苦咸为阴，辛甘（淡）属阳。《素问·至真要大论》云："辛甘发散为阳，酸苦涌泄为阴；咸味涌泄为阴，淡味渗泄为阳。六者或收或散或急或燥或软或坚，以所利而行之，调其气，使其平也。"是又谓酸、苦、咸味为阴，辛、甘、淡味为阳；酸味能收敛，辛味能发散，苦味能燥湿能坚阴，咸味能软能润，甘味能补益能缓急，淡味能渗泄利水湿之功能。将药物之性味功能与阴阳学说有机地结合于一起，为临证应用提供了理论依据。

（二）五行学说

1. 五行概念

五行，即木、火、土、金、水。古代哲学家，认为自然界一切事物都是这五种元素构成的。《尚书·洪范》曰："五行，一曰水，二曰火，三曰木，四曰金，五曰土。水曰润下，火曰炎上，木曰曲直，金曰从革，土爰稼穑。润下作咸，炎上作苦，曲直作酸，从革作辛，稼穑作甘。"并于《左传》中云："水火者，百姓之所饮食也；金木者，百姓之所兴生也；土者，万物之所资生，是为人用。"其后《国语·郑语》又谓"先王以土与金、木、水、火杂以成百物"，《国语·鲁语》称"地之五行，所以生殖也"。这些论述一是说明五行是客观存在于自然界中的五种物质，是构成万物的基本元素；二是说明五者各有特性；三是说明此五者是运动变化的。

木，《说文》："木，冒也，冒地而生，东方之行，从中下象其根。"谓木有生、升之义，为象形字。火，《说文》："燬也，南方之行，炎而向上形。"谓火主热，有上升、生长之义，属象形字。土，《说文》："地之吐生物者也，二象地之下，地之中物出形也。"谓土有生成，化生成物之义，属象形字。金，《说文》：

“久薶不生，衣百炼不轻，从革不违，西方之行，生于土，从土，左右注象，金在土中形。”谓金有坚劲、更改、肃降、收敛之义，属象形字，并兼会意之义。水，《说文》：“准也，北方之行，象众水并流，中有微阳之气也。”徐锴注曰：“众屈为水，至柔，能攻坚，故一其内也。”谓水主向下、向内、润滋之义，亦为象形字，兼会意之义。故而《洪范》概之曰：“水曰润下，火曰炎上，木曰曲直，金曰从革，土爰稼穑。”由之，不难看出五行之水具有浸润入内、下行、内藏、咸软至柔之性能；火有向上、生长、温暖之性能，且能由热致物焦苦；木有主始生，具幼嫩、生机勃勃，易曲酸柔之性能；金既有坚实肃杀之性，又有更易收成之性（《说文》云：“辛，物盛之味”）；土能生万物，具有生化万物之性能，若稼穑之甘味以养体也。足见其朴素唯物论的思想。

五行之间不是孤立的，而是紧密联系的，能够互相资生，互相制约，维持自然界事物之间的动态平衡。自然界一切事物之发生、发展都是这五种物质运动变化和相互作用的结果，而且这种物质运动变化有一定的规律，遵守一定的法则。如年之四季，春夏秋冬之有序，暑往寒来之有变，就是这五者相互滋生、相互制约的结果。《素问・脉要精微论》云：“彼春之暖，为夏之暑；彼秋之忿，为冬之怒。”即指春之温暖，助长夏日之暑热；秋之凉爽，助长了冬日之严寒。四季和调，寒暑适度，不仅互相助长，而且还要依赖互相之制约，使之寒暑无偏颇。即春季（木）温生万物，受秋季（金）凉肃之制约；夏季（火）暑热生长之势，受冬季（水）寒藏之制约，只有这样才能使春温不得过暖，夏暑不得过热，不能出现偏盛偏衰，失去平衡。五行之间这种资助关系，称之为“相生”，这种制约关系，称之为“相克”，于是形成了五行学说。

2. 五行学说基本内容

五行学说是在古代人民长期生产、生活的实践中逐渐产生的，人们从五行各自特征和之间的相互关系中归纳总结出一种认识论，以之认识世界。对自然界诸事物进行分类比较，取类比象，抽象地概括推演出自然界一切事物。在《素问·阴阳应象大论》《金匮真言论》《灵枢·五音五味篇》等均有比较详细的论述。如《阴阳应象大论》云："东方生风，风生木，木生酸，酸生肝，肝生筋，筋生心；肝主目，其在天为玄，在人为道，在地为化，化生五味；道生智，玄生神，神在天为风，在地为木，在体为筋，在脏为肝，在色为苍，在音为角，在声为呼，在变动为握，在窍为目，在味为酸，在志为怒。怒伤肝，悲胜怒；风伤筋，燥胜风；酸伤筋，辛胜酸。"兹简要作一归纳，如下表。

自然界与人体五行分类简表

自然界					五行	人体				
五味	五色	五气	五方	五季		五脏	五腑	五官	形体	情志
酸	青	风	东	春	木	肝	胆	目	筋	怒
苦	赤	暑	南	夏	火	心	小肠	舌	脉	喜
甘	黄	湿	中	长夏	土	脾	胃	口	肉	思
辛	白	燥	西	秋	金	肺	大肠	鼻	皮	悲
咸	黑	寒	北	冬	水	肾	膀胱	耳	骨	恐

（1）五行相生　生，资生、助长、促进之义。五行相生是指某一行对另一行有着资生、助长、促进之作用。其次序为木$\xrightarrow{生}$火$\xrightarrow{生}$土$\xrightarrow{生}$金$\xrightarrow{生}$水$\xrightarrow{生}$木，依次孳生，循环不息。在其相生关系中，每一行都具有"生我""我生"两个方面，生我者为母，我生者为子。因此五行之间又是"母子关系"。这里生生有序，不可乱为，此属自然规律之常。

（2）*五行相克* 克，克制、制约、抑制之义。五行相克是指某一行对另一行有克制、制约、抑制之作用。其次序为木$\xrightarrow{克}$土$\xrightarrow{克}$水$\xrightarrow{克}$火$\xrightarrow{克}$金$\xrightarrow{克}$木，这种关系是往复不息的。在其相互制约关系中，任何一行都有“我克”“克我”的两个方面，我克者为“所胜”，克我者为“所不胜”。这种相克关系又称为“所胜”“所不胜”关系，但这种制约关系是有序的，正常情况下一般不得违反。

五行相生相克关系，序而不乱，蕴藏哲理，相生中寓有相克，相克中寓有相生。如木克土，土生金，金克木，即我克者为母，母生之子，而能克我。这种生克关系，又称“制化”关系，是事物发展的必备条件。若只相生而无相克，则不能维持正常之平衡，倘只有相克而无相生，则万物无从化生而息灭。“造化之机，不可无生，亦不可无制。无生则发育无由，无制则亢而为害。必须生中有制，制中有生，才能运行不息，相反相成”（《类经》）。正若《素问·六微旨大论》所云：“亢则害，承乃制。制则生化，外列盛衰，害则败乱，生化大病。”

（3）*五行相乘* 乘，乘袭之义。五行相乘是指五行之间的克制太过，超越了正常制约之限度，属事物之间失去正常协调平衡之表现。如木克土，土克水以维持正常平衡，但当木气太盛而亢时，则金气无力制约之，那么亢盛之木就会加倍地克制于土而令土衰。这种异常之表现，谓之相乘，属异常的现象，在人体来说为病理状态下的反映。

（4）*五行相侮* 侮，欺侮之义。五行相侮是指五行之间的“反克”，是以强凌弱的表现，亦称“反克”或“反侮”，是指事物之间失去正常协调平衡关系的一种表现，如木克土，土克水是正常之制约关系，但当木气不足，或土气亢盛时，则土不仅会乘水，而亦能反克侮木，使木更虚。这种相侮也是一种异常表现，在人体来说亦为病理状态下之反映。

五行乘侮皆为事物生克制化的反常现象。《素问·五运行大论》云："气有余，则制己所胜而侮所不胜；其不及，则己不胜侮而乘之，己所胜轻而侮之。"即指出了自然界这种异常现象。

五行之间生克乘侮是客观事物正常与不正常运动的两种形式和规律，具有一种哲理，即朴素的辩证唯物主义思想。至今这种古老的哲学思想仍在广泛应用于中医药学中。

3. 五行学说在中医药学上的运用

（1）*说明人体脏腑生理功能及相互关系* 中医学认为人体脏腑组织器官之间是密切联系着的一种有机整体，任何脏腑组织器官的生理活动都是整个人体生理活动的组成部分，各脏腑之间是相互资生相互制约的。就五脏而言，肝脏之疏泄、藏血，促进着心脏之血液运行，有利于人之精神意志思维；心脏充足的血液供应，良好之心态，又促进脾胃之消化、吸收，使机体不断地成长强壮；脾胃之消化吸收功能充沛，则助肺脏呼吸畅达，肌肤强健而能抗御外邪侵袭；肺脏呼吸均匀畅达，又助肾脏水液代谢通畅，使肾精不断得到补充，而筋骨强劲，运动机敏。此即体现了五行相生理论在五脏生理活动中的表现。

（2）*说明脏腑之间病理变化和相互影响* 以五行乘侮关系来说明脏腑之间的病理变化，如肝脏有病，往往影响脾胃，导致脾胃发病，出现腹胀、腹泻，纳呆食少等。这种关系以"木乘土"言之，即所谓"肝病传脾"。《素问·玉机真脏论》云："五脏受气于其所生，传之于其所胜，气舍于其所生，死于其所不胜。"就是这个道理。

疾病之传变顺逆，对疾病性质，预后转归颇有影响。一般而言"病之且死，必先传行，至其所不胜病乃死"（《素问·玉机真脏论》)。当然疾病之发生、发展受多种因素影响，其传变可以依乘侮规律传变，然而亦有不依此者，“其卒发者，不必治于传，或其传有不以次”(《素问·玉机真脏论》)。因此临证时还应知常达变，不可胶柱拘持。

(3) 用于综合四诊，推断病情　在疾病诊断上，运用五行学说分析四诊所得材料，以判断疾病之病位、病因、病性和正邪双方斗争的盛衰表现。《难经·六十一难》云：“望而知之者，观其五色，以知其病；闻而知之者，闻其五音，以别其病；问而知之者，问其所欲五味，以知其病所起所在也；切而知之者，诊其寸口，视其虚实，以知其病，病在何脏腑也。”

(4) 指导治疗原则的确立　《难经·六十九难》云：“虚则补其母，实则泻其子。”又《七十七难》云：“见肝之病，则知肝当传之于脾，故先实其脾气。”《七十五难》云：“泻南方，补北方。”悉是运用五行学说来确立治疗原则和治法。后世医家，在此理论指导下，创制出许多治疗大法，如肝旺乘脾者，有抑木扶土法；肝反侮肺者（木火刑金），有佐金平木法；脾肺两虚者，有培土生金法；肾虚肝旺者，有滋水涵木法；脾肾两虚者，有补火生土法；心肾不交者，有壮水制火法等。

阴阳学说与五行学说，二者是不可分割的。虽然阴阳学说是讲事物对立统一规律的，五行学说是讲事物之间生克制化关系的，但二者之间是密切相关的，论阴阳往往联系到五行，言五行往往离不开阴阳，他们是从不同方面来认识事物的。就人体脏腑而论，脏腑有阴阳之别，亦有五行之归属，阴阳包括五行，五行之中有阴阳。如心肾二脏，一火一水，一阴一阳，肾水心火，相互既济，以维持人体正常生命活动；若心火亢而肾水亏，谓心肾不交，水火不济，必然病心烦不寐，治之必泻南补北（滋水泻火），以媾通心肾。因此阴阳五行学说是统一的，密不可分的，互相为用，才能比较全面地认识事物。

阴阳五行学说是我国古代的哲学思想，具有辩证唯物主义内涵，但他毕竟属于原始的、自发的、朴素的人类认识论。应该看到，在当时的历史条件下，不可能完全摆脱唯心论和形而上学思想之影响，因此，他也不可能全面准确地认识世界一切事物，就人体来说，也不可能将人体生理、病理等诸方面认识得准确无误，天衣无缝，也只能是比较宏观地、规范地指出人体生理、病理变化情况，并在后世的广泛医疗实践中，又不断得以补充和完善，克服其在生克制化中一些机械唯物论之弊端，如金水相生论，肾（阳）水生土论等。今天我们应该用历史唯物主义和辩证唯物主义思想，继承其合理的、科学的内容，扬弃其不合理、不科学的东西，不断推陈出新，使之更好地为人类的卫生保健事业服务。

二、古代儒学与中医药学

（一）医者仁术

儒学是春秋时期孔子创立的学派，以孔子（公元前551—公元前479年）、孟子（约公元前372—公元前289年）为代表人物。儒学主张“德政”“仁政”，以“仁爱”为核心，倡言“忠恕”和“中庸”，教人重“修身治德”，以“仁、义、礼、智、信”为准则。因此，他是中国传统文化中之瑰宝，为灿烂的中国传统文化奠定了坚实之基础，两千多年来被人民群众所尊崇和效法，堪称中华民族优秀文化之脊梁。中医药学与其有着密切关系，古人尝谓“医儒一家”“医者，仁术；仁者，爱人”。首先医者，以德为先，为医者，重在做人修身，要有高尚的医德（即高尚之职业道德），德高才能刻苦敬业，钻研医术，以济苍生。修身治德成为良医与儒学思想一脉相承，别无二至。其次，古之为医者，多是医儒不分，或由仕途转医，汉·贾谊有“古之人不在朝廷之上，必在医卜之中”之论，宋·范仲淹有“不为良相，便为良医”之说；或是先儒后医，认为“八尺之躯，而不知医事，此所谓游魂耳”（《甲乙经·序》），学医于人于己皆有益也。

历代中医药学家非常重视医德修养，在中国几千年的文明史上占有重要地位。归纳之大抵有如下几个方面：

1. 热爱医学，勤奋好学

《论语·雍也》云：“知之者，不如好之者；好之者，不如乐之者。”医者热爱自己的专业，以从事医学为乐事。如此，才能尽其聪明才智，尽其职而作出贡献和成绩。古时对从医者选拔甚严，《内经》中有“非其人勿教，非其真勿授”（《素问·金匮真言论》）之禁则；长桑君收扁鹊为徒，乃经“出入十余年”之观察考验，知“扁鹊非常人也”，才肯将医学秘籍传授与之；西汉名医公乘阳庆，从不轻易受徒，连子孙都不授其学，唯见淳于意十分酷爱医学，又恭谨尊师，才破例收之为徒，“欲尽以我禁方书悉教公”（见《史记·扁鹊仓公列传》）。故而晋人杨泉提出“夫医者，非仁爱之士，不可托也；非聪明理达，不可任也；非廉洁淳良，不可信也”之论，认为“古之用医，必选姓名之后，其德能仁恕博爱，其智能宣畅曲解，能知天地神祇之次，能明性命吉凶之数；处虚实之分，定逆顺之节，原疾疹之轻重，而量药剂之多少，贯微达幽，不失细小，如此乃为良医”（《物理论》）。

历代名医大家，皆忠诚于医业，并为之刻苦钻研。东汉医家张仲景，师从张伯祖，勤奋究习，而医术“精于伯祖”，青出于蓝而胜于蓝。他在《内经》《难经》等医籍基础上，结合自己临床实践经验，撰成一部不朽之作《伤寒杂病论》，被后世尊之为“医圣”。唐代名医孙思邈，“幼遭风冷，屡造医门，汤药之资，罄尽家产”，乃酷重医学，毕生嗜书成癖，“白首之年，未尝释卷”，终而撰成一部名著《千金方》（含《千金要方》和《千金翼方》）六十卷，以惠泽后人，被后世尊之为“药王”。又明代医药学家李时珍，搜罗百氏，采访四方，“岁历三十稔，书考八百余家”，以毕生精力，编撰成一部医药学巨著《本草纲目》五十二卷，其驰名中外，受到世界科学界之赞誉。

不仅如此，医道深邃，疾病变化万千，若非多闻博识，勤奋攻艰，是不易登其堂奥，达到“妙手回春”之高超境界。《素问·灵兰秘典论》云：“至道至微，变化难极。”《伤寒杂病论·自序》：“自非才高识妙，岂能探其理致哉?”因此，作为一名好医生，还“必须上知天文，下知地理，中知人事”（《素问·著至教论》），若“治不法天之纪，不用地之理，则灾害至矣”（《素问·阴阳应象大论》）。历代名家正是这样践行的，如东汉名医华佗之所以在医学上造诣高超，与其“游学徐土，兼通数术”分不开的；医圣张仲景与其“勤求古训，博采众方”分不开的。又晋代针灸名家皇甫谧，“耽玩典籍，忘寝与食，时之谓之书淫”（《晋书·皇甫谧传》）；晋之医药学家葛洪，“但贪广览，于众书无不暗诵精持，曾所被涉，自正经诸史百家之言，下至短杂文章近万卷”（《抱朴子外篇·自叙》）。清代名医叶天士临终前，谆谆告诫其子：“医可为而不可为，必天资敏悟，读书万卷，而后可以济世，不然鲜有不杀人者，是以药饵为刀刃也。吾死，子孙慎勿轻言医”（《清史稿·叶桂传》）。这正是《礼记·中庸》要求“博学之，审问之，慎思之，明辨之，笃行之”的道理。

2. 医为仁术，全力救治

儒家主张“老吾老，以及人之老；幼吾幼，以及人之幼”（《论语·述而》）。“仁者，爱人；有礼者，敬人。爱人者，人恒爱之；敬人者，人恒敬之”（《孟子·梁惠王上》）。在这种思想指导下，中医药学即始终定位为“医者，仁术”，强调无论何人，凡患病皆宜尽力救治。唐代孙思邈极力主张对患者不分贫富贵贱，要一视同仁，他说："凡大医治病，必当安神定志，无欲无求，先发大慈恻隐之心，誓愿普救含灵之苦。若有疾厄求救者，不得问其贵贱贫富，长幼妍媸，怨亲善友，华夷愚智，普同一等，皆如至亲之想。"（《千金要方·大医精诚》）

北宋医家唐慎微，其治病"百不失一"，但凡病家求治，"不以贵贱，有所召必往，寒暑雨雪不避也"（《书证类本草后》）。明代医家龚廷贤亦如此，主张"博施济众"，强调"贫富虽殊，药施无二"，反复告诫同道"今世之医……每遇富者用心，贫者忽略，此因医者之恒情，殆非仁术也。以余论之，医乃生死所寄，责任匪轻，岂可因贫富而我为厚薄哉？"（《万病回春·医家病象通病》）

治病宜速，一发千钧。凡病家求治，必当不畏艰辛，立即前往，不可贻误病情。孙思邈强调要"勿避崄巇，昼夜寒暑，饥渴疲劳，一心赴救"。元代名医朱震亨即如此践行之，"四方以疾迎候者无虚日，先生无不即往，虽雨雪载途，亦不为止。仆夫告痛，先生谕之曰：'病者度刻如岁，而欲自逸耶？'窭人求药无不与，不求其偿。其困厄无告者，不待其招，注药往起之，虽百里之远，弗惮也"（《丹溪先生墓志铭》）。诚可谓全心全意为病家服务。

3. 认真负责，一丝不苟

医者系着病人一身之安危，凡诊疗疾病，必须严肃认真，一丝不苟，切忌粗心大意，敷衍搪塞，不负责任。《内经》中反复告诫之，《素问·征四失论》云："诊病不问其始，忧患饮食之失节，起居之过度，或伤于毒，不先言此，卒持寸口，何病能中？妄言作名，为粗所穷。"医圣张仲景在《伤寒杂病论·序》中对此批评曰："省病问疾，务在口给，相对斯须，便处汤药；按寸不及尺，握手不及足；人迎、趺阳、三部不参，动数发息，不满五十；短期未知诀诊，九侯曾无仿佛；明堂阙庭，尽不见察，所谓窥管而已。夫视死而别生，实为难矣。”即要求医者对病人要全面观察，仔细了解病情，四诊合参，方能对疾病作出比较正确的诊断。

要做到全面了解病情，医者要有不怕脏臭的思想，真正地忠于职守。孙思邈提出对“患疮痍下痢，臭秽不可瞻视，人所恶见者”要“但发惭愧凄怜忧恤之意，不得起一念芥蒂之心，是吾之志也”。药王本人做到了，后世医家亦多能践行之。如明代外科名医陈实功经常为病人排脓、除腐、洗疮、敷药，从不顾忌臭秽。宋代法医学家宋慈结合其专业特点，在《洗冤集录·检验总论》中明确要求：“尸格挨次亲手填注，不得假手吏胥，切勿厌恶尸气，高坐远离，香烟熏隔，听任仵作唱报，吏胥填写，以致匿重报轻，减多增少。”可见，职业道德是十分重要的。

4. 作风正派，不谋私利

儒家立行尝谓“正人先正己”“子帅以正，孰敢不正?”（《论语·颜渊》），且能“贵人而贱己，先人而后己”（《礼记·坊记》）。医者亦然，如宋代《小儿卫生总微论方》书中指出：“凡医道，必先正己，然后正物。”要求医者要“性存温雅，志必谦恭，动说礼节，举乃和柔，无自妄尊，不可矫饰”。明之名医李中梓更明确指出，医者要“宅心醇谨，举动安和，言无轻吐，目无乱视，忌心勿起，贪念罔生，毋忽贫贱，毋惮疲劳，检医典而精求，对疾苦而悲悯”（《医宗必读》）。即要求为医者必品行端正，举止大方，待人诚恳，服务热情，彬彬有礼，和蔼可亲；要以救死扶伤为天职，不得以术自贵，挟技邀财。牢记孙思邈“医人不得恃己所长，专心经络财物”（《千金要方·大医精诚》）之教诲。北宋伤寒大家庞安常，为人治病，率十愈八九，并能为“踵门求诊者，辟邸舍居之，亲视饪粥药物，必愈而后遣。其不可为者，必实告之，不复为治”（《宋史·庞安时传》）。

对于妇女历代医家尤为敬之尊之重之。孙氏《千金要方》一书列妇人病为首，以母为重为大，谓“人命至重，有贵千金”，母生我者，则宜重之。后世医家对妇人病诊疗提出严格要求，建立了明确的规章制度。明代医家李梴指出，“寡妇室女，愈加敬重，此非小节；及其论病，须明白开论辨析”（《医学入门》）。陈实功于《外科正宗》中规定：“凡视妇女及孀尼僧人等，必俟侍者在旁，然后入房诊视，倘旁无伴，不可自看。假有不便之患，更宜真诚窥睹，虽对内人不可谈，此因闺阃故也。”提出医者既要尊重病人，又要注意保守病人之隐私。

5. 谦虚谨慎，尊重同道

儒家提倡“三人行必有我师焉，择其善者而行之，其不善者而改之”（《论语·述而》）。历代名医亦如是而践行之。他们互相尊敬，互相学习，互相激励，“讷于言而敏于行”。如名医扁鹊救治虢太子病，受人赞誉时，他则说：“越人非能生死人也，此自当生者，越人能使之起耳。”药王孙思邈为人十分谦恭，极力反对“炫耀声名，訾毁诸医，自矜己德”，能够做到“一事长于己者，不远千里，伏膺取决”。陈实功于《外科正宗》中更明文告诫：“凡乡井同道之士，不可生轻侮傲慢之心，切要谦和谨慎。年尊者恭敬之，有学者师事之，骄傲者逊让之，不及者荐拔之。如此自无谤怒，信和为贵也。”语重心长，启迪后学，堪称为医者之座右铭。

“敏而好学，不耻下问”（《论语·公冶长》），是儒家之美德。在中医药界此类佳话亦传之不绝。如清之名医叶天士，一生拜投十七师，可谓好学也已。清之医药学家赵学敏，所撰《串雅内外编》，其内容多取自民间百姓，不下二百余人。清之医家周学霆则指出，“大医见草医则惊讶，名医见草医而肃然起敬也”（《三指禅》）。此无非在示人：诸家各有所长，亦各有所短，要互相敬重，取长补短，切忌门户之见，互相菲薄。

6. 崇尚科学，反对迷信

在原始社会，由于生产力低下，人们对自然界诸事物无法作出正确地解释，无论自然灾害，还是疾病，于是出现对上天之祈祷，产生巫卜之事。早期医学中亦见有医巫并存现象，故“醫”与“毉”字通。《左传》中曾记载晋景公生病，召桑田巫诊察之事，《论语》中记载，孔子有病，子路为之祈祷，“丘之祷也久矣”。随之生产力不断地发展，科学知识亦不断得到发展，医巫随之脱离，并开始对巫进行批判。《左传》记载秦之名医医和，给晋平公治病时，就明确指出其病“非鬼非食”，而是近女色之故。《黄帝内经》更明确地规定：“拘于鬼神者，不可与言至德”（《素问·五脏别论》）。即对信迷信者，不可与之言医学。《史记·扁鹊仓公列传》也写到“信巫不信医，六不治也”。医圣张仲景更是严厉批评那些“钦望巫祝，束手受败”之人。

千百年来，中医药学一直坚持着与巫祝之斗争，一部中医药学发展史，也是崇尚科学与反对迷信的斗争史。金代北方名医张从正于《儒门事亲》中曾记载一病例，其人“朝祷暮祝，觋巫僧道禁师至”“山川神庙，无不祭者”，可谓顶礼膜拜，虔诚之至。然而其病丝毫无济，反“肉瘦皮枯，饮食减少，暴露日增，惟候一死”。无奈延张氏医治，张以大承气汤攻之，服药三天乃“痛减九分”，后调养数十日而病愈，恢复了健康。明代医药学家李时珍，是一位唯物主义者，他对历代本草书中记载服食丹石等长生之说，持批判态度。如《本草衍义》载食白蝙蝠能长寿者，斥之为“服之令人不死，乃方士诳言也”。并指出“其说始载于《抱朴子》书，葛洪误世之罪，通乎天下”。再三告诫医药者“方士固不足道，本草其可妄言哉！”警示后人著书立说一定要尊重科学，实事求是，不能人云亦云，胡言乱语。

（二）医儒一身

古代儒家治世，尝谓“学而优则仕”，即仕途皆由儒作起。“修身、齐家、治国、平天下”是儒学之核心思想。古时儒医兼备，集二者于一身者历代不乏其人。东汉张仲景曾“举孝廉，官至长沙太守”，后世以医名扬，尊之为“圣”，是儒医一体之典范。晋代范汪，曾任东阳太守，著有《范东阳方》百余卷。唐代狄仁杰，官达宰相，并究心轩岐之术，颇娴医药，尤精针术。宋代范仲淹，亦为宰相而兼通医者，其“不为良相，便为良医”之论已成为后世学子之佳话；又宋代名医许叔微，为绍兴二年（公元1132年）进士，曾任徽州、杭州教官，且医名远扬，著有《伤寒发微论》《类证普济本事方》等，医家尊之为许学士。元代有名医王好古，早年通经学举进士，官赵州教授，晚独喜言医，与李杲同师于易州名医张元素之门，并从李杲游，尽得张李之学，著有《阴证略例》《汤液本草》《此事难知》等。明代医家王肯堂，为万历十七年（公元1589年）进士，选庶吉士，受检讨之职，后引疾归里，尤精医学，并以医扬名，著《证治准绳》巨作等行世。清代有名医陈修园，为乾隆五十七年（公元1792年）举人，嘉庆中官直隶威县、磁县、枣强县县令等，母丧归里，后乃致力医学和医学教育，其著作通俗易懂，不仅是著名医学家，又是医学教育家和中医药学科普大家，有《医学三字经》《医学实在易》《伤寒论浅注》《金匮要略浅注》《医学从众录》等多种著作传世。

古人仕途非易，从儒而仕途不就，有移志于医者颇多。如金代名医张元素，二十七岁试经义进士，犯庙讳下第，乃去学医。其诊治名医刘完素病愈而显名，倡言“运气不齐，古今异轨，古方新病，不想能也”，自成家法，开创了易水学派，为后世温补派之鼻祖。又元代名医朱震亨，先治经学，为举子业，受其师许谦影响，而弃儒从医，拜刘完素之再传弟子罗知悌为师，潜心究习，倡言“阳有余，阴不足”论，创出“滋阴”一医学流派，成为金元四大家之一，著有《格致余论》《丹溪心法》《脉因症治》《局方发挥》等多部医书。明代针灸名家杨继州，其幼功举子业，然屡厄于有司，遂弃举而业医，于针灸颇有建树，曾任职于太医院，著有《针灸大成》传世。

上述医儒一家，不胜枚举。亦不难看出，从修身到治学二者何其相似焉。

三、古代道学与中医药

（一）精气学说，医道共鸣

道学，是先秦诸子百家之一，由老子、庄子、管子等所创，其以“道”的学说为中心，用“精气”阐释“道”的观念，尤其管子、宋钘、尹文等人力倡“精气”学说。《中国哲学史资料简编》云：“宋钘、尹文都是齐国稷下的道家学者……据郭沫若考证，《管子》中‘内业’‘白心’‘心术’‘水地’等篇是宋尹一派的哲学著作……宋尹一派是古代精气学说的主要倡导者，他们研究了养生问题，探讨了生命起源，以及生命长久保持的说法，从而确立了精气学说。他们提出气或精气是构成万物的根本要素……他们还用精气解释了老子一派所提出‘道’的观念，认为作为万物根源的‘道’就是精气。他们所讲的‘精气’是一种流动的细微物质，因而这种世界观是唯物的……这一派的唯物主义学说和当时的医学发展有一定的联系。”这一论述是非常正确的，确实反映了“道”与“医”的密切关系。现从《黄帝内经》来看，其中不少道学观点，如自然观、生命起源、养生观等被医学所吸收。兹作一比较之（见下表）：

分类	道学	医学
自然观	“阴阳者，天地之理也。” “四时者，阴阳之大经也。” （见《管子》） “春生于左，秋杀于右，夏长于前，冬藏于后，生长之事文也，收藏之事武也。” （见《管子》） “道在天地之间也，其大无外，其小无内。” （见《管子·心术》） “凡道无根、无茎、无叶、无荣，万物以生，万物以成，命之曰道。” （见《管子·内业》）	“阴阳者，天地之道也。” （见《素问·阴阳应象大论》） “凡四时阴阳者，万物之根本也。” （见《素问·四气调神大论》） “春气始于左，秋气始于右，冬气始于后，夏气始于前，四时正化之常也。” （见《素问·天元纪大论》） “夫大则无外，小则无内，大小无极，高下无度。” （见《灵枢·禁服》） “阴阳者，天地之道也，万物之纲纪，变化之父母，生杀之本始，神明之府也。” （见《素问·阴阳应象大论》）
生命起源观	“凡物之精，比则为生，下生五谷，上为列星，流于天地之间谓之鬼神，藏于胸中，谓之圣人，是故曰气。” （见《管子·内业》） “精也者，气之精之。” （见《管子·内业》） “人之生也，天出其精，地出其形，合此以为人。” （见《管子·内业》）	“人始生，先成精，精成而脑髓生，骨为干，脉为营，筋为刚，肉为墙，皮肤坚而毛发长……” （《灵枢·经脉》） “气合而有形。” （《灵枢·顺气一日分为四时》） “夫人之生于地，悬命于天，天地合气命之曰人。”（《素问·宝命全形论》） “气始而生化，气散而有形，气布而蕃育，气终而象变，其致一也。” （见《素问·五常政大论》）

续表

分类	道学	医学
养生观	“起居时，饮食寒暑适，则身利而寿命益，则形体累而寿命倾。” （见《管子》） “慢易生忧，暴傲生怨，忧郁生疾，病困乃死。” （见《管子·内业》） “食莫若无饱……凡食之道，大充伤而形不藏，大摄骨枯而血泾。” （见《管子·内业》） “节欲之道，万物不害。” （见《管子·内业》）	“饮食有节，起居有常，不妄作劳，故形与神俱，以尽终天年，度百岁乃去。” “以酒为浆，以妄为常，醉以入房，以欲竭其精，以耗散其真，故半百而衰也。”（见《素问·上古天真论》） “忧患缘于内，苦形伤于外……所以小病必甚，大病必死，故祝由不能已也。” （见《素问·移精变气论》） “因饮食自倍，肠胃乃伤。” （见《素问·痹论》） “恬淡虚无，真气从之，精神内守，病安从来。” （见《素问·上古天真论》）

（二）医道一身，互相交融

道学思想自春秋战国以下，至汉唐各代尤为盛行，不少医药学家来自道家，或医道兼通。晋代针灸名家皇甫谧，早年举孝廉，好养生术。“久婴笃疾，躯平不仁，右脚偏小，十有九载。又服寒石药，违错节度，辛苦荼毒”，即又患风痹，因而学医，习览经方，遂臻至妙，取《素问》《灵枢》《明堂》著书撰成《针灸甲乙经》，并以针灸治已病，终而得愈。又名医葛洪，以道、儒闻名，尤好神仙导养之法，因“学道得仙”，号“葛仙公”（《晋书·葛洪传》）。其《抱朴子·内外篇》明言“洪于术数老庄之家，无所不通，而尤长于医”，且“炼丹以期避年”。著有《神仙传》《金匮方》《肘后方》等。南北朝时，梁·陶弘景为著名医药学家，传葛洪之学，立“养生之志”“尤明阴阳五行，风角星算，山川地理，方图产物，医术本草”，无所不猎，撰有《本草经集注》等传世。唐·孙思邈，生于隋而成于唐。其弱冠既善读庄老及百家之说，并兼好释典，号“孙真人”，其嗜医成为“药王”，著成《千金方》传世，并还著有《老子》《庄子》之注，《摄生真录》等，堪称医道儒释诸家皆通之大家。宋代医家崔嘉彦，为徽宗时道人，御封紫虚真人，修神农、老子之术，医术甚精，著有《脉诀四言举要》等。

两晋南北朝时，炼丹以求长生之风盛行，葛（洪）、陶（弘景）二人颇通此术，其皆以金石为伍，实开我国制药化学之先河。但其所用之物，非热即寒，含汞、铅、砷、硫等元素，久服多令人中毒，非惟不能延寿，反易中毒早逝。皇甫谧先生即为服丹石中毒而成风痹者，是风传之隋唐宋元明清各代，不少君王欲长生而成其受害者。

道家思想在后世医学著作中亦多有显示。唐代王冰是研究《黄帝内经》之大家，其注释《黄帝内经素问》堪称善本。但其注释中每见道学内容，其本人即由儒至道至医者。他曾云：“余少……苦志文儒，三年不倦于寒窗，九夏岂辞于炎暑。后因则天理位（公元 684 年），而乃退志休儒，继日优游，栖心至道。……乃专心问道，执志求贤，得遇玄珠子，乃师事之尔。”（《玄珠密语·序》）自号启玄子。如王氏所注《内经》中于《素问·上古天真论》“饮食有节，起居有常，不妄作劳”句下，注释中引道家广成子语：“必静必清，无劳汝形，无摇汝精，乃可以长生。”在本篇“以欲竭其精，以耗散其真”句下，注释引老子语：“弱其志，强其骨。”并还注曰：“河上公曰：有欲者亡身。《曲礼》曰：欲不可纵。”又本篇“不知持满，不时御神”句下，注释中又引老子语：“持而盈之，不如其已。”又本篇“所以能年皆度百岁而动作不衰者，以其德全不危也”句下，注释中引庄子语："执道者，德全；德全者，形全；形全者，圣人之道也。"终又引庄子语："无为而性命不全者，未之有也。"在《素问·四气调神大论》"道者，圣人行之，愚者佩之"句下，注释中引老子语："道者，同于道；德者，同于德；失者，同于失。同于道者，道亦得之；同于德者，德亦得之；同于失者，失亦得之。愚者未同于道德，则可谓失道者也。"在《素问·阴阳应象大论》"阴阳者，天地之道也"句下，王注又引老子语："万物复阴而抱阳，冲气以为和。《系辞》曰：一阴一阳之谓道。"如此等等，举不胜举。

道学与医学关系不仅如此，而且道家还常常将医学典籍纳入道学经典道藏中，成书于公元1440年的道藏医书达14种之多。即《图注集注衍义本草》四十二卷（宋·寇宗奭编）、《黄帝内经素问补注释》五十卷（唐·王冰注）、《黄帝素问灵枢集注》二十二卷（不著撰人）、《黄帝内经素问遗篇》五卷（宋·刘温舒补）、《素问入式运气论奥》三卷（宋·刘温舒撰）、《素问六气玄珠密语》十七卷（唐·王冰述）、《黄帝八十一难经纂图句解》七卷及《注义图序论》一卷（宋·李驹解）、《孙真人备急千金要方》九十三卷（目录二卷）（唐·孙思邈撰）、《急救仙方》十一卷（不著撰人，徐守真编）、《仙传外科秘方》十一卷（明·赵宜真撰）、《养生延命录》二卷（梁·陶弘景集）、《混俗颐生集》二卷（刘词集）、《四气摄生图》一卷（不著撰人）、《葛仙翁肘后备急方》九卷（晋·葛洪撰）。

由上述所论，可以看出，中国医药学无论从医经理论上，还是从历代医药队伍中，医道关系源远流长，互相交融，有着千丝万缕的联系，道学对中医药学之发展发挥着重要影响。

第五部分 《医易义》释译

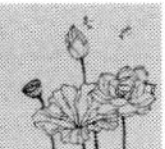

张介宾著　王道瑞释译

张介宾（公元1555—1632年），字会卿，号景岳，别号通一子，越之山阴人（今浙江山阴县），明代中后期杰出医学家。其父为定西侯客，宾幼年即从游于京师，拜时之名医金英习岐黄术，尽得其传。宾性端静，好读书而博学，于医殚嗜《内经》，潜心四十年，而著成《类经》，后人叶秉敬称之“海内奇书”。其临证通晓内外妇儿诸科，学宗东垣、立斋而重于温补，著有《景岳全书》。此外，尚有《类经图翼》《类经附翼》《质疑录》等著作于世。

《医易义》一文出自张氏《类经附翼》卷一，论述医学与《易》学之密切关系，即医学与《易》学其理论思想相通，阴阳五行学说与《易经》相通。张氏以《易经》之卦学取类比象论述了人体生理、病理、诊法、药治等诸方面，言医与《易》之关系，从而得出：“不知《易》，不足以言太医”的道理。

［**原文**］宾尝闻之孙真人曰：不知《易》，不足以言太医[(1)]。每窃疑焉。以谓《易》之为书，在开物成务，知来藏往[(2)]；而医之为道，则调元赞化[(3)]，起死回生。其义似殊，其用似异。且以医有《内经》，何借于《易》？舍近求远，奚必其然？而今也年逾不惑[(4)]，茅塞[(5)]稍开；

学到知羞，方克渐悟。乃知天地之道，以阴阳二气而造化万物；人生之理，以阴阳二气而长养百骸。《易》者，易也，具阴阳动静之妙；医者，意也，合阴阳消长之机。虽阴阳已备于《内经》，而变化莫大乎《周易》。故曰天人一理者，一此阴阳也；医《易》同原者，同此变化也。岂非医《易》相通，理无二致，可以医而不知《易》乎？予因默契斯言(6)，潜心有日，管窥一得(7)，罔敢自私，谨摭(8)《易》理精义，用资医学变通，不揣鄙俚(9)而为之论。

[注释] 本段由孙真人言“不知《易》，不足以言太医”论起，提出了医《易》之理相通的观点。

(1) 太医：太者，大也，即指大医。

(2) 开物成务，知来藏往：开，《广韵》：“解也”；《韵会》：“启也”。务，事务，工作之义，《易·系辞上》：“故能成天下之务。”其义为了解（掌握）事务而办好（完成）各种事情，知道将来并了解过去之事。

(3) 调元赞化：调，《说文》：“和也”；《玉篇》：“度也”。赞，《广韵》：“助也”；《尚书·大禹谟》：“益赞于禹”；《传》：“赞，佐也”。是谓调和元气，辅助生化。

(4) 不惑：《论语·为政》：“四十而不惑”。不惑，指遇事而能明辨不疑。后人以不惑代称四十岁之意。

(5) 茅塞：《孟子·尽心下》：“山径之蹊间，介然用之而成路，为间不用，则茅塞之矣，今茅塞子之心矣。”茅塞，本意指茅草丛生而堵塞于路，后以之喻人之思路闭塞或愚昧不懂事。

(6) 默契斯言：契，合也；斯，此也。是谓暗合此语。

(7) 管窥一得：管窥，指从管孔看物，喻之所见者小（少），如《后汉·章帝纪》："区区管窥，岂能照一隅哉！"一得，指所获者少。

(8) 摭（zhì）：同拓，《礼·礼器》："有顺而摭也。"《疏》："犹拾取也。"

(9) 鄙俚：鄙，《辞海》："庸俗，鄙陋。"俚，《辞海》："鄙俗，不文雅。"合之义指粗俗。

[语译] 我尝听药王孙思邈（号真人）说过："不知道（懂得）《周易》，不可以称之为好的医生。"我往往对此有所怀疑。我认为《周易》是讲了解世间事物，办成各种事情的，让人知道古往今来之事的书，医学是论述调理人体元气，促进人体健康成长，防治疾病，救死扶伤的，二者其义似乎有别，其用亦似乎不同。而且，医学有《内经》作为指导，何必再借助于《周易》呢？舍近之《内经》而反求远之《周易》，何必这样呢？我今已四十多岁了，脑子才刚开窍，通过学习《周易》而知不足，感到羞愧，才渐有所明白。知道天地间事物变化的道理，是阴阳二气之运动变化而造出的；人之生长变化，从小到大到老，也是阴阳二气之运动变化的结果。《周易》是讲变化的，即讲阴阳动静变化之妙的；医学之理，是以心理解体会，而掌握人体阴阳不断变化之机理。虽然阴阳理论已详备于《内经》中，但论其变化之广泛则超越不了《周易》。因此说，天人同一道理，即阴阳之理。医《易》同原之说，亦即指阴阳变化之理。这不是医《易》相通，理无不同吗？怎么能为医者而不知道《周易》呢？我暗暗地同意此言，而潜心究习多日，略有所得，不敢自私，选择《周易》中精要之处，用来辅助医学之用，不顾文辞粗俗而论述如下。

［原文］曰：《易》有太极[1]，是生两仪[2]，两仪生四象[3]，四象生八卦[4]。天尊地卑，乾坤定矣；卑高以陈，贵贱位矣；动静有常，刚柔断矣；方以类聚，物以群分，吉凶生矣；在天成象，在地成形[5]，乾坤设位而易行乎其中矣。是故天生神物，圣人格之[6]；天地变化，圣人效之；天垂象，见吉凶，圣人象之；河出图，洛出书[7]，圣人则之。于是乎近取诸身，远取诸物，作八卦以通神明之德[8]，以顺性命之理，八卦成列，象在其中矣；因而重之[9]，爻在其中矣[10]；刚柔相摩，八卦相荡[11]，变在其中矣；系辞焉而命之，动在其中矣；吉凶悔吝生乎动[12]，而天地鬼神之为德，万物一体之为能，森乎昭著而无所遁乎《易》矣[13]。

［注释］本段论述《周易》本质，就是一分为二的变化，从而产生阴阳、八卦、五行诸事物。

（1）《易》有太极：《易》指《周易》（亦称《易经》）。有，指内容。太极，为中国古代哲学术语，是指派生万物之本源。《朱子语类》云："总天地万物之理，便是太极。"王廷相《太极辩》云："天地未判之前，太始混沌清虚之气是也。"

（2）两仪：《韵会》："两仪，天地也。"天地，又阴阳也。

（3）四象：象，象征也。《易·系辞下》："是故易者，象也；象也者，像也。"四象，是指春夏秋冬四时之像，亦为少阴、少阳、太阴、太阳之像。

（4）八卦：《广韵》："八卦者，八方之卦也，乾、坎、艮、震、巽、离、坤、兑。"

（5）天尊地卑……在地成形：此句出自《易·系辞上》。天为乾，地为坤；尊卑，贵贱，其义相同。自然界有天高地底（下）之顺序，社会中人有高低贵贱尊卑之等级。方，当作“人”，篆文“[illegible]”，方作“[illegible]”，形似而误，为“人以类聚”。“在天成象”，指日月星辰风雨雷电之象；“在地成形”，指大地之江河山川草木虫鱼之环境。

（6）是故天生神物，圣人格之：《易·系辞上》为“圣人则之”。神物，是指蓍龟，即蓍草和龟甲，古人用其占卜。《易·系辞上》云：“探赜索隐，钩深致远，以定天下之吉凶，成天下之亹亹者，莫大乎蓍龟。”格，名词动词化，为穷究之意。《大学》：“致知在格物，格物而后知至。”是谓蓍龟占卜之事，圣人能仿效之。

（7）河出图，洛出书：河指黄河，洛指洛水。传说伏羲氏王天下，有黄河龙马背负河图，洛水神龟背负洛书出现，于是伏羲据图与书画成八卦。

（8）近取诸身，远取诸物，作八卦以通神明之德：《易·系辞上》为“古者包牺氏之王天下也，仰则观象于天，俯则观法于地，观鸟兽之文与地之宜，近取诸身，远取诸物，于是始作八卦，以通神明之德，以类万物之情”。诸，为“之于”义。“神明之德”，德，指天地阴阳变化之理，神明，指变化莫测，神妙高明之义。合之为领会天地造化万物，神妙高明的道理。

（9）重之：重，音 chóng，指八卦重叠变化成六十四卦。

（10）爻在其中矣：爻，是组成卦的基本符号，《易·系辞上》：“爻者，言乎变者也。”又《易·系辞下》：“爻也者，效天下之动者也。”故爻为表示交错和变动之义。分为两种符号，“—”为阳爻，“- -”为阴爻。本句是谓六十四卦，阴爻、阳爻各一百九十二爻全具备了。

（11）刚柔相摩，八卦相荡：此语出《易·系辞上》。摩，《说文》：“磨也。”指切摩之义。荡，激荡也。是指刚柔（阴阳）之各种事物互相摩擦，八卦之各种事物互相激荡。

（12）吉凶悔吝生乎动：《易·系辞上》云：“吉凶者，失得之象也，悔吝者，忧虞之象也。”是谓吉凶悔吝现象出现是自身变动的结果。

（13）森乎昭著而无所遁乎《易》矣：森，《说文》：“木多貌。”引申为“盛”也。昭著，明显、显著之义。遁，逃也，是谓世上万物变化皆逃不出《周易》所论之盛大而神明昭著的法则。

［**语译**］《周易》说：天地浑沌之初为一极，然后产生天地阴阳两仪，由天地阴阳变化而产生春、夏、秋、冬四时之象，由四季寒暑之变化观察到天地八方乾、坎、艮、震、巽、离、坤、兑的变化。天高为阳，地低为阴，乾天坤地确定了，高下分清，贵贱位置也就定了。阴阳动静变化有常规，刚柔诸事物也就能判断了。人以性属而分别，物亦可以其性而分群，吉凶之事便会产生。在天有日月星辰风雨雷电之象，在地有江河山川草木虫鱼之环境。天地乾坤之位定，则无穷的变化就在其中。故而圣人究习天生之蓍龟占卜，而了解掌握天地阴阳之变化，以预测事物之吉凶。相传黄河龙马负图，洛水神龟负书之事，为先圣伏羲仿制之。于是其近取之于人身，远取之于万物，制作出八卦，而通晓天地自然神妙变化之法则，了解人们生老病死的道理。八卦（代表各种事物）变化分而成列，诸卦之象从中体现出来了。在八卦基础上重叠变化而成六十四卦，阴爻阳爻各一百九十二爻全具备了。阴阳刚柔相互推演，产生在自身变动当中。天地之道，是有其规律性的变化，自然界诸事物是一个统一体，虽各有其自身的变化规律，但皆逃不出《周易》这种盛大而高

明的变化法则的。

［原文］伟哉人生，禀二五之精[(1)]，为万物之灵；得天地之中和，参乾坤之化育[(2)]；四象应天，四体[(3)]应地；天地之合辟[(4)]，即吾身之呼吸也；昼夜之潮汐[(5)]，即吾身之脉息也；天之北辰[(6)]为群动之本，人之一心为全体之君也。由是观之，天之气，即人之气；人之体，即天之体。故康节[(7)]曰：思虑未起，鬼神未知，不由乎我，更由乎谁？盖谓一念方萌，便达乎气，神随气见[(8)]，便与天地鬼神相感通。然则天人相与之际，精哉妙矣，诚可畏矣；人身小天地，真无一毫之相间[(9)]矣。今夫天地之理具乎《易》，而身心之理独不具乎《易》乎？矧[(10)]天地之易，外易也；身心之易，内易也。内外孰亲？天人孰近？故必求诸己而后可以求诸人，先乎内而后可以及乎外；是物理之易犹可缓，而身心之易不容忽。医之为道，身心之易也，医而不《易》，其何以行之哉？

［注释］本段由天人一体论起，而进一步论医《易》相通，为医者应知《易》。

（1）二五之精：《易·系辞上》："天一地二，天三地四，天五地六，天七地八，天九地十。天数五，地数五。"《易·系辞下》："天地细缊，万物化醇，男女构精，万物化生。"人生于父母，父母又阴阳也，父为阳为天，母为阴为地；天数五，地数五，故曰：人禀二五之精。

（2）化育：即化生和养育。《礼记·中庸》："能尽万物之性，则可以赞天地之化育。”

（3）四体：《论语·微子》：“四体不勤，五谷不分，孰为夫子？”四体，指四肢也。本文后又以“气、血、骨、肉”言之四体，而谓人体四种组织。

（4）辟：与“擘”同，析裂也，即开之义。

（5）潮汐：指海水周期性之涨落现象。

（6）北辰：即北极星，《尔雅·释天》：“北极谓之北辰。”《论语·为政》：“为政之德，譬如北辰，居其所，而众星共之。”

（7）康节：北宋哲学家邵雍（公元 1011—1077 年），字尧夫，谥号为康节。其对《易传》有解释，掺杂道教思想，虚构宇宙为太极。

（8）见：同现，《汉书·韩信传》：“情见力屈。”

（9）间：空隙也，《莺莺传》：“乘间遂就其衷。”

（10）矧（音 shěn）：况且也，《尚书·大诰》：“厥子乃弗肯播，矧肯获？”

［语译］ 人是伟大而贵重的，得父母之精气而生，为世上万物之灵，赖天地之气以生长发育。天之春夏秋冬四季，人以上下四肢相应；天地之开合，若人体肺脏之呼吸；昼夜往复不息，若人脉搏之跳动；天上北斗星为人类方向之本，若人体中之心脏。由此看来，天之气，犹人之气；人身之小体，犹天之大体。因而康节说：“人的思虑没有开始，鬼神也不知道。”此不由我，还由谁呢？所以说，一念才起，便由于气，神随气动而出现，天地鬼神也就知道了。此天人相通之理，多么的精妙啊！确实值得敬畏。人身就是一小天地，无丝毫之差异。天地间之变化在《周易》之中，而人身变化之理就不在《周易》之中吗？况且天地之变化，是外在变化，人体身心之变化，是内在变化。内外谁

亲谁近？因此必先求之于己而后求之于其他，研求其他事物之变化还可以慢来，而研求于己（人身）之变化则不容忽视。医学之事是研究人体阴阳之变化的，医者不知道《周易》，怎么能行医呢？

[**原文**] 然《易》道无穷，而万生于一，一分为二，二分为四，四分为八，八分为十六，自十六而三十二，三十二而六十四，以至三百八十四爻(1)，万有一千五百二十策(2)，而交感之妙，化生之机，万物之数，皆从此出矣。详而言之，则其所谓一者，易有太极也。太极本无极，无极即太极，象数未形理已具，万物所生之化原。故曰：五行不到处，父母未生前。又曰：杳杳冥冥(3)，其中有精，其精甚真，其中有信(4)。是为造物之初，因虚以化气，因气以造形，而为先天一气之祖也。医而明此，乃知生生化化，皆有所原，则凡吾身于未有之初，便可因之以知其肇基于父母，而预占其禀受之象矣。

[**注释**] 本段再论述太极之变化本质是一分为二，示医者以晓吾身禀于父母之理。

(1) 三百八十四爻：一卦六爻，六十四卦，总计三百八十四爻也。

(2) 万有一千五百二十策：策，蓍草也。《史记·封禅书》："黄帝得宝鼎神策，于是迎日推策。"《注》曰："策，神蓍也。"《易·系辞上》："乾之策二百一十有六，坤之策百四十有四。凡三百有六十，当期之日，二篇之策万有一千五百二十，当万物之数也。”乾卦六爻，每爻蓍草九揲（《易·系辞上》：“揲之以四，以象四时。”）每揲蓍草四根，总计二百一十六根（策）。坤卦六爻，每爻蓍草六揲，每揲蓍草四根，总计一百四十四根（策）。二者相加为三百六十策，相当一年三百六十天之数。累计布策一万一千五百二十，合六十四卦，象征着万物之数也。

（3）杳杳冥冥：杳者，深暗幽远也。《楚辞·怀沙》：“眴兮杳杳，孔静幽默。”冥冥，昏暗也。《楚辞·涉江》：“深林杳以冥冥兮，乃猿狖（yòu）之所居。”故其义指太极之时，天地之气浑沌昏暗茫茫之状。

（4）信：今可作两解：一为人身，《易·系辞下》：“往者，屈也，来者信也。屈信相感而利生焉。”《集韵》：“信与伸同。”又引申为“身”，《周礼·春官》：“侯执信圭，伯执躬圭（信圭，刻人形伸也，躬圭刻人形屈也）。”二为信息，生命之信息。

[语译]《周易》阴阳变化是无穷尽的。万物悉由一而化生，一分为二，二分为四，四分为八，八分为十六，十六分而三十二，三十二分而六十四。八卦中，一卦六爻，六十四卦，合计为三百八十四爻。阴阳二爻以蓍草为策，周天之数三百六十日，其六十四卦累计有一万一千五百二十策，呈象万物之数。阴阳交感，化生无穷之机，万物之夥夥，全由此而化生之。说得明白一点，万物由一而生，即《周易》中所说的太极，太极本来也是无极。万物之象（像）未形成时实际上成形之理已具了，即万物所生之原已备。也可说，木火土金水五行未出现，父母未有之时，亦可以说，天地浑沌杳杳茫茫之时，其中已有了精气，精气很纯真，其中已有了生生万物之信息。这就是造化万物之初时，一气（精气）而化生万物，故称之为“先天一气之祖”。医者知道这个

道理，则即知生化无穷之原。亦便知道，我身未生之初，是来自父母，并预知我禀承父母之状况（形象）。

［**原文**］所谓一分为二者，是生两仪也。太极动而生阳，静而生阴；天生于动，地生于静；阳为阴之偶，阴为阳之基；以体而言为天地，以用而言为乾坤，以道而言为阴阳；一动一静，互为其根，分阴分阳，两仪立焉。是为有象之始，因形以寓气，因气以化神，而为后天体象之祖也。医而明此，乃知阴阳气血，皆有所钟(1)，则凡吾身之形体气质，可因之以知其纯驳偏正(2)，而默会其禀赋之刚柔矣(3)。

［**注释**］本段论述《周易》之两仪，则为阴阳天地动静，于医则为人之阴阳气血和禀赋之强弱等。

(1) 钟：相当之义。如《文选·舞鹤赋》："钟浮旷之藻质。"李善注曰："钟，当也。"

(2) 纯驳偏正：四字乃为对偶词组。驳，杂也，即不纯之义。引申之，可为人体之虚实强弱。

(3) 默会其禀赋之刚柔矣：默会，暗合也；刚柔，阴阳强弱也。是谓暗合于人之禀赋的强弱情况。

［**语译**］《周易》所说的一分为二，是指太极生天地阴阳之两仪。太极之动属阳，其静属阴；天为阳主动，地为阴主静。阳为阴之对偶，阴为阳之基地。天地为阴阳之体，乾之刚健，坤之柔顺为阴阳之用，这就是阴阳之理。一动一静，互相为根；阴阳之分，即为两仪之义。阴阳是成象之开始，其形象（体）之中藏着气，由气而能有无穷的变化，因而阴阳则为后天体象之始祖。医者，知道《周易》太极生两仪的道理，则就知道了人

体阴阳气血等之属性，那么人体形质之强弱虚实和禀赋之强弱也就明白了。

［原文］所谓二分为四者，两仪生四象也。谓动之始则阳生，动之极则阴生；静之始则柔生，静之极则刚生。太少阴阳，为天四象；太少刚柔，为地四体[(1)]；耳目口鼻以应天，血气骨肉以应地。医而明此，乃知阳中有阴，阴中有阳，则凡人之似阳非阳、似阴非阴，可因之以知其真假逆顺[(2)]，而察其五脏之幽显矣。

［注释］本段论述《周易》之两仪生四象之理，与人体阴中有阳，阳中有阴之相应。

（1）太少刚柔，为地四体：言天之四象有春、夏、秋、冬四时之分，其气阴阳盛衰而有少阳至太阳，少阴至太阴之别。刚柔，即阴阳，太少亦言阴阳盛衰之气有少阳、太阳、少阴、太阴也。只不过天地有异而已，天之四象，地之四体相应。

（2）真假逆顺：四字为对偶词组。真者为顺，假者为逆，此指阴阳真假证。

［语译］《周易》所说的二分为四，即指两仪分四象。动为阳，阳动之初为阳生，阳动之极（甚）则（转）阴生；静为阴，阴静之初为阴生，阴静之极（甚）则（转）阳（刚）生。阴阳有太（盛）少（衰）之分，天之太少阴阳春夏秋冬四象，在地有太少刚柔（少阳、太阳、少阴、太阴）四体相应。人体头部耳目口鼻在上以应天之四象，血气骨肉以应地之四体。医者知此，则就明白了阳中有阴，阴中有阳的道理。人体出现似阴非阴，似阳非阳之真假阴阳诸证时，便由之可诊察到五脏内的病理变化了。

[**原文**] 所谓四分为八者，四象生八卦也。谓乾一、兑二、离三、震四、巽五、坎六、艮七、坤八也。乾，健也；坤，顺也；震，动也；巽，入也；坎，陷也；离，丽也；艮，止也；兑，说也(1)。伏羲八卦(2)，分阴阳之体象；文王八卦(3)，明五行之精微。医而明此，方知阴阳之中，复有阴阳，刚柔之中，复有刚柔，而其对待之体，消息(4)之机，交感之妙，错综之义，昭乎已备；则凡人之性理神机，形情病治，可因之以得其纲领，而会通其变化之多矣。

[**注释**] 本段论述四象八卦及八卦含义，指出八卦所该者广，含有阴阳五行，成为认识人体生理病理等之纲领。

(1) 乾……说也：此文原于《周易·说卦》：“乾，健也；坤，顺也……”乾为天，天性（刚）健；坤为地，地道柔顺；震为雷，雷震则动；巽为风，长风贯入；坎为水，水润则陷；离为火，火附燃于料；艮为山，大山沉静而止；兑为泽，泽惠悦养万物。

(2) 伏羲八卦：（见伏羲八卦次序、方位图）《周易·系辞下》云：“古者包牺氏之王天下也，仰则观象于天，俯则观法于地，观鸟兽之文与地之宜，近取诸身，远取诸物，于是始作八卦，以通神明之德，以类万物之情。”又称为“先天八卦”。

(3) 文王八卦：司马迁：《报任安书》云：“文王拘而演《周易》。”史载周文王姬昌曾被商纣王禁于羑里时，对《周易》进行了作辞注释。是又称之为“后天八卦”。（见文王八卦方位图）

(4) 消息：消，消减；息，增加也。《易·丰卦》：“日中则昃，月盈则食，天地盈虚，与时消息。”即增减之义。

［语译］《周易》所说的四分为八，即指四象生八卦。八卦为一乾、二兑、三离、四震、五巽、六坎、七艮、八坤。乾为天，其行刚健；坤为地，其性柔顺；震为雷，其主震动；巽为风，其主贯入；坎为水，性润下而陷；离为火，火附丽于燃料主热；艮为山，其性沉静而止；兑为泽，泽惠而悦养万物。伏羲氏制画八卦，分列阴阳之事物形象；周文王进而注释补充又作八卦，以说明阴阳五行之精妙。医者知道这些内容，才能明白阴阳之中复含阴阳，刚柔之中，复含刚柔。认识这个道理，人与自然界之诸事物的消长、变化等错综复杂之情况，就全明白了。那么对人体生理、病理以及诊治等诸方面的认识，亦以此为纲领，便就能掌握了。

［原文］**自兹而四象相交，成十六事；八卦相荡，为六十四(1)。分内外以配六爻，推九六以成蓍数(2)，人物由之而大成(3)，万象因之以毕具。**

［注释］本段小结出八卦相叠而成六十四卦，能包罗万象。

(1) 四象相交，成十六事；八卦相荡，为六十四：四象互相交叠，四四十六，八卦相互交叠，八八六十四。

(2) 分内外以配六爻，推九六以成蓍数：卦之六爻，由下至上，上为外，下为内。卦之占卜所用蓍草，以阳爻九揲，阴爻六揲为计数。

(3) 大成：大的成就，引申为完备。《老子》："大成若缺，其用不弊。"

［语译］由上述所言，一而二，二而四，四而八。四象交叠，而成十六；八卦相叠，而成六十四卦。卦之六爻，有上外、下内之分；占卦之蓍草有阳爻九揲阴爻六揲之数，而成策一万一千五

百二十。如此人与万物诸象事物而悉备。

［原文］前阅圆图，即其精义，是图虽象乎万有，尤切[1]夫人之一身。故曰先天图者[2]，环中也；环中者，天之象也。六十四卦列于外[3]，昭阴阳交变之理也；太极独运乎其中，象心为一身之主也[4]。乾南坤北者，象首腹之上下也[5]；离东坎西者，象耳目之左右也[6]。自复至同人，当内卦震离之地，为阴中少阳之十六，在人为二八[7]；自临至乾，当内卦兑乾之地，为阳中太阳之十六，在人为四八[8]；自姤至师，当内卦巽坎之地，为阳中少阴之十六，在人为六八[9]；自遁至坤，当内卦艮坤之地，为阴中太阴之十六，在人为八八[10]。阳生于子而极于午[11]，故复曰天根，至乾为三十二卦，以应前之一世[12]；阴生于午而极于子[13]，故姤曰月窟，至坤为三十二卦，以应后之半生[14]。前一世始于复之一阳，渐次增添，至乾而阳盛已极，乃象人之自少至壮；后半生始于姤之一阴，渐次耗减，至坤而阳尽以终，乃象人之自衰至老。纵观之[15]，则象在初爻，其乾尽于午，坤尽于子，当二至之令[16]，为天地之中而左右以判。左主升而右主降，升则阳居东南，主春夏之发生，以应人之渐长；降则阴居西北，主秋冬之收敛，以应人之渐消。横观之[15]，则象在二爻，其离尽于卯，坎尽于酉[17]，当二分之中[16]，为阴阳之半而上下以分。上为阳而下为阴，阳则日出于卯，以应昼之为寤；阴则日入于酉，以应夜之寐焉。即此一图，而天人之妙，运气之理，无

不具矣。

［注释］ 本段以图释解八卦与人体阴阳盛衰，生长壮老以及年之四季、昼夜寤寐等之关系。

（1）切：切合，贴近之义。

（2）先天图者：先天曰“太极”，即指太极图（本图以黑格为阴，白格为阳。）

（3）六十四卦列于外：六十四卦为阴阳两仪所化生，而排列于太极图之外。

（4）象心为一身主也：象，形象比喻之义。太极乃八卦之本源，人之心脏，为脏腑之首。《素问·灵兰秘典论》：“心者，君主之官，神明出焉。”《灵枢·邪客》篇：“心者，五脏六腑之大主也，精神所舍。”

（5）象首腹之上下也：首，头也；腹与首对称，而为上下言。是喻人之头为阳位居上，与乾天类之，腹为阴在下与坤地类之。

（6）离东坎西，象耳目之左右也：（文王八卦，离坎二卦，为水火之象，其方位南离北坎。）今以六十四卦图为言离卦位东，坎卦位西，以北位为正而成东左西右也，若人耳目之左右。

（7）自复至同人，当内卦震离之地，为阴中少阳之十六，在人为二八：复，指复卦（䷗），为异卦相叠，（内震外坤，坤为阴顺，震为阳动，外阴内阳，循序运动，往返无穷，故名曰复。）同人，指同人卦（䷌），为异卦相叠，（内离外乾，乾天为君，离火为臣民，君位居上，臣民居下，喻君临天下，洞察民情，而臣民赞同，故名曰同人。）自复卦至同人卦为十六卦（复、颐、屯、益、震、噬嗑、随、无妄、明夷、贲、既济、家人、丰、离、革、同人），自阴至阳，为阴中少阳，升也，喻之人在二八之年。《素问·上古天真论》：“丈夫二八，肾气盛，天癸至，精气乃泻，阴阳和，故能有子。”

（8）自临至乾，当内卦兑乾之地，为阳中太阳之十六，在人为四八：临，指临卦（䷒），为异卦相叠（内兑外坤：坤为地，为堤岸，兑为泽。堤岸在外高于大泽，泽润于大地。喻君王临天下，包含万民，治国安邦，故名曰临。）乾，指乾卦（䷀）为同卦相叠，（内乾外乾：乾为天主阳，喻之为龙、君子、代表纯阳刚健之事物。故象曰：“天行健，君子以自强不息。”）自临卦至乾卦为十六卦（临、损、节、中孚、归妹、睽、兑、履、泰、大畜、需、小畜、大壮、大有、夬、乾），自少阳至太阳，阳盛也，喻之人在四八之年。《素问·上古天真论》：“丈夫四八，筋骨隆盛，肌肉满壮。”阳刚之气正旺盛也。

（9）自姤至师，当内卦巽坎之地，为阳中少阴之十六，在人为六八：姤，指姤卦（䷫），为异卦相叠（内巽外乾：乾为天在上，巽为风在下，天下有风，吹拂万物，阴阳交遇，万物盛壮。喻之君王颁令天下，风行天下，恰合人意，治道大行，故名曰姤。姤，《说文》：“偶也”；《象》：“遇也，柔遇刚也”；即交合之义。）师，指师卦（䷆），异卦相叠（内坎外坤：坤为地，坎为水，地下有水，数量无穷，水流所向，随势而行。喻之军旅之象，故名曰师。）自姤卦至师卦为十六卦（姤、大过、鼎、恒、巽、井、蛊、升、讼、困、未济、解、涣、坎、蒙、师），自太阳至少阴，阳渐消也，喻之人在六八之年。《素问·上古天真论》：“丈夫六八，阳气衰竭于上，面焦，发鬓斑白。”是谓阳渐消而阴在生也，故曰：“阳中少阴之十六。”

（10）自遁至坤，当内卦艮坤之地，为阴中太阴之十六，在人为八八：遁，指遁卦（䷠），为异卦相叠（内艮外乾：乾为天在上，艮为山在下，天下有山，天高山远，喻贤人君子摆脱桎梏，避免灾祸，退隐山林之境，故名曰遁。）坤，指坤卦（䷁），为同卦相叠（内坤外坤：坤主阴象地，代表纯阴柔顺之象。《彖》曰："至哉乾元，万物资生，乃顺承天，坤厚载物，德合无疆。"）自遁卦至坤卦为十六卦（遁、咸、旅、小过、渐、蹇、艮、谦、否、萃、晋、豫、观、比、剥、坤），自少阴至太阴，阴盛阴尽矣，喻之人在八八之年。《素问·上古天真论》："丈夫八八，天癸竭，精少，肾藏衰，形体皆极，则齿发去。"

（11）阳生于子而极于午：子午为十二支之辰名，子为阴中之阳，为夜间23时至1时，故曰：阳生于子；午为昼之11时至13时，为阳中之阳。极，尽也，为阳之尽也。

（12）复曰天根，至乾三十二卦，以应前之一世：复卦，外坤内震，六爻五阴一阳，为阴多阳少，阴中之少阳，主阳之生升，天为阳，故曰天根。至乾，指从复卦到乾卦，凡三十二卦。乾卦，六阳爻而成，为阳盛至极，喻人之生长发育，由少年至成壮年，为人之前半生也。

（13）阴生于午而极于子：午时为阳中之阳，阳极尽而阴将生之时，故曰阴生于午，子为阴盛之时，故曰阴极于子。

（14）姤曰月窟，至坤为三十二卦，以应后之半生：姤卦（䷫），外乾内巽，六爻五阳一阴，为阳多阴少，阳中之少阴，主阴之生。日为阳，月为阴，故曰月窟。至坤，指从姤卦到坤卦，凡三十二卦。坤卦，六阴爻而成，为阴盛至极，喻之人生由壮年至衰老之时，应主人后半生。

（15）纵观之；横观之：指看六十四卦图，上下为言曰纵观；左右为言曰横观。

（16）二至之令，二分之中：二至，指夏至、冬至之时令；二分，指春分、秋分之时令。

（17）其离尽于卯，坎尽于酉：以干支配五行五方之位，卯属木主东方，酉属金主西方。观图乃上文“离东坎西”。尽，极也。故曰：“离尽于卯，坎尽于酉。”

[语译] 看前圆图（指六十四卦圆图），即表示其精妙含义。是图包罗万象，特与人身相符合。先天之太极图，为环之中，中间之象，即法象于天。六十四卦排列于太极图之外，明示出阴阳变化之理（图以黑格为阴，白格为阳。）太极图在中，若人之心脏。乾坤上下（南北）之象，犹如人之头腹；离坎东西之位，犹若人之左右耳目。由复卦至同人卦，相当其内卦之震离，此十六卦由阴至阳，为阴中少阳，相当人由出生到十六岁（男子为言）。由临卦至乾卦，相当其内卦之兑乾，此十六卦由少阳至太阳，为阳盛之极，相当人由少年到中年三十二岁。由姤卦至师卦，相当其内卦之巽坎，此十六卦由太阳至少阴，阳始衰而阴始生，为阳中少阴，相当人由中（壮）年向老年过渡为四十八岁。由遁卦至坤卦，相当其内卦之艮坤，此十六卦由少阴至太阴，为阴盛之极，相当人由壮年到老年六十四岁。阳气生于子时而极盛于午时，复卦又名天根，到乾卦凡三十二卦，以应人的前半生，阴生于午时而极盛于子时，故姤卦又名月窟，到坤卦凡三十二卦，以应人的后半生。前半生始于复卦之一阳，逐渐阳生增多，至乾卦而阳气隆盛至极，犹若人体自少年至壮年；后半生始于姤卦之一阴，逐渐阳气消减而阴气渐增，至坤卦而阳气尽而阴气盛极，犹若人体由壮年到渐渐衰弱至老。纵观图之上下，其象在初爻（无论阴爻、阳爻），由渐而增，其阳气至乾卦犹日尽于午，其阴气至坤卦，犹夜尽于子。一年之中，冬至一阳生，夏至一阴生，为天地阴阳之中，各为一半，阳在左主升，阴在右主降。阳气升生

居东南二方，主春夏之生发，欣欣向荣，应人体之青少年成长；阴降主西北二方，为秋冬之时，万物成熟，收藏入仓，应人体衰弱至老。横观图之左右，其象在二爻（无论阴爻、阳爻），其气渐增，若离卦之在东方卯位春分，或坎卦之在西方酉位秋分，为阴阳气各半而分上下半年。上半年为阳，下半年为阴。阳气出于卯（春分），而应昼日长则主人清醒；阴气出于酉（秋分），而应夜长则主人睡卧。故而此图表示了天地阴阳与人体相应之妙，四时寒暑运气之变化俱在其中。

［**原文**］再阅方图，其义象地，乾始于西北，坤尽于东南(1)。天不足西北，故圆图之阳在东南(2)；地不满东南，故方图之刚在西北(3)。是皆伏羲之卦也。又若文王八卦，位有不同。伏羲出自然之象，故乾上坤下，离左坎右；文王合河图之数，故火南水北，木东金西（此节自方图以下并河洛数义，详方隅、气数二论）。质诸人身，天地形体也(4)，乾坤情性也，阴阳气血也，左右逢原，纤毫无间，详求其道，无往不然。

［**注释**］本段言方图之义象地，说明东南西北方位之阴阳盛衰之事，并指出伏羲八卦与文王八卦方义之差异，且以之对质人体。

（1）乾始于西北，坤尽于东南：方图之言象也，有南、北、东、西、东南、西南、西北、东北八方之谓。西北方为乾卦之位，《易·说卦》："乾，西北之卦也，言阴阳相薄也。"坤尽于东南，为天干配五行，乾为戊，坤为己，西北为天门，东南为地户。乾阳坤阴。《周礼·大司徒》疏中引《河图·括地象》云："天不足西北，地不满东南，西北为天门，东南为地户，天门无上，地户无下。”

（2）天不足西北，故圆图之阳在东南：圆图（即六十四卦图）西北少阴太阴之地，为阳不足，天为阳，故曰天不足西北；东南为少阳太阳之地，为阳盛之处，故曰圆图之阳在东南。

（3）地不满东南，故方图之刚在西北：东南方为阳盛阴不足，地为阴，故曰地不满东南；方图示西北方为乾位，乾天为阳，故曰方图之刚在西北。

（4）质诸人身，天地形体也：质，评量、评断、对比之义。《礼记·王制》：“司会以岁之成，质于天子。”是谓以乾坤阴阳对比人体，天地犹如人身一样。

［**语译**］再观看方图，其象形于地，乾阳始于西北方，坤地尽于东南方。天阳之气不足于西北，所以看圆图而东南方阳气盛；地阴不足于东南，所以看方图而阳刚之气始于西北。是为伏羲八卦之理，而于文王八卦，阴阳之卦位有所不同。伏羲八卦表示天地自然之象，故乾为上为天；坤为下为地；离为左，坎为右。文王八卦以河图之数五行定位（天一地二东三西四中央五），故火为南水为北，木为东金为西。对比于人体，天地若人之身，乾坤刚柔若人之性情，阴阳犹如人之气血。如此相对和谐，纤毫无隙。若详细探求之，亦均如此。

［**原文**］故以爻象言之，则天地之道，以六为节，三才而两，是为六爻，六奇六偶，是为十二(1)。故天有十二月，人有十二脏；天有十二会，人有十二经(2)；天有十二辰，人有十二节(3)。知乎此，则营卫之周流，经络之表里，象在其中矣。

［**注释**］本段以阴阳六爻言天地人体相应关系。

（1）天地之道……是为十二：《易·系辞下》："《易》之为书，广大悉备。有天道焉，有人道焉，有地道焉，三才而两，故六。六者，非它也，三材之道，道有变动，故曰爻。爻有等，故曰物。"三才，天、地、人曰三才，两个三才，而为六。六奇，指六阳爻。奇，指"—"阳爻，偶，指"- -"阴爻。阴阳爻各六，合为十二爻。

（2）天有十二会，人有十二经：会，会合，相交之义。一年十二个月初一与上月三十相会交接。以之喻人体手足阴阳十二经相互交接会合。

（3）天有十二辰，人有十二节：辰，指时辰，即子丑寅卯辰巳午未申酉戌亥也。节，关节。以之喻人体上肢肩、肘、腕；下肢髋、膝、踝十二关节也。

[语译] 用卦爻之形象言天人之事，天地之法则，以六数为要，天地人三才，偶之即成六数，曰六爻（二爻位构成一个等级；天为上爻、五爻；地为初爻、二爻；人为三爻、四爻，合而为六爻），六阳爻六阴爻，合为十二爻数。一年天有十二个月，人有十二脏腑，一年十二个月初一、三十相交会，人有十二经脉相交会，一天有子丑寅卯辰巳午未申酉戌亥十二时辰，人有上下肢肩、肘、腕、髋、膝、踝十二关节与之相应。知道此理，那么营卫之气血周流运行，手足阴阳十二经脉表里相合之事等均在卦象之中了。

[原文] 以藏象言之，则自初六至上六为阴为脏[(1)]，初六次命门，六二次肾，六三次肝，六四次脾，六五次心，上六次肺[(2)]；初九至上九为阳为腑[(1)]，初九当膀胱，九二当大肠，九三当小肠，九四当胆，九五当胃，上九

当三焦[3]。知乎此，而脏腑之阴阳，内景之高下[4]，象在其中矣。

［**注释**］本段以六爻言人体脏腑的关系。

（1）初六至上六为阴为脏；初九至上九为阳为腑：易卦之言爻，阳爻为九，阴爻为六。《说文》："九，阳之变也。"《易·乾文言》："乾元用九，天下治也。"《说文》："《易》之数，阴变于六。"《增韵》："三两为六，老阴数也。"六爻之数排列从下至上，其顺序为：初、二、三、四、五、上为言。初、三、五，奇数为阳位；二、四、六，偶数为阴位。乾卦六爻曰：初九、九二、九三、九四、九五、上九；坤卦六爻曰：初六、六二、六三、六四、六五、上六。故言初六至上六为阴为脏，初九至上九为阳为腑。

（2）初六次命门……上六次肺：次，指次序。脏为阴，六爻中，虽阴为六，但阴爻中初六、六三、六五为阴中之阳，故脏为命门、肝、心；六二、六四、上六为阴中之阴，脏为肾（左肾）、脾、肺也。

（3）初九当膀胱……上九当三焦：当，相当也；亦次序之对称。腑为阳，阳中有阳，阳中有阴。初九、九三、九五为为阳中之阳，有膀胱、小肠、胃腑；九二、九四、上九为阳中之阴；有大肠、胆、三焦腑。此说仅见于张氏之论。

（4）内景之高下：景《篇海》："像也"；《释文》："境也"。内景，指人体内脏腑之形态。

［**语译**］以《周易》之六爻言人体脏腑，阴（坤）卦初六至上六为人体五脏，其排列顺序，初六为命门（右肾），六二为肾（左肾），六三为肝，六四为脾，六五为心，上六为肺。阳卦（乾）初九至上九为人体六腑，其排列顺序，初九为膀胱，九二

为大肠，九三为小肠，九四为胆，九五为胃，上九为三焦。知道此事，而人体脏腑之阴阳，内脏之上下位置，也就在卦象之中了。

[原文] 以形体言之，则乾为首，阳尊居上也[1]；坤为腹，阴广容物也[2]；坎为耳，阳聪于内也[3]；离为目，阴明在外也[4]；兑为口，拆开于上也[5]；巽为股，两垂而下也[6]；艮为手，阳居于前也[7]；震为足，刚动在下也[8]。天不足西北，故耳目之左明于右；地不满东南，故手足之右强于左[9]。知乎此，而人身之体用，象在其中矣。

[注释] 本段以八卦喻比人体组织器官。

(1) 乾为首，阳尊居上也：《彖》曰："大哉乾元，万物资始，乃统天。"故乾主天，其《象》曰："天行健。"人之头，位人体最上部，故曰首。天居上为阳，人之头为人诸阳经之会，故喻比属乾卦，尊居阳位也。

(2) 坤为腹，阴广容物也：《彖》曰："至哉乾元，万物资生，乃顺承天，坤厚载物，德合无疆。"其《象》曰："地势坤，君子以厚德载物。"故，坤主地。人之腹，在头之下，居阴位，内藏脏腑，容纳水谷饮食，五味杂陈，喻之属坤卦，故曰："坤为腹，阴广容物也。"

(3) 坎为耳，阳聪于内也：坎卦，主水，类比人体主水液之肾脏，肾开窍于耳，故《说卦》云："坎为耳。"耳主听觉位居人之头上，头为阳位，肾在阴腹之中，故曰："阳聪于内也。"

(4) 离为目，阴明在外也：离卦主火，类比人体主火之心脏。虽《内经》言"肝开窍于目"，但心为五脏六腑之大主。主血脉，司神明，任万物，故目为“心之窗”，俗谓“心明眼亮”。五脏为阴，心肝皆属阴，故曰：“离为目，阴明在外也。”

（5）兑为口，拆开于上也：兑卦主说，《说卦》曰：“兑为口。”拆，分也，指口分上下唇之义。口在头，兑曰：“拆开于上也。”

（6）巽为股，两垂而下也：《说卦》曰：“巽为股。”据李静池研究，巽字篆文像二人跪于地上，表示顺伏之意。此喻比人之两大腿而垂下也。

（7）艮为手，阳居于前也：《说卦》曰：“艮为手。”手之用在身前主事，以前后言阴阳，前属阳，后属阴，故曰：“阳居于前也。”

（8）震为足，刚动于下也：《说卦》曰：“震为足。”足主于下，以刚健为正常，故曰：“刚动于下也。”

（9）天不足西北……故人手足之右强于左：《素问·阴阳应象大论》云：“天不足西北，故西北方阴也，而人右耳目不如左明也；地不满东南，故东南方阳也，而人左手足不如右强也。”人面南坐北，则左东右西，左为阳右为阴。西北方阴盛阳衰，耳目在头阳位，故人左耳目明于右耳目；东南方阳盛阴衰，故人手足之右强于左也。

［语译］ 以《周易》之八卦言人体之上下组织器官，乾卦类比人之头，居阳位在上；坤卦类比人之腹部，内藏五脏六腑以及饮食水谷等。坎卦类比人头上之两耳，反应内脏之聪慧；离卦类比人之二目，是人体脏腑精气之表现；兑卦类比人之口，分上下唇而主说话；巽卦类比人之下肢两腿，主人之行走站立；艮卦类比人之两手，主人作诸事；震卦类比人之两足，主人健动在下。天阳不足于西北，而人左耳目聪明于右耳目；地阴不足于东南，而人左手足不如右手足强健。知道这个道理，而人体上下诸组织

器官之用，也就包含于卦象之中了。

［原文］以生育言之，则天地细缊，万物化醇，男女媾精，万物化生(1)。天尊地卑，乾父坤母，乾道成男，坤道成女(2)，震坎艮是为三男，巽离兑是为三女(3)。欲知子强弱，则震巽进而前，艮兑退而止(4)；欲辨脉息候，则乾健在东南，坤顺向西北(5)；欲为广嗣谋，则蓄坎填离宫，借兑为乾计(6)；欲明布种法(7)，则天时与地利，亏盈果由气，冬至始阳强，阴胜须回避。知乎此，而胎孕交感之道，存乎其中矣。

［注释］本段以《周易》卦学论人生育之事。

（1）天地细缊，万物化醇，男女媾精，万物化生：此为《易·系辞下》原文。细缊，《释文》："细缊本亦作氤氲。"故《玉篇》云："细缊，元气也。"（氤氲，《集韵》："天地合气也。"）醇，《玉篇》："专也。"即精粹之义。是谓天地之气相合，万物化生而醇正，男女雌雄交合，而化生万物。

（2）天尊地卑，乾父坤母，乾道成男，坤道成女：是皆《易·系辞》和《易·说卦》中语。《易·系辞上》云："天尊地卑，乾坤定矣。""乾道成男，坤道成女。"《易·说卦》："乾，天也，故称乎父；地，坤也，故称乎母。"

（3）震坎艮是为三男，巽离兑是为三女：《易·说卦》云："震一索而得男，故谓之长男；巽一索而得女，故谓之长女。坎再索而得男，故谓之中男；离再索而得女，故谓之中女。艮三索而得男，故谓之少男；兑三索而得女，故谓之少女。"震坎艮皆为阳卦，巽离兑皆为阴卦。凡阳卦中有一个阳爻，即以阳爻为主；凡阴卦中有一个阴爻，即以阴爻为主。若震卦（☳）初九为阳爻，阳爻主男，故曰："震一索而得男。"巽卦（☴）初六为阴爻，阴爻主女，故曰："巽一索而得女。"坎卦九二为阳爻，艮卦九三为阳爻，故曰："震坎艮是谓三男。"离卦六二为阴爻，兑卦六三为阴爻，故曰："巽离兑是为三女。"

（4）欲知子强弱，则震巽进而前，艮兑退而止：子，指子女之意。前与止，指先后之意。据《易·说卦》［见注释（3）］所云，长男为震，长女为巽。故谓"进而前"；艮为少男，兑为少女，故谓"退而止"。

（5）欲辨脉息候，则乾健在东南，坤顺在西北：辨，分别、区分之意。候，指状况之意。东南方，喻指阳气盛；西北方，喻指阴气盛。谓分辨脉象情况，即以阴脉阳脉类之，浮、数、实为阳脉；沉、迟、虚为阴脉。那么乾卦脉象为阳脉浮、数、实之类；坤卦脉象为阴脉沉、迟、虚之类。

（6）欲为广嗣谋，则蓄坎填离宫，借兑为乾计：广嗣，广，多也；嗣，子女也。蓄，贮也，积也，填，增也，添也。坎卦九二阳爻，离卦六二阴爻。坎主水为肾，离主火为心，蓄坎填离宫，即指贮积肾精元气和填补心之阴血，令人精血充足。借，助也。兑卦，说也，主泽，泽润悦养之，使乾阳健运也。谋，与"计"义同，为打算，计谋也。

（7）布种法：布，名动用法，播种之义。指男女媾精生育之事。

［语译］ 以《周易》卦学论人之生育，天地元气，为万物化生之精。雌雄（男女）交媾，生育万物。天在上地在下，乾卦主男为父，坤卦主女为母。震坎艮三卦为阳卦之类，主长中少三男之义，巽离兑三卦为阴卦之类，主长中少三女之义。想知道子女之强弱，以长男长女为强，少男少女为弱。想分辨脉象情况，以

乾卦喻之阳脉，如浮、数、实等脉，坤脉喻之阴脉，如沉、迟、虚等脉。想要多子女，就要贮积坎肾之精气和心离之血气，并要心悦神舒，而使阳刚之气旺盛。想明白生育之法则，天时地利环境，日月盈亏之变化，亦不可不知，冬至之时阳气始生，但阴气偏盛，须要保护阳气，回避交合之事。知道此理，那么人的生育之事，不也含于《周易》之中吗。

[原文] 以精神言之，则北一水，我之精，故曰肾藏精(1)；南二火，我之神，故曰心藏神；东三木，我之魂，故曰肝藏魂；西四金，我之魄，故曰肺藏魄；中五土，我之意，故曰脾藏意。欲知魂魄之阴阳，须识精神之有类。木火同气，故神魂藏于东南，而二八、三七同为十(2)；金水同原，故精魄藏于西北，而一九、四六同为十(2)；土统四气，故意独居中，其数惟五(2)，而脏腑五行之象(3)，存乎其中矣。

[注释] 本段以河图洛书论五行生成之数与人体脏腑之关系。

(1) 北一水，我之精，故曰肾藏精：五行主五方，北水南火东木西金中央土。相传龙马负图，神龟负书，其文一六居下，二七居上，三八居左，四九居右，五十居中。北方主水为下，南方主火为上，左主木为东，右主金为西，中央主土居中。《素问·上古天真论》：“肾者，主水，受五脏六腑之精而藏之。”我，即指人身。

(2) 二八、三七同为十；一九、四六同为十；土统四气，故意独居中，其数惟五：《易·系辞上》郑玄注云：“天一生水于北，地二生火于南，天三生木于东，地四生金于西，天五生土于中。阳无耦，阴无配，未得相成。地六成水于北，与天一并（天一生水，地六成之）；天七成火于南，与地二并（地二生火，天七成之）；地八成木于东，与天三并（天三生木，地八成之）；天九成金于西，与地四并（地四生金，天九成之）；地十成土于中，与天五并（天五生土，地十成之）也。”此一、二、三、四、五代表水、火、木、金、土之生数，由于土能生万物，故而在生数上加土数，而得六、七、八、九、十分别代表水、火、木、金、土之成数。

（3）脏腑五行之象：以五行类比五脏，水为肾，心为火，木为肝，金为肺，土为脾。以数为言，一六主肾（天一生水，地六成之），二七主心（地二生火，天七成之），三八主肝（天三生木，地八成之），四九主肺（地四生金，天九成之），五十主脾（天五生土，地十成之）。内含阴阳相合，阳为奇数，阴为偶数。

[语译] 以《周易》河图之数为言五行与人体五脏藏精气神之事。北方为阴主水，水喻之若人体之精气，人体肾脏主水而藏精气。南方为阳主火，火喻之若人体之心脏，主神明。东方为阳生之处，为木，木喻之若人体之肝脏，内藏血舍魂。西方阳杀之地，主金，金喻之若人体之肺脏，肺主气而藏魄。中央主土，生长万物，土喻之若人体之脾脏，脾生营血而藏意。情志之魂与魄，亦有阴阳之属性。肝心为木火同气（母子之脏），所以神与魂主东方南方，若河洛中二八、三七为十之数；肺肾金水同原，所以精与魄主北方西方，若河洛中一九、四六为十之数；土生万物，统水火木金四行之气，故脾意独主中央，其数只占五。这就是五脏与五行之象，其亦含于《周易》中了。

[原文] 以动静言之。则阳主乎动，阴主乎静；天圆而动，地方而静；静者动之基，动者静之机[1]。刚

柔推荡，易之动静也；阴阳升降，气之动静也；形气消息，物之动静也；昼夜兴寝，身之动静也。欲详求夫动静，须精察乎阴阳，动极者镇之以静，阴亢者胜之以阳。病治脉药，须识动中有静；声色气味，当知柔里藏刚[(2)]。知刚柔动静之精微，而医中运用之玄妙，思过其半矣。

［注释］ 本段以《周易》云动静，论比人体之阴阳动静和施治药物之动静补泻之理。

（1）静者动之基，动者静之机：基，《杨子方言》：“据，在下物之依据也。”机，《说文》：“主发谓之机。”是谓静（阴）是动（阳）的基础，动是静表现。

（2）声色气味，当知柔里藏刚：声色，言诊法之声音高低宏弱，面色之明晦赤白等；气味，言药物之四气五味。柔刚是阴阳之意，“柔里藏刚”，指阴中有阳之义。

［语译］ 以《周易》之动静言事物与人体等之动静情况。则阳主动，阴主静。天圆主动，地方主静；静是动的基础，动是静的表现。阴阳刚柔之变化，亦是《易》的动静的表现。阳升阴降，是气的动静变化；形气或增或减，是物体之动静变化；昼起夜眠，是人之动静变化。想详细了解动静变化，就要仔细地观察阴阳变化。事物动极，就会转化为静，阴静过极，亦会转化成阳动。治病诊脉用药，亦同此理，须要认识动中有静，静中有动。人病之声色，药之气味，要知道其阴阳变化诸种情况，只有知道阴阳刚柔变化之精奥在医学中的诸种表现，那么对医学也就掌握了一半了。

［原文］ 以升降言之，则阳主乎升，阴主乎降；升者

阳之生，降者阴之死[1]。故日在于子，夜半方升，升则向生，海宇俱清[2]；日在于午，午后为降，降则向死，万物皆鬼[3]。死生之机，升降而已。欲知升降之要，则宜降不宜升者，须防剥之再进[4]；宜升不宜降者，当培复之始生[5]。畏剥所从衰，须从观始[6]；求复之渐进，宜向临行[7]。此中有个肯綮，最在形情气味。欲明消长之道，求诸此而得之矣。

［**注释**］本段以《周易》之阴阳升降论自然界事物及人体升降顺逆消长之理。

（1）升者阳之生，降者阴之死：升降即阴阳，阳升阴降。阳者上升，主生长；降者下降，主沉藏。阳动阴静，动者主活，静者主死。故曰："升者阳之生，降者阴之死。"

（2）日在于子，夜半方生，升则向生，海宇俱清：子为子时。夜间23时至凌晨1时。夜半方升，指半夜子时阳气始升生。海宇，犹言海内、宇内之义。陈基《八月十三夜泛姚城江》诗云："一波不起鱼龙静，百谷初登海宇清。"清与静对，指夜半清静也。

（3）日在于午，午后为降，降则向死，万物皆鬼：午，指午时，在昼指11时至13时。上午主升，下午主降，是谓下午阳气下降，阴气上升，阴气主死。故曰："万物皆鬼。"《说文》："人所归为鬼，从人象鬼头，鬼阴气贼害从厶（sì）。"引申之则为死。

（4）须防剥之再进：剥，指剥卦（䷖），为异卦相叠，上艮下坤。艮为山，坤为地，高山屹立于地上，风雨侵蚀，山石剥落，（剥，《广韵》："落也，割也，伤害也。"）故名曰剥。是喻宜降不宜升者，要预防下降之势的发展，以杜剥落之事再进。

(5) 当培复之始生：复，指复卦（䷗），为异卦相叠，上坤下震。外阴内阳，循环往复无穷也，以之喻宜升不宜降者，若培育复卦而阳气升生也。

(6) 须从观始：观，指观卦（䷓），为异卦相叠，上巽下坤，风行大地，吹拂万物，若君王巡视邦国，观察民情，施行德政，故名曰观。观者，视也。是谓担心下降之势进展，就应详察事态，不失毫厘，谨慎应对。

(7) 宜向临行：临，指临卦（䷒），为异卦相叠，上坤下兑，堤岸高出大泽，大泽容于大地。是谓宜升不宜降者，要若临卦以容蓄充养，使阳气升生。

(8) 肯綮：《释文》："肯，著骨肉。"司马云："綮，犹结处也。"是谓肯綮本意为筋骨结合之关节处。引申之为关键、重要之处。

(9) 形情气味：形情，指事物及人体之形态状况。气味，指治病的药味气味阴阳补泻。

[语译] 以《周易》之阴阳升降之理言诸事物及人体，阳气主升，阴气主降。升即阳气之生，降即阴气之死。以一日而言，日之子时，为半夜之时，阳气始生，四海之内清静；日之午时，为日正午，午后阳气始降，阴气始生，阴降主死，则万物肃杀凋亡。因此生死之机要，升降而已。想知道升降之机要，对于宜降不宜升的，须要防范若剥卦那样地渐进；对于宜升不宜降的，应当像复卦那样地培育阳气之升生。担心降之太快，就要像观卦那样地仔细观察，不失毫厘，谨慎应对；要想使阳气升生，就应像临卦那样地容蓄充养。这其中之关键，就是重在观察诸事物及人体情况，了解所需药物之气味阴阳补泻功能。要想懂得此阴阳消

长的道理，就在《周易》升降之论中。

［原文］以神机言之，则存乎中者神也，发而中者机也[(1)]；寂然不动者神也，感而遂通者机也[(2)]；蕴之一心者神也，散之万殊者机也[(3)]。知乎此，则财原其始，直要其终，我之神也；挥邪如匠石之斤，忌器若郢人之鼻，我之机也[(4)]。见可而进，知难而退，我之神也；疾徐如轮扁之手[(5)]，轻重若庖丁之刀[(6)]，我之机也。神之与机，互相倚伏。故神有所主，机有所从；神有所决，机有所断；神为机之主，机为神之使。知神知机，执而运之，是即医之神也矣。

［注释］本段以《周易》神机之变化，喻比匠技之人与医者神机变化。

(1) 存乎中者神也，发而中者机也：神明藏于（心）内，故曰："存乎中。"神发出而中的者，是机也。前者中音"zhōng"，后者中音"zhòng"。机，即灵巧、智慧、聪明之表现。《列子·仲尼》："大夫不闻，齐鲁之多机乎？"

(2) 寂然不动者，神也，感而遂通者，机也：寂然，指心神安静样子，是谓心神安静是神明的表现，接触事物而有感应，就能通晓之是智慧的表现。

(3) 蕴之一心者神也，散之万殊者机也：蕴，藏也，聚也。散，发也。心藏神，发出各种表现是智慧的结果。

(4) 挥邪如匠石之斤，忌器若郢人之鼻，我之机也：《世说新语·伤逝》云："支道林（支遁）丧法虔（祝法虔）之后……常谓人曰：'昔匠石废斤于郢人，牙生辍弦于钟子。'"是又原于《庄子·徐无鬼》曰："郢人垩漫其鼻端，若蝇翼，使匠石斫之。

匠石运斤如风，听而斫之，尽垩而鼻不伤，郢人立不失容。”（垩，白粉；漫，涂也）挥邪，指挥动之义，邪为助词；斤，斧也。忌器，担心器具（伤人）。此句意指匠人挥斧技之神，巧取郢人之垩。

（5）轮扁之手：轮扁，《庄子·天道》：“桓公读书于堂上，轮扁斫轮于堂下。”其为春秋时齐国有名之造车工人，名扁，后以之喻为技能高手。

（6）庖丁之刀：庖丁，《庄子·养生主》：“庖丁为文惠君解牛。”指掌厨丁役之人为庖丁。喻之为用刀技熟练。

［语译］ 以《周易》神机变化而言，人的神明藏于体内，而其聪明智慧则表现于外。神明静而不动，只有接触了事物才表现出通晓之能。蕴藏于心中之神明，能发出各种不同的表现。知道此理，能从始至终掌握着事物，这是神的作用。办理诸事若匠技者挥斧稳而准、快，如去郢人之鼻垩，这是灵巧机敏的表现。知可以作而作，知不能办而不办，决定在于人的神明；动作的快慢熟练，像技师之轮扁庖丁那样，是人的智慧、灵巧之能。神与机二者，是相互依存的。神为机之主，机为神之从；神明之决意，而机敏来做定。知道神机这种关系，而去运用它，犹如医之用神而已。

［原文］ 以屈伸言之[(1)]，如寒往则暑来，昼往则夜来，壮往则衰来，正往则邪来。故难易相成[(2)]，是非相倾，刚柔相制，冰炭相刑[(3)]。知乎此，则微者甚之基，盛者衰之渐；大由小而成，远由近而遍[(4)]。故安不可以忘危，治不可以忘乱；积羽可以沉舟[(5)]，群轻可以折轴[(6)]。是小事不可轻，小人不可慢[(7)]，而调和相济[(8)]，以一成功

之道，存乎其中矣。

［注释］本段以《周易》屈伸变化论事物之盛衰、大小、成败等之理。

（1）以屈伸言之：《易·系辞下》云："寒往则暑来，暑往则寒来，寒暑相推而岁成焉。往者屈也，来着信也，屈信相感而利生焉。尺蠖之屈，以求信也；龙蛇之蛰，以存身也。"蠖，《说文》："尺蠖，伸屈虫也。"《尔雅·释虫》："蠖，尺蠖。"《埤雅》："今人布指，求尺一缩一伸，如蠖之步，谓之尺蠖，其放是乎？尺蠖似蚕食叶，老亦吐丝作室。"又桑上虫也，《韩愈诗》："桑蠖见虚指。"信，伸也。

（2）难易相成：难易为对偶词，是谓困难与容易相辅相成。

（3）冰炭相刑：冰炭，对偶词组，犹水火也。刑，《说文》："刭（jǐng），从刀开声。"即杀也。

（4）远由近而遍：遍，普遍、周全之意，引申为达到之意。

（5）积羽可以沉舟：积，聚、蓄之意；羽，羽毛，引申为轻物也；舟，船也。是谓积聚羽毛亦能使船沉没。

（6）群轻可以折轴：群，众、多之意；折，断也；轴，车之轴也，为车之中心枢纽。是谓轻物聚多亦能使载物之车轴折断。

（7）慢：此为怠慢、轻视之意。

（8）调和相济：调和，和谐、融洽之意。《新书·六术》："是故五声宫商角徵羽，唱和相应而调和。"济，救助、接济之意，《晋书·何攀传》："惟以周穷济乏为事。"是指和谐相助。

［语译］以《周易》屈伸之理而言，犹冬寒去而夏暑来，白昼去而黑夜来，强壮去而衰弱现，正气退而邪气来。因而困难与容易相辅相成，是与非互相对立，刚与柔互相制约，寒冰与火炭

互相克杀。知道此理，即明白小害是大害之基础，强盛之极是衰败之开始，大（多）由小（少）而积成，远由近而至的道理。所以平安时不能忘掉危险（居安思危），太平时不可忘却生乱，载轻物之多不仅可以沉船，亦能使车断轴。因此，小事不可轻忽，小人物不可怠慢，事无大小，人无尊卑，都要和谐相助，才是唯一的成功之路。如此之理，《周易》亦含有了。

［**原文**］以变化言之，则物生谓之化，物极谓之变(1)；阴可变为阳，阳可变为阴。只此一二，交感生成，气有不齐，物当其会，而变化之由，所从出矣。故阳始则温，阳极则热；阴始则凉，阴极则寒。温则生物，热则长物，凉则收物，寒则杀物，而变化之盛，于斯著矣。至若夷(2)父羌(2)母，蛮(2)男苗(2)女，子之肖形(3)，虬髯短股(4)；杏之接桃，梨之接李，实必异常，多甘少苦。迨夫以阴孕阳(5)，以柔孕刚，以小孕大，以圆孕方，以水孕火，以紫孕黄，以曲孕直，以短孕长。知乎此，则可以和甘苦，可以平羶香，可以分经纬，可以调宫商，可以为蛇蝎，可以为鸾凰(6)，可以为尧桀(7)，可以为彭殇(8)，庶胸次化同大象(9)，而应用可以无方矣(10)。

［**注释**］本段以《周易》变化之理论诸事物（包括人）由渐化至变的道理，即事物由量变到质变，并蕴藏着教人由恶变善之道理。

(1) 物生谓之化，物极谓之变：此语出《内经》，《素问·天元纪大论》云："故物生谓之化，物极谓之变。"《素问·六微旨大论》又云："夫物之生，从乎化；物之极，由乎变。变化之相搏，成败之所由也。成败倚伏生乎动，动而不已，则变作矣。”事物之生，是初起的化生阶段，属量化过程，由小渐大，由弱到强。产生一种新事物，即物极转变成另一个新事物为质变的阶段，属质变过程。极，尽也，是变的条件。

（2）夷；羌；蛮；苗：夷，古指东夷，即东方各民族之泛称，后又泛指四方之少数民族。羌，古指西羌，即居住我国西北的少数民族羌族。蛮，指我国古代南方各民族之称，即南蛮，后又泛指四方之少数民族。苗，即指少数民族苗族，古又称“三苗”。

（3）肖形：肖，象也，即类似、相似、相象之意。《淮南子》：“肖形而蕃。”

（4）虬髯短股：虬髯，指蜷曲之胡须，以两颊之须为主。短股，股，大腿也，此泛指腿也，是谓短腿。

（5）孕：妊子也，引申为寓藏、养育之意。

（6）鸾凰：鸾，为传说中凤凰一类之鸟。《广雅·鸟》：“鸾鸟……凤凰之属也。”《山海经·西山经》：“鸾，西南三百里日女床之山……有鸟焉，其状如翟而五采文，名曰鸾鸟，则见天下安宁。”（翟，《说文》：“山雉尾长者。”即野鸡也。）凰，指凤凰鸟。鸾凰，后世以之喻贤才和夫妇。

（7）尧桀：尧，指唐尧，传说中父系氏族社会后期部落联盟首领。陶唐氏，名放勋，史称唐尧，为高德明君之象征。桀，指夏桀，传说中夏代国王，名履癸，为残暴荒淫之君的象征。

（8）彭殇：彭，指彭祖，传说中其寿达八百岁，姓钱（jiān）名铿，颛顼玄孙，生于夏代，至殷末时已七百六十七岁（一说为八百岁）。故古时以其为长寿象征。《楚辞·天问》：“彭铿酌雉弟何飨，受寿永多夫何长？”殇，指未成年而死。《庄子·齐物论》：“莫寿于殇子，而彭祖为天。”故彭殇，引申为寿夭，即寿命之长短。

(9) 大象：此为道家之语，指无形无象之道。《老子》："执大象，天下往。"又谓："大象无形。"（王弼注曰："大象，天象之母也。"）

(10) 无方：方，指方向。无方，为无有方向，引申为无所不到之意。

[语译] 以《周易》变化之理而言，凡物之初生称为化生，凡物由生至盛壮将发生变异，即阴极而变成阳，阳极而变成阴。这样由一而二的变化，是阴阳交感而成。虽气有阴阳不同，但阴阳之气至极则相会，而发生转变，由阴而阳，由阳而阴。所以阳生之始则为温，阳气盛则变热；阴气之始则为凉，阴气盛则变寒。温暖之春万物始生，夏暑之时则万物长盛，秋凉之时万物熟而收，冬寒之时万物凋亡而收藏。这种温热凉寒重大的变化，是万物生长收藏之显象。至于像夷父羌母，蛮男苗女之婚育，其子女形象，虬髯短腿；杏子嫁接成桃子，梨嫁接成李子，果实必有不同，而多甜少苦。再若阴中寓阳，柔中寓刚，以小寓大，以圆寓方，以水寓火，以紫寓黄，以曲寓直，以短寓长等等。知道《周易》变化之理，悉可以调和甘苦，可以去羶腥而得香，可以分出东西南北，可以调出音调高低，可以成为毒虫之蛇蝎，可以成为吉祥神鸟之鸾凤，可以使人成善恶，可以使人成寿夭。如此胸中明暗清浊无所不含，无所不晓，而应对诸事物则无所不周到。

[原文] 以常变言之[1]，则常易不易[2]，太极之理也；变易常易，造化之动也。常易不变，而能应变；变易不常，靡不体常。是常者易之体，变者易之用；古今不易

易之体，随时变易易之；人心未动常之体，物欲一生变之用。由是以推，则属阴属阳者，禀受之常也；或寒或热者，病生之变也。素大素小者，脉赋之常也；忽浮忽沉者，脉应之变也。恒劳恒逸者，居处之常也；乍荣乍辱者，盛衰之变也。瘦肥无改者，体貌之常也；声色顿异者，形容之变也。常者易以知，变者应难识。故以寒治热得其常，热因热用为何物？痛随利减得其常，塞因塞用为何物？检方疗病得其常，圆底方盖为何物？见病治病得其常，不治之治为何物？是以圣人仰观俯察，远求近取，体其常也；进德修业，因事制宜，通其变也。故曰不通变，不足以知常；不知常，不足以通变。知常变之道者，庶免乎依样画瓠卢(3)，而可与语医中之权矣。

[注释] 本段以《周易》常变之理论世间诸事物（包括医学）知常达变之理。

(1) 常变言之：常，指正常、常规、平常之义；变，指变化、异常之义。

(2) 常易不易：易，变化之义；常易，指正常（常规）变化；不易，不变化。

(3) 瓠卢：瓠（音 hù，又 hú），指瓠瓜，又名葫芦。

[语译] 以《周易》常与变之理而言，常规（正常）变化谓之不变，这是太极阴阳动静之法则。常易不变，而能应万变；异常之变化没有不体现于正常之中的。正常的是异常变化之载体，异常变化是载体之用。古往今来事物不变（相对的，指常易）是变化之载体，它是随时间变化而变化。人心思虑不动是正常（变

化）之载体，思虑（物欲）一起便生变动而为用。由此类推之，那么人体属阴属阳之形质，是禀受先天父母的结果，但后天出现怕冷发热之证候是生病的变化。平常人体脉搏大小，是禀赋先天父母的结果，但忽然出现浮脉或沉脉，是生病而致脉搏的变化。经常劳动和不劳动的人，是其居处习惯所造成的；突然出现荣辱之事，是人气盛衰变化造成的。人之胖瘦体质，是形体自然常态；而突然声音面色改变，是形体的异常变化。正常情况容易知道，异常变化则难认识。所以用寒（药）治热证为常规治法，热证用热药治是为什么呢？腹痛随着下利（腹泻）而减轻是正常表现，腹胀用补药治是为什么呢？选择方药治病是正常的，但病在下而治之上是为什么呢？见病治病取得疗效是正常的，但不施方药而病愈是为什么呢？是以圣人仰观天俯察地，求远取近，是正常之体用；施德政建伟业，因事制宜，是通常达变。据此，可以说：不通晓变化，不足以知道常规；不知道常规，不足以通晓变化。知道通常达变的道理，恐多能免除依样画葫芦之毛病，此与医学中权变之理是一致的。

［原文］以鬼神言之，则阳之灵曰神，神者伸也；阴之灵曰鬼，鬼者归也。鬼神往来，都只是气。故曰鬼神者，二气之良能也[(1)]。阳为天地之神，阴为天地之鬼，春夏为岁候之神，秋冬为岁候之鬼；昼午为时日之神，暮夜为时日之鬼。推之于人，则仁义礼智，君子之神[(2)]；奸盗诈伪，小人之鬼[(2)]。乐天知命[(3)]，道德之神；阿谀谄容，势利之鬼[(4)]。推之于医，则神圣工巧[(5)]，得其神也；凡庸浅陋[(6)]，类乎鬼也。精进日新，志惟神也；苟且殃人[(7)]，心犹鬼也。察之形声，则坚凝深邃，形之神

也；轻薄娇柔，形之鬼也。长洪圆亮，声之神也；短促轻微，声之鬼也。诊之脉色，则绵长和缓，脉之神也；细急休囚[8]，脉之鬼也。清苍明净，色之神也；浅嫩灰颓[9]，色之鬼也。是皆鬼神之征兆[10]也。至若鬼神之原，尚有所谓。夫天地之鬼神，既不能出天地之外；而人物之鬼神，又安能外乎人心？是以在天地则有天地之鬼神，在人物则有人物之鬼神。善恶出之吾衷，良心自然难泯；强弱皆由阳气，神鬼判乎其中。以故多阳多善者，神强而鬼灭；多阴多恶者，气戾而鬼生。然则神鬼从心，皆由我造；灵通变幻，匪在他求。知乎此，而吉凶祸福之机，求诸心而尽之矣。

［注释］ 本段以《周易》阴阳之理喻之鬼神，而论诸事物及人与医事之阴阳鬼神，从中又教人注意修身从正。

（1）二气之良能也：二气，指阴阳二气。良能，谓好的作用、表现，或谓正常的作用表现。

（2）君子之神；小人之鬼：君子，古代对贵族和有德者之尊称。《书·无逸》曰：“君子所其无逸。”孔颖达引郑玄注曰：“君子，止谓在长官者。”《国语·鲁语》曰：“君子务治，小人务力。”则君子又指统治阶级，小人指被统治之劳动人民。春秋末年以后，则引申为有德者为君子，无德者为小人。《礼记·曲礼》曰：“博闻强识而让，敦善行而不怠，谓之君子。”《论语·颜渊》曰：“君子成人之美，不成人之恶，小人反是。”另外小人亦是自谦之词。

（3）乐天知命：又为乐知天命，指安分守己，照章办事之意。

（4）势力之鬼：势，指权势；利，指财利。《史记·魏其武安列侯传》："天下吏士趋势利者，皆去魏其归武安。"《汉书·张耳陈余传赞》："势力之交，古人羞之。"后世指凭借地位高低（权利大小）和财产多少分别待人之恶劣作风，故喻之为鬼。

（5）神圣工巧：古人对医技高超者不同称呼，有神医、圣手、上工、良工、巧手之谓。

（6）凡庸浅陋：世人对医技一般或较差者的不同称呼，亦为自谦之词。凡，指平凡、一般；庸，指平庸、普通；浅，指粗浅、识浅；陋，指粗浅、简单、不全面。

（7）苟且殃人：苟且，只图眼前，得过且过之义，引申为马虎、草率、混世。《洛阳石园记》（张琰）曰："观文淑之记，可以致近世之盛，又可以信文淑之言为不苟且。"殃，灾也，害也。

（8）休囚：休，《诗·大雅》："民亦劳止，汔可小休。"《礼记·月令》："霜始降，则百工休。"意指休息、休假之义，引申为停止、罢休。此处指脉搏停顿，所谓结代之类脉。囚，拘禁也，引申为拘束，此处喻指脉搏之短涩象也。

（9）颓：衰败之义，如李白《古风诗》："晋风日已颓。"此处指人面色无光衰败无神之貌。

（10）征兆：犹征候，指发生事情之迹象。

［语译］ 以《周易》阴阳之理喻之鬼神而言，阳气之灵光称之为神，神就是伸越在外的表现；阴气之灵光称之为鬼，鬼就是归缩在内的表现。鬼神往来都是气的活动。所以说鬼神者，是阴阳二气的正常作用。阳气为天地之神，阴气为天地之鬼。春夏为阳气主时，故称为岁候之神，秋冬为阴气主时，故称为岁候之鬼。昼日为阳，称为时日之神；夜晚为阴，称为时日之鬼。将此类比于人，行仁义理智之德，称为君子之神；行奸盗诈伪之事，称为小人之鬼。乐知天命，照章办事，为道德之神；阿谀拍马，谄笑逢迎，为势力之鬼。类比于医者，神医圣手良工巧手，是医

中之神；平庸识浅技粗者，为医中之鬼。认真精研，日有长进，是志高有神者；得过且过，马马虎虎者则贻害于人，其人若鬼。观察身形，强壮坚毅，目光炯炯，为有神之形；身体单薄瘦弱，面色㿠白，为有鬼之形。声音高亢洪亮，为声之有神；声音低微，断续不接，为声之有鬼。诊察脉象，长而和缓，为脉之有神；细数短涩，时或停顿，为脉之有鬼。望其面色，清静苍润光亮，为色之有神；淡嫩晦暗衰败，为色之有鬼。上述悉属于阴阳鬼神之外在表现。至若鬼神之根原，还有所言。天地之鬼神，既然离不开天地，那么人之鬼神，又岂能出于人心之外呢？在天地有天地之鬼神，在人则有人之鬼神。善恶之事出现自己内心，良心自然难以埋没。强弱是阳气决定的，神鬼之事判定亦在其中。因此阳气多善事多者，神气强盛而鬼气灭；阴气多恶事多者，戾气生而有鬼。然而神鬼从自己心生，其灵通变化不在别人。知道这个道理，而吉凶祸福之机理，求之于心就成了。

［原文］ 以死生言之，则人受天地之气以生，聚则为生，散则为死。故气之为物，聚而有形；物之为气，散归无象。丹经云：分阴未尽则不仙，分阳未尽则不死。故原始而来属乎阳，是生必生于复[(1)]，阳生而至乾；反终而归属乎阴，是死必死于坤，阴尽而归土[(2)]。得其阳者生，故阳无十[(3)]，阳无终也；得其阴者死，故阴无一[(3)]，阴无始也。是以阳候多语，阴证无声；无声者死，多语者生。魂强者多寤，魄强者多眠；多眠者少吉，多寤者易安。故善操斯柄者，欲拯其死，勿害其生；将逐其寇，勿伤其君。阴阳聚散即其理，剥复消长是其机[(4)]，

而死生之道，尽乎其中矣。

［注释］本段以《周易》阴阳之理论死生之事，阳生则阴死，含于《易》理中。

（1）是生必生于复：复，指复卦（☷☳），阴中一阳生也（可见六十四卦图）。

（2）是死必死于坤，阴尽而归土：坤，指坤卦（☷☷），纯阴之卦也。坤地主土，故曰："阴尽而归土。"

（3）故阳无十；故阴无一：按《河图》之义，天一为阳，故阴无一；地二为阴，地主土，虽土居中央，但地十成之，故阳无十。

（4）剥复消长是其机：剥，指剥卦（☶☷），阴盛阳消之义；复，指复卦（☷☳），阴中一阳生之义。本句是谓阴阳消长是关键。

［语译］以《周易》阴阳之理言人死生之事，人生于天地之间，赖天地之气以生存，阴阳之气聚而成形并生长发育，阴阳之气消散则形毁而死亡。所以说，阴阳之气为物，必相聚而成形体，形体之气若消散，则便归于无形。《丹经》说："阴气未消尽则不能成仙人，阳气未散尽则人不死。"因此事物之原来始自阳气，即生之来起于复卦之少阳，阳渐生而至盛若乾卦，反之消亡则属于阴气，其死亡必至阴盛若坤卦而归于土。得天道之阳气则生，故天数为一则非十，阳不能终灭；得地道之阴气则死，故地数为偶而非一，又谓阴无始也。阳主动，则阳证多语，阴主静，而阴证则默而无言。无语则阴盛主死，多语则阳盛主生。魂阳魄阴，肝为少阳之脏主魂，肺为太阴之脏主魄，故魂强为阳盛而多寤少寐，魄强为阴盛而多眠少寤。多眠阴气盛而病重，多寤阳气

盛而病转安。因此善于掌握是理者，就能拯救危亡，而济助生命，犹若将士驱寇杀敌，而匡扶君王，阴阳聚散死生之理，全在剥卦复卦之机理中了。

［**原文**］以疾病言之，则泰为上下之交通(1)，否是乾坤之隔绝(2)。既济为心肾相谐(3)，未济为阴阳各别(4)。大过小过(5)，入则阴寒渐深，而出为癥痞之象(6)；中孚颐卦(7)，中如土脏不足，而颐为臌胀之形(8)。剥复如隔阳脱阳(9)，夬姤如隔阴脱阴(10)。观是阳衰之渐(11)，遁藏阴长之因(12)。姑象其槩，无能赘陈。又若离火临乾，非头即藏(13)；若逢兑卦，口肺相连(14)。交坎互相利害(15)，入东木火防炎(16)。坤艮虽然喜暖(17)，太过亦恐枯干。坎为木母，震巽相便(18)；若逢土位，反克最嫌。金水本为同气(19)，失常燥湿相干。坤艮居中，怕逢东旺(20)；若当乾兑，稍见安然(21)。此虽以卦象而测病情，以坎离而分水火；惟是坎本属水而阳居乎中，离本属火而阴藏乎内。故北方水地，一反存焉(22)；南是火乡，二偏居上(23)；东方阳木，八在其中；西是阴金，九当其位(24)。可见离阳属火，半为假热难猜；坎水是阴，岂尽真寒易识？云从龙，风从虎，消长之机；水流湿，火就燥，死生之窍。倘知逆顺堪忧，须识假真颠倒。是以事变之多，譬诸人面，面人人殊，而天下之面皆相殊，古今之面无不殊。人面之殊，即如人心之殊，人心之殊，所以人病亦皆殊，此疾患之生，有不可以数计。今姑举其大纲，而书不尽言，言不尽意，神而明之，存乎人耳。

[注释] 本段以《周易》卦理论人疾病阴阳盛衰之种种，义在言《易》医相通。

(1) 泰为上下之交通：泰，指泰卦（䷊），为异卦相叠，上坤下乾。坤者，主地属阴；乾者，主天属阳。阴气下降，阳气上升，阴阳交感，万物化生，故名曰泰。泰者，通也。《易·系辞》："天地交泰。"

(2) 否是乾坤之隔绝：否，（音 pǐ），指否卦（䷋），为异卦相叠，上乾下坤，与泰卦结构相反。此阳气上升，阴气下降，互不相交，悖而行之，故天地闭塞，万物隔绝，而名曰否。否，《玉篇》："闭不行也。"《行韵》："塞也。"

(3) 既济为心肾相谐：既济，指既济卦（䷾），为异卦相叠，上坎下离。坎者，主水属阴；离者，主火属阳。水在上，火在下，火性上炎，水性下流，水能救火，阴阳既济，故名曰既济。既，《玉篇》："已也"；《博雅》："尽也"。济，《尔雅·释言》："成也"；又助也；《易·谦卦》："天道下济而光明"。合之为言事已成功之义。以之喻心肾水火二脏交媾而和谐也。

(4) 未济为阴阳各别：未济，指未济卦（䷿），为异卦相叠，上离下坎，与既济卦结构相反。离为火在上，阳气上升；坎为水在下，阴气下降，水火不交而相悖分别也，故名曰未济。

(5) 大过小过：指大过、小过二卦。大过卦（䷛），为异卦相叠，上兑下巽。兑为泽，巽为风木，泽水淹没木舟之象。兑巽相合，中为四阳爻，初上为阴爻，阳盛于中，阴柔于首尾，阳盛阴弱，有折毁之兆。《卦》曰："栋桡。"（栋，《说文》："极也。"指房屋之脊木。桡，《说文》："曲木。"引申为摧折。）即指屋中栋梁有折毁之险，故卦名曰大过。过，指过失。小过卦（䷽）为异卦相叠，上震下艮。震为雷，艮为山，人过山顶，天山雷鸣，危险垂临，不可不惧，故卦名曰小过，指有小过失之义，无大碍。

（6）入则阴寒渐深，而出为癥痞之象：是以大小二过之卦，喻之疾病。小过卦初六、六二、六五、上六为四阴爻，九三、九四为阳爻，属阴盛阳衰卦，故喻之曰：阴寒渐深（上下为阴所困）。大过卦，阴弱阳盛，喻之邪盛于中，若癥痞阻塞，危及生命，犹栋折之象。

（7）中孚颐卦：指中孚卦和颐卦。中孚卦（䷼），为异卦相叠，上巽下兑。巽为风，兑为泽，风在泽上，风起波涛，若君临天下，施德教于民，故卦名曰中孚。《杂卦》曰："中孚，信也。"（孚，《说文》："孵也，一曰信也。"徐锴注曰："鸟之乳卵，皆如其期，不失信也。"）颐卦（䷚），为异卦相叠，上艮下震。艮为山，震为雷，雷出山中，其时逢春，万物升生。喻之依时养民育贤，修德养身，故卦名曰颐。颐，《尔雅·释诂》："养也。"《彖》曰："天地养万物，圣人养贤以及万民，颐之时大矣哉！"

（8）中如土脏不足，而颐为膨胀之形：中孚卦，六三、六四为二阴爻，内阴柔；外初九、九二、九五、上九四阳爻，为阳刚。以其喻中土脾脏（阴）不足。颐卦，外初九、上九为二阳爻，内六二、六三、六四、六五为四阴爻，卦为阴盛于内，故喻人腹中胀满而膨膨之形也。

（9）剥复如隔阳脱阳：剥复指剥卦和复卦。剥卦（䷖）为异卦相叠，上艮下坤，艮为山，坤为地，高山屹立在大地上，风雨侵蚀，山石剥落，故名曰剥。复卦（䷗）为异卦相叠，上坤下震，坤地为阴，震为雷，属阳主动，阴中有阳，往复无穷，故名曰复。剥复二卦，悉为阴盛阳弱，但有初九、上九之别，故有隔阳（初九）、脱阳（上九）之说。

(10) 夬姤如隔阴脱阴：夬姤，指夬卦和姤卦。夬（guài）卦（䷪），为异卦相叠，上兑下乾。兑为泽，乾为天，为洪水上涨于天之象，洪水滔天，必有决堤之险，故卦名曰夬。夬，《说文》："分决也"；《彖》："夬，决也"。姤卦（䷫），为异卦相叠，上乾下巽，乾天巽风，天下有风，吹拂万物，阴阳相交，万物盛壮，故卦名曰姤。夬卦初九、九二、九三、九四、九五为五阳爻，上六为阴爻，属阳盛阴弱之卦。姤卦九二、九三、九四、九五、上九为五阳爻，初六为阴爻，亦属阳盛阴弱之卦，但有初六、上六之别，故有隔阴（上六）脱阴（初六）之说。

(11) 观是阳衰之渐：观，指观卦（䷓），为异卦相叠，上巽下坤；巽为风，坤为地，风行大地，吹拂万物，喻君王巡视天下，察民情，施德政，故卦名曰观。观，《说文》："谛视也。"观卦初六、六二、六三、六四为四阴爻，九五、上九为二阳爻，阴气长于下，阳气消于上，故谓"观是阳衰之渐"。

(12) 遁藏阴长之因：遁，指遁卦（䷠），为异卦相叠，上乾下艮，乾为天，艮为山，天下有山，天高山远，喻之贤人君子，脱离桎梏，避免灾祸，而退隐山林之象，故卦名曰遁。遁，《说文》："逃也。"此卦九三、九四、九五、上九为四阳爻，初六、六二为二阴爻，有阴生于内之机。故曰："遁藏阴长之因。"

(13) 离火临乾，非头即藏：临，有二解，一为居高临下，一为相遇。离卦主火与乾卦相遇（加），为大有卦（䷍），上离下乾，为火烛高举，明镜高悬，洞察奸佞，政清国盛，故名曰大有，丰年之兆也。头为阳居上，藏，指五脏，藏精气。故大有卦，喻人之头和五脏也。

(14) 若逢兑卦，口肺相连：逢，遇也。离卦与兑卦相加，即指睽卦（䷥），上离下兑，为上火下泽，水火相克，循环无穷，故名曰睽。《序卦》：“乖也。”指互相矛盾互克之义。脾主口，肺主鼻，口肺相连，指风马牛不相及之意。

(15) 交坎互相利害：离卦与坎卦相加，为未济卦（䷿），为水火阴阳不交而分别则为害，若二者相加，成既济卦，则水火阴阳相交而为利。

(16) 入东木火防炎：五行五方；东方为木，南方为火。文王八卦：离火为南，震（巽）为木主东（东南）。离卦与震卦相加为噬嗑卦（䷔）。上离下震，异卦相叠，火雷相遇，阴阳相济，刚柔相交，刚齿柔舌相配，故卦名曰噬嗑。若离卦与巽卦相加为鼎卦（䷱）。上离下巽，异卦相叠，木燃烧，火焰腾，若鼎沸象，化生为熟，故卦名曰鼎。木火同气，主生升，故曰：“入东木火防炎。”

(17) 坤艮虽然喜暖：坤为纯阴主地，艮为阴中之阳主山。二者悉为阴中之太阴（伏羲八卦），故曰：“坤艮虽然喜暖。”

(18) 坎为木母，震巽相便：《易·说卦》云：“万物出乎震，震，东方也。齐乎巽，巽东南也。……离也者，明也，万物皆相见，南方之卦也……坤也者，地也，万物皆致养焉，故曰：致役乎坤。兑，正秋也，万物之所说也……乾，西北之卦也，言阴阳相薄也。坎者，水也，正北方之卦也……艮，东北之卦也，万物之所成，终而所成始也。”坎为北方，主水，震巽为东和东南方，主木，故曰：坎为木母，震巽相便。便，《集韵》：“顺也。”引申，随也。

(19) 金水本为同气：金西方主秋令之气，水北方主冬时之气。金水母子之行，同属阴类，故曰：金水本为同气。

(20) 坤艮居中，怕逢东旺：《河图》谓：“五十居中。”郑玄《易·系辞上》曰：“天五生土于中，地十成之。”文王八卦，谓坤艮五行皆属土。坤土艮山亦同类之物也，故曰坤艮居中。东方主木，木能克土，东旺，指木盛。故曰："怕逢东旺。"

（21）若当乾兑，稍见安然：当，《辞海》："值也。"引申为遇也。乾兑卦为阳卦，主火，坤艮卦为阴卦，主土，火能生土，故曰：稍见安然。

（22）一反存焉：一为阳数，北方主水，郑玄注《易·系辞上》："天一生水于北。"坎卦主水，中有阳气，故谓，一反存焉。

（23）二偏居上：二为阴数，郑玄注《易·系辞上》谓："地二生火于南。"南方主火为阳，主上，故曰：二偏居上。

（24）东方阳木，八在其中；西方阴金，九当其位：郑玄注《易·系辞上》云：地八成木于东，与天三并（天三生木，地八成之）；天九成金于西，与地四并（地四生金，天九成之），东方阳位属木为三，地阴八数相配，阴阳三八相合；西方阴位属金为四，天阳九数相配，阴阳四九相合。

［语译］用《周易》卦理言及疾病之事，泰卦是上下阴阳相交，否卦是上下阴阳离绝。既济卦是水火交融，心肾相交，未济卦是水火不济，阴阳分离。大过小过二卦，是阴盛阳衰，犹若阴寒渐渐深入（小过卦），而致癥积痞塞病生（大过卦）。中孚卦犹若脾虚不足，颐卦犹若腹胀膨满。剥卦复卦，是阴盛阳虚，犹若病致隔阳（复卦）脱阳（剥卦）；夬卦姤卦是阳盛阴虚，犹若病致隔阴（夬卦）脱阴（姤卦）。观卦主阳气渐衰，遁卦主阴气渐长。暂言卦象主病之大概，不再赘述。再如离卦下临乾卦，成大有卦，犹若人之头与五脏之充实；若与兑卦相叠，而成睽卦，犹如人之口肺相连，而毫无表里关系；若与坎卦相叠，而成未济卦，或既济卦，则互相影响，有利有弊；若离卦与东方震卦相临，木火同气相求，其病有热盛之嫌。坤艮二卦属阴盛之卦，喜阳欲暖，但阳气太过亦能伤阴。坎卦主水居北，为东方木之母，

震巽二卦随其后；若坎卦遇中央（坤艮卦）之土，则有土能克水之患。金水主秋冬凉寒之气，为阴类同气，若失常则金从燥化，寒从湿化。坤艮二卦属土居中，但忌怕遇震卦之木旺；如值乾兑二卦，则火能生土，稍可安然。这些都是以卦象而推测病情，即以坎离卦而定水火。但是其坎中有阳气，离火中寓阴精。因而北方水地有天一之阳气存在；南方火乡有地二之阴精存在；东方阳木之处，有阴八之气在其中；西方阴金，有阳九之气在其中。可见离阳之火热有虚实，假热难以分辨；坎水属阴寒，亦非尽皆为真寒！云从龙化雨，风从虎而动，是为消长变化之理；水流成湿，火助即燥，为生死存亡之法门。若忧虑知道逆顺反常之事，就必须要认识真假错乱之颠倒。所以事物变化之多多，犹如人之面孔，人人各异，天下所有之人面孔皆不同，古今之人亦如此。人面不同，即如人心之不同，人心各异，因而人病也各有不同。人生病之种种，实不可以数计。今暂仅举其大纲，诚是写不尽，说不完呀，彻底明白它，全在于人。

［**原文**］然神莫神于《易》，《易》莫易于医，欲该医《易》，理只阴阳。故天下之万，出于一阖一辟；天下之万数，出于一偶一奇；天下之万理，出于一动一静；天下之万象，出于一方一圆。方圆也，动静也，奇偶也，阖辟也，总不出于一与二也。故曰天地形也，其交也以乾坤；乾坤不用，其交也以坎离；坎离之道，曰阴曰阳而尽之。然合而言之，则阴以阳为主，而天地之大德曰生。夫生也者，阳也，奇也，一也，丹也。《易》有万象，而欲以一字统之者，曰阳而已矣；生死事大，而欲以一字蔽之者，亦曰阳而已矣。虽曰阳为阴偶而乾阳健

运，阴为阳基而坤静常宁；然坤之所以得宁者，何莫非乾阳之所为？故曰如艮其止，止是静，所以止之便是动[(1)]。是以阴性虽狡[(2)]，未尝不听命乎阳，而因其强弱以为进退也。所以元贯四德[(3)]，春贯四时，而天地之道，阳常盈，阴常亏，以为万物生生之本，此先天造化之自然也。惟是阳如君子，阴如小人。君子则正大光明，独立不倚而留之难；小人则乘衅伺隙，无所不为而进之易。安得春光长不去，君子长不死？惜乎哉！

［注释］本段以《易》医同理在阴阳，而阴阳两方面，阳是主要的，起主导作用，示人们要重视阳气。

（1）如艮其止，止是静，所以止之便是动：艮卦（䷳），为同卦相叠，艮为山，二山相合，山重而深，为退隐之地，有静止稳重之象。《彖》曰："艮，止也。"欲达于静则止之，故曰："止之便是动。"是谓阴中有阳，无处不有阳。

（2）狡：《玉篇》："狡，猾也，狯也。"指奸诈之意。

（3）元贯四德：元，《周易·乾》之《彖》曰："大哉乾元。"元，始也，天也。犹言创始之义。四德：《周易·乾》之《文言》曰："君子行此四德者，故曰乾：元、亨、利、贞。"即指四种品德。《文言》中云："元者，善之长也；亨者，嘉之会也；利者，义之和也；贞者，事之干也。"是谓元为众善之首领，亨为众美之集合，利为义理之统一，贞为事业之主干。四德以元为首而连系亨、利、贞也。

［语译］变化莫测谓之神，但神变比不过《周易》之变，《周易》变化之理尤显见于医学。若概括言《易》与医，其理仅为阴阳而已。天下诸物多而若万，不过天地阴阳一开一合而生

之；天下数字之万万，不过一偶一奇而已；天下万般之理，不出于一动一静之范畴；天下众生万物之象，不出于天地方圆之中。方与圆，动与静，奇与偶、开与合，全未出于太极之界。所以说，天地之形，其即《易》卦之乾坤；若不以乾坤言，则合乎坎离之卦，坎离卦理，亦不过阴阳而已。然而阴阳合而论之，则阴阳两个方面，当以阳为主要方面。《易·系辞下》曰："天地之大德曰生。"谓天地有生生万物之能。生万物之能者，在于阳气，阳数为奇，一也，为先天之精气。《周易》有万象之变，而用一字概括之，即阳字而已。生死之事大，若以一字括之，亦即阳字而已。虽然说乾阳为坤阴之伴侣，阳气健运不息，阴为阳之基础主宁静载物，但坤阴所以主宁静，何尝不是乾阳健运之所为？因此说如艮卦之止，止即是静，所以止也是变动的结果。虽然阴有奸猾狡诈之性，亦未尝不听命于阳者，其狡诈是受阳之强弱而显其作用大小的。所以乾阳之元统领元、亨、利、贞四德，春天统领春夏秋冬四季。天地之理，阳气常充盈，阴气常不足，是为天生造化之自然结果。只是阳若君子，阴若小人。君子则行为正大光明，能独当一面而保持难；小人则行为诡诈，乘隙拨弄，无恶不作且随机应变。怎么能春光常在，君子长生呢？珍惜吧！

[**原文**] 阳盛必变，逝者如斯。故日中则昃[1]，月盈则亏，亦象夫阳一而阴二，反觉阴多于阳，所以治世少而乱世多，君子少而小人多，期颐[2]少而夭折多，此后天人欲之日滋也。是以持满捧盈，君子惧之。故圣人作《易》，至于消长之际，淑慝之分[3]，则未尝不致其扶阳抑阴之意，非故恶夫阴也，亦畏其败坏阳德，而戕伐乎乾坤之生意耳。以故一阴之生，譬如一贼，履霜坚冰至，

贵在谨乎微，此诚医学之纲领，生命之枢机也。

[注释] 本段继上论阴阳之事，主张“扶阳抑阴”，强调阳气的重要性。

(1) 日中则昃：昃，音（zè），指日西斜。《易·丰卦》：“日中则昃，月盈则食”，谓日至中则西斜，喻之阳盛极则阴生之。

(2) 期颐：期，音（jī），周期之义，《礼记·丧服小记》：“期而除丧。”颐，养也。《礼记·曲礼》：“百年曰期颐。”后喻指百岁。

(3) 淑慝之分：淑，美好、善良之义；慝（音 tè），《广韵》：“恶也。”此谓善恶之分。

[语译] 阳盛之极则转化成阴，所谓“重阳必阴”，消亡的皆如此。因此日中（后）则西斜，月圆（后）则转亏，似象《易》之阳一阴二一样，反而觉得阴多而阳少，犹若社会上治世办法少，而生乱之事多，正人君子少，而普通之人多，百岁老人少而夭折之死多。这是后来天人共想要解决的事情。故而办事圆满获物极丰，往往令人担忧。古圣作《周易》，论及事物之消长，善恶之分别，而未尝不强调扶阳抑阴问题，不是有意厌恶阴气，而是耽心伤损阳生之德，而影响天地生生之气罢了。因为阴气之增，若贼邪之生，如履霜至冰，要非常地小心谨慎，这确实是医学重要的纲领，是关乎生命之大事。

[原文] 是以《易》之为书，一言一字，皆藏医学之指南；一象一爻，咸寓尊生之心鉴。故圣人立象以尽意，设卦以尽情伪，《系辞》焉以尽言？变而通之以尽利，鼓之舞之以尽神，虽不言医而义尽其中矣。

[注释] 本段为上论述《易》与医在阴阳相通之事的小结，强调《易》含医之理。

[语译] 故而《周易》，一字一句，无不含有医学之理论思想；一象一爻，皆藏有尊重生命之心法。故圣人设诸象以表示《周易》之理，设卦说以表示真假之别；《系辞》怎么能一一说尽呢？变而通用之而尽其所利，努力去作而尽其神妙之力。虽然《周易》未直言医中之事，但含有着其理论指导思想。

[原文] 故天之变化，观《易》可见；人之情状，于象可验；病之阴阳，有法可按。丽于形者(1)，不能无偶；施于色者(2)，不能无辨。是以君子将有为也，察之以理，其应如向(3)，神以知来，知以藏往，参伍以变，错综其数，通其变，极其数，寂然不动，感而遂通天下之故，非天下之至精至神，其孰能与于此？与于此者，大其道以合天地，廓其心以合至真，融其气以生万物，和其神以接兆民(4)。是谓得天地之纲，知阴阳之房，见精神之窟，搜隐秘之藏。然而易天地之易诚难，未敢曰斡旋造化(5)；易身心之易还易，岂不可变理阴阳？故以《易》之变化参乎医，则有象莫非医，医尽回天之造化；以医之运用赞乎《易》，则一身都是《易》，《易》真系我之安危。予故曰《易》具医之理，医得《易》之用。学医不学《易》，必谓医学无难，如斯而已也，抑孰知目视者有所不见，耳听者有所不闻，终不免一曲之陋；知《易》不知医，必谓《易》理深玄，渺茫难用也，又何异畏寒者得裘不衣，畏饥者得羹不食，可惜了错过此生。然则

医不可以无《易》，《易》不可以无医，设能兼而有之，则《易》之变化出乎天，医之运用由乎我。运一寻[(6)]之木，转万斛[(7)]之舟；拨一寸之机，发千钧[(8)]之弩。为虚为实者易之，为寒为热者易之，为刚为柔者易之，为动为静者易之，高下者易其升降，表里者易其浮沉，缓急者易其先后，逆顺者易其假真。知机之道者，机触于目，神应于心，无能见有，实能见虚，前知所向，后知所居。故可以易危为安，易乱为治，易亡为存，易祸为福。致心于玄境，致身于寿域，气数可以挽回，天地可以反复，固无往而非医，亦无往而非《易》，《易》之与医，宁有二哉？

[注释] 本段再进一步从《周易》阴阳变化之理，论《易》与医之密切关系，要医者，医《易》兼备，理无二致。

（1）丽于形者：丽，《玉篇》：“偶也。”引申为附着、相并之义，如《易·离卦》云：“日月丽乎天，百谷草木丽乎土。”本句是谓附着在形体的。

（2）施于色者：施，《增韵》：“用也，加也。”《广韵》：“惠也，与也。”是谓反应于面色上的。

（3）其应如向：向，方向、趋向之义。是谓有其相应的方向。

（4）兆民：众民之意。兆，指数字言，旧以万万为亿，万亿为兆，如《尚书·五子之歌》：“予临兆民，懔乎若朽索之驭六马。”

（5）斡旋造化：斡旋，即扭转、挽回之意；造化，即创造化育，如《淮南子·精神训》：“伟哉！造化者其以我为此拘拘邪！”是谓扭转天地自然界之意。

（6）寻:《周礼·地官》媒氏注“八尺曰寻”，为量词。

（7）斛：《说文》：“十斗也。”《仪礼·聘礼》：“十斗曰斛。”为量词。

（8）千钧：钧，《说文》：“三十斤也。”量词。千钧，喻之非常重也。

［**语译**］天地自然界之变化，学习《周易》便可知道；人体变化情况，也有征象可以察验；人体疾病阴阳变化，亦有方法诊断。附着于形体的，不能没有征象；反应到颜面上，皆能够分辨。所以圣人君子做事，依理察视，有其方向，能测知事物过去和将来的发展，以及其三五不同的变化，错综复杂的种种情况。通晓事物变化，尽其无穷，或静而不动，或感而即知，不是达到（对《周易》）精妙之程度，谁能如此呢？达到这种境界，其理已合乎天地，其心已豁达至真，领会了万物之生机，和悦地对待万民。这是掌握了天地变化之纲领，知道了阴阳变化之玄机，看到了源泉而能索其宝藏。然而论天地变化之事确实比较难，不敢说扭转乾坤改变自然界，但是论人体阴阳变化之事还是比较容易的，这不也是理解了阴阳变化么？因此用《周易》变化之理参悟医学，则其象不就是医学吗？医中亦含天地之变化，以医学之用赞助《周易》的广用，那么人身都有《易》，《周易》关乎我们人身的安危。所以我说《周易》具备了医学之理，医学是《周易》的广泛应用。学医者不学习《周易》，必然说医学不难，不过如此而已。其虽眼睛看到了，耳朵听到了，但是表面的，不知其内理，终归免不了这是一曲孤陋寡闻。若知道《周易》而不懂得医学，必然会说《周易》深奥，渺茫神妙而难用，这与怕冷者有裘衣而不穿，怕饥饿者有美食而不吃有什么不同？可惜错过了有生之年。是以医者不可以不知道《周易》，学《易》者亦不可以不知道医学，若于医《易》兼而备之，那么《易》理之天地变

化，医学之运用由我自如，犹若运一寻之木，可转万斛之船，拨一寸之机关，发出千钧之弩箭，有四两拨千斤之能。成为虚证实证容易，成为寒证热证容易，成为刚与柔容易，成为动与静容易，病在上下者，容易使之升降，病在表里者容易使其浮沉，病之缓急者容易先后施治，逆顺之证容易辨出真假而施治。知道机关之理者，目察其机关，则即心领神会。无者可以使其有，实者可以令其虚，由现在可以预知其发展，后出现者可以知其原因。因而可以转危为安，转乱为治，转亡为存，转祸为福。如此可以致人心达于玄妙之境界，使人身而能长寿，挽回生命之危，天地自然界可以改造，固然无论去做什么非医者所能，也不是《周易》所能做，但人之健康长寿则非不是医所为，《易》之与医，怎么能分呢?

[原文] 然而用《易》者所用在变，用医者所用在宜。宜中有变，变即宜也；变中有宜，宜即变也。第恐求宜于变，则千变万变，孰者为宜？求变于宜，则此宜彼宜，反滋多变。有善求者，能于棼(1)杂中而独知所归，千万中而独握其一，斯真知医《易》之要者矣。然而知归知一，岂易言哉？余忽于孔子之言，有以得之，曰知止而后有定也(2)。夫止即归之根，一之极也。

[注释] 本段从《周易》与医之用上，论其理相通，即《易》之变与医之宜是一致的。

（1）棼：音 fén，乱也。

（2）知止而后有定也：此语出《大学》，其曰："大学之道，在明明德，在亲民，在止乎至善。知止而后有定，定而后能静，静而后能安，安而后能虑，虑而后能得。"止，心之所安之义。

心之所止至善则安定。

［**语译**］《周易》之为用，就在于变化之理，医学之用在于合适。合适含着变化，变化才能达到合适。所以称“变中有宜，宜即变也”。只是担心达到合适之变化，有千变万变，哪个合适呢？在变化中求得合适，这个那个，反而增加好多变化。有善于研究者，能够在纷乱中找出所宜，千万之中能掌握一合适者，这真是抓住了《周易》的要点和关键。然而能知道医《易》归一要领者是很不容易的。我忽然想到孔夫子所说的，“知止而后有定。”此“止”字，即是根本，惟一的目的。

［**原文**］盖病之止，止于生；功之止，止于成；恶之止，止于去；善之止，止于积。事之得失也必有际[(1)]，际即止也；数之利钝[(2)]也必有垠，垠即止也。至若一动一静，一语一默之间，无不皆有所止。止之所在，即理之窟也，即化之基也，即不二之门也。能知止所，有不定乎？既定矣，有不静乎？既静矣，有不安乎？既安矣，有不虑乎？既虑矣，有不得乎？所得者何？得诸《易》即得其变，得诸医即得其宜。然则得由乎虑，而虑由乎止。所谓止者，意有在而言难达也，姑拟其近似者曰：易有不易之易，宜有不疑之宜，即止所也。又拟之曰：必先于不摇不动处，立定脚根；然后于无二无三处，认斯真一，亦止所也。夫止为得之本，得是止之末；得之生意萌乎止，止之实效归于得。观孟子曰：不动心[(3)]。邵尧夫不语，禅曰：请观风急天寒夜，谁是当门定脚人？此二子之功夫，谓不从止处得来耶？止之为义，神哉至

矣！是诚医《易》之门路也。有能知此，则福贻于祸者，何祸不消？危生于安者，何危不却？夫是之调养生主，何不可也？夫是之谓医国手，亦何不可也？又岂特以一匕之济，足云医《易》之义哉！

［注释］本段从哲学之止的角度上，论医与《易》相通之理。

（1）际：边缘、交界之义。

（2）利钝：即锋利与粗钝，引申为多少之义。

（3）不动心：见于《孟子·卷二》："公孙丑问曰：'夫子加齐之卿相，得行道焉。虽由此霸王不异矣。知此，则动心否乎？'孟子曰：'否，我四十不动心。'曰：'不动心有道乎？'曰：'有。'"此不动心，谓孟子"四十而不惑"，心有主见而不动也。

［语译］疾病之消失，在于不生病；疾病之愈，在于生病；功夫之停止，在于成功；坏事之停止，在于消灭；好事之停止，在于积累。事物之得与失是有界限的，数的多少也是有一定极限的。至如一动一静，一语一默之间，亦无不有所分别。事物停止之处，即理之穷所，变化之根基，没有第二个处所。能够明白止的道理，有不确定吗？既然已确定了，有不平静吗？既然已平静了，有不平安吗？既然已平安了，怎不思虑呢？既然已思虑了，能不想获得吗？所获得的是什么？是得之于《周易》变化之理，得之于医的治病之宜。然而得是由于思虑，而思虑是由于止。所谓止的道理，其意虽明但难于言表，暂且取之近似说法：《周易》有不变之变，医有不疑之宜，就是止吧。又可比拟为：先在不动的地方，立定脚跟，然后再没有第二第三之处，只此一处，即是止。止是得之根本，得是止之末尾，得之生萌于止之中，止为实际获得的果实。孟子曾说："不动心。"邵尧夫则不言，以《禅》经说："请观风急天寒夜，谁是当门定脚人？"此二人所言不是从

止处得来的吗？止之哲理，达到神妙之境了！的确这是医与《易》之门径。能够这样，那么福兮祸所依，什么祸不能消除呢？危险存于安定之中，什么危险不能排除呢？以此养生，怎么不能呢？而医者成为国手，又有什么不可能呢？虽仅以一匕之药济世，颇可以说明医与《易》之重要关系。

［**原文**］嗟呼！圣贤之心，千古一贯；乐吾斯道，仁爱无穷。秘发鬼神，二竖(1)奚从逃遁？玄同天地(2)，六宫(3)焉有西东？醉造化于虚灵(4)，美壶中之日月；运阴阳于掌握，滴指上之阳春。至精至微，蒙圣人之教诲；其得其失，由自己之惰勤。五十学易，讵云已晚？一朝闻道，立证羲黄。即道即心，谁无先觉；余虽不敏，犹企医王。因尔重申其义曰：不知易不足以言太医，亦冀夫掖斯道之门墙。谨纪夫著论之岁月，则皇明之万历，壬子之一阳(5)。

［**注释**］本段为全文结语，作者以仁爱之心，强调医《易》相通，示后学要医《易》兼备，成大医以普救众生。

（1）二竖：指《左传·成公十年》："公疾病，求医于秦。秦伯使医缓为之。未至，公梦疾为二竖子，曰：彼良医也，惧伤我，焉逃之？其一曰：'居肓之上，膏之下，若我何？'"竖，指小孩。后以之称为病魔。

（2）玄同天地：玄，奥妙之义，引申为天地宇宙之本体。是谓天地宇宙之奥妙。

（3）六宫：古指皇后寝宫，亦指皇后。《周礼·天官》："以阴礼教六宫。"郑玄注："皇后寝宫有六，正寝一，燕寝五，合为六宫。"后世统指皇后及嫔妃之住处。

(4) 虚灵：虚，指太空；灵，指变化之气。是谓天地造化万物之无穷。

(5) 壬子之一阳：即明万历（四十）壬子年十一月（即公元1612年11月）冬至一阳生，故云："壬子之一阳。"

［语译］啊！古圣贤之爱心，千古一以贯之。喜爱医学，则仁爱无穷无尽。暗遣鬼神，病魔怎么逃亡；奥妙之天地变化为一，六宫为阴不分东西。陶醉于天地无穷之变化中，而壶中美酒映日月，掌握阴阳之变化，屈指可以算出春秋四季之寒温。至精至微之道，多承蒙古圣贤之教诲，其获得之多少，全由自己的勤奋而定。五十岁学《周易》，大多说晚了，但一旦入道，专心羲黄之学，即是道即是心，谁也没有先知先觉，我虽然不聪明，但还是希望在医学上有所发达。因此，再次重申"不知《易》不足以言太医"，还是希望扶助我们的医学事业。本文著于明·万历（四十）壬子年十一月。

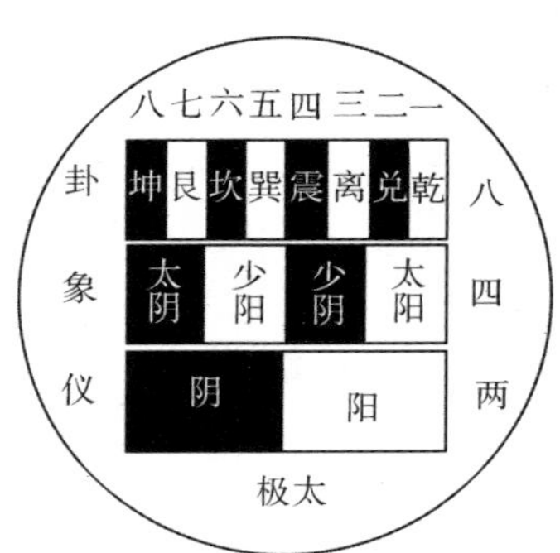

伏羲八卦次序

易系曰：易有太极，是生两仪，两仪生四象，四象生八卦。邵子曰：一分为二，二分为四，四分为八，是为八卦。自八而十六，十六而三十二，三十二而六十四，尤见法象自然之妙也。

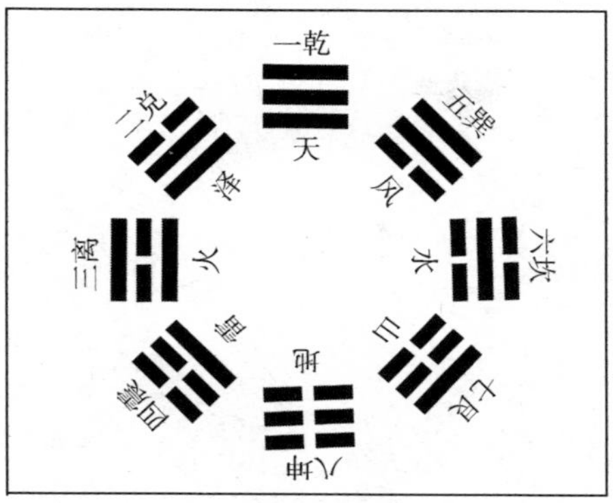

伏羲八卦方位

易传曰：天地定位，山泽通气，雷火相薄，水火不相射，八封相错，数往者顺，知来者逆，是故逆数也。又曰：雷以动之，风以散之，雨以润之，日以烜之，艮以止之，兑以说之，乾以君之，坤以藏之。

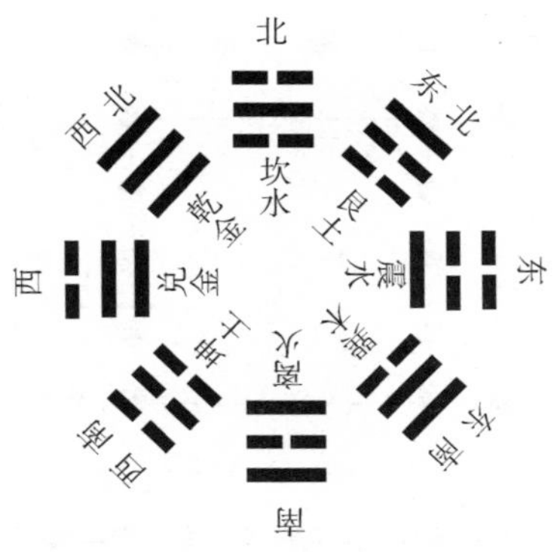

文王八卦方位

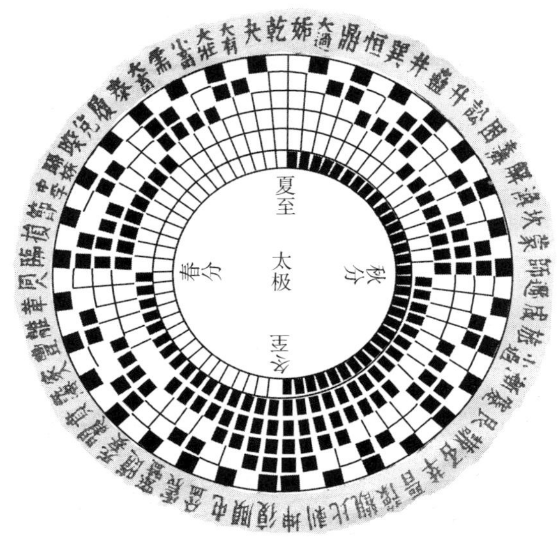

六十四卦图

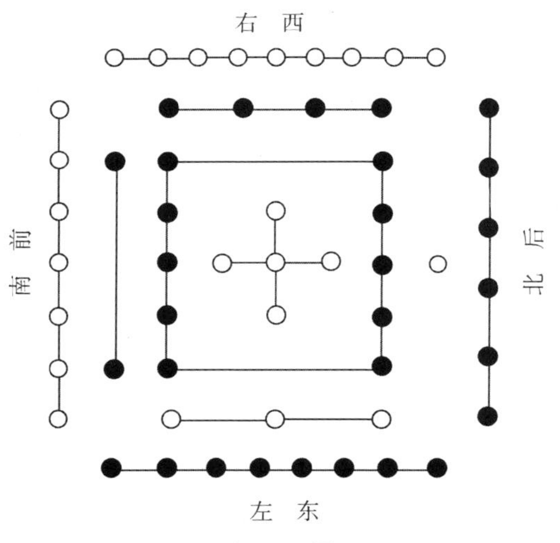

河　　图

伏羲氏王天下，龙马负图之河。其数一六居下，二七居上，三八居左，四九居右，五十居中。伏羲则之以画八卦。

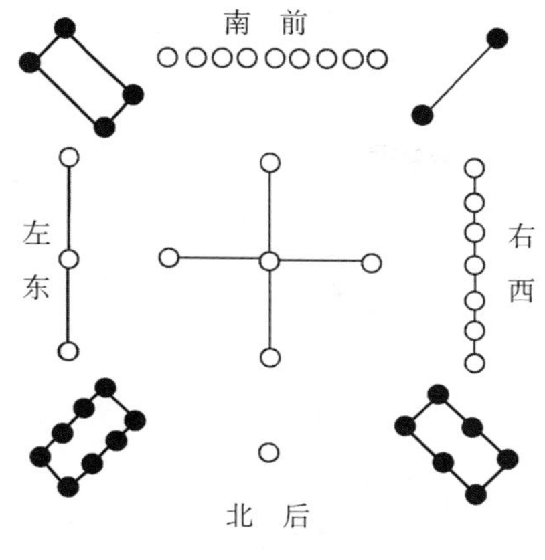

洛 书

大禹治水，神龟负图之洛，文刊于背。其数戴九履一，左三右七，二四为肩，六八为足，五居于中。禹因以弟之，以成九畴。